色斑的治疗

（第2版）

[日]葛西健一郎　著

吴溯帆　李婧宇　译

浙江科学技术出版社

图书在版编目(CIP)数据

色斑的治疗 /(日)葛西健一郎著；吴溯帆，李婧宇译. —
2版. —杭州：浙江科学技术出版社，2021.5(2023.6重印)
ISBN 978-7-5341-9574-7

Ⅰ. ①色… Ⅱ. ①葛… ②吴… ③李… Ⅲ. ①血色素沉
着病-治疗 Ⅳ. ①R758.4

中国版本图书馆CIP数据核字(2021)第074952号

著作权合同登记号 图字：11-2018-499

书　　名　色斑的治疗(第2版)
著　　者　[日]葛西健一郎
译　　者　吴溯帆　李婧宇

出版发行　浙江科学技术出版社
杭州市体育场路347号　邮政编码：310006
办公室电话：0571-85176593
销售部电话：0571-85062597
网址：www.zkpress.com
E-mail：zkpress@zkpress.com
排　　版　杭州兴邦电子印务有限公司
印　　刷　浙江海虹彩色印务有限公司

开　　本　787×1092　1/16　　印　张　19.25
字　　数　365 000
版　　次　2021年5月第1版　　印　次　2023年6月第4次印刷
书　　号　ISBN 978-7-5341-9574-7　　定　价　280.00元

责任编辑　唐　玲　　**封面设计**　孙　菁
责任校对　张　宁　　**责任印务**　田　文

译者序

笔者于 1998—2003 年在日本京都大学整形外科攻读博士，那时就认识了葛西院长。他 1986 年毕业于日本京都大学医学部，毕业后不久就开设了激光整形美容诊所，是日本较早从事激光整形美容的医生。作为一位整形外科医生，在以手术为主的医生行列中，他多少显得有点“另类”。葛西院长的诊所从最初的 1 台普通 CO_2 激光机开始，稳步发展了 30 多年。他在激光整形美容的应用方面有许多经验。笔者在 2002 年去葛西院长的诊所见习了几个星期，看到他的诊所里有数十台各种顶尖的激光设备，并且有好几位医务人员，可以同时进行 2 个儿童全身麻醉下的激光治疗，每年治疗各类患者数千人。并且他编写了好几部学术著作，在日本的同行中有很大的影响力。在日本国内甚至国际激光整形美容领域，做到了独树一帜。

笔者和葛西院长成为好友是基于有很多相似之处：我们都是 1980 年就读医学院的，医学院在中国是 5 年制，而在日本是 6 年制；我们都是很早就接触激光这个领域，笔者是 1985 年开始接触激光的，那时笔者科室在顾锡荣教授（国内最早开展激光医学的专家之一）的带领下，除了用几台常用的激光器，还用铜蒸气激光、氩离子激光、YAG 激光等，开展了光动力治疗鲜红斑痣等工作；此外，我们都是京都大学整形外科同门会的会员，在学术活动或会议上，常常见面。笔者回国后，数次邀请葛西院长来中国讲学和会诊。在 2006 年来访时，他赠送了笔者一本刚编写出版的《色斑的治疗》。笔者用了 2 个月的时间翻译完此书，由于出版社之间版权沟通的耽搁，此书直到 2011 年才得以出版，出版之后受到了读者的喜爱和欢迎。此书在 2015 年又出了第 2 版，作者在其中添加了 20% 的内容，主要是近 8 年来的新经验和新感悟，还增加了 9 个典型病例，相信也会受到读者的喜爱。

葛西院长是一个认真的医生，他在临床工作中会仔细地观察每一位患者，从中发现线索，改良自己的诊疗方法。比如他总结了 8 年时间内治疗的约五千例后天性真皮黑色素细胞增多症（ADM）患者，从中发现 2 例治疗后复发的患者；他针对老年性色素斑（SK）提高了 Q 开关红宝石激光（QSRL）的治疗参数和治疗范围，已经不再使用 CO_2 激光、Q 开关 Nd：YAG 激光、强脉冲光治疗 SK；他逐渐放弃了原来的自制冰袋，而使用便利有效的冷却棒。他对于学术观点的阐述是旗帜鲜明和自始至终的，他一直反对使用低能量激光进行黄褐斑治疗；他反对药厂生产出非处方药的治疗黄褐斑的合剂及其 2 个月的服用期；他坚持认为黄褐斑是过度揉搓皮肤造成的；他非常偏爱用 QSRL 治疗 SK、ADM、太田痣。他是富于想象力的，可以在洗澡的时候想到测定皮肤颜色的仪器，可以把面部的雀斑想象成为天上的星星或水面上的落叶。这些点点滴滴给读者的启示是，要有独立的思考能力和判断能力，要有丰富的想象力，要将一些有用的观点随时随地记录下来，变成文字之后，就可以影响到更多的人。

翻译工作是枯燥而烦琐的，由于李婧宇医生加入了本次翻译工作，让笔者觉得不是一个人在战斗。她承担了大约一半的新增内容的翻译工作，还包揽了最后繁杂的审校工作。金婷婷医生、陈铭远医生也一起参加了逐字逐句的校对。在此一并致谢。相信《色斑的治疗（第 2 版）》会带给读者更丰富的临床诊治经验和更认真的工作态度。站在前辈的肩上，可以看得更远、走得更快。本书的翻译用了 2 个多月的业余时间，难免有不足之处，请各位同道不吝指正。

吴溯帆

2020 年 2 月

作者序

这本书的第 1 版发行到现在已经有 9 年了，连“rejuvenation”“anti-aging”这样的词汇都已经渐渐用滥了，标志着本专业领域已经得到了长足的进步。但是，对于“色斑的治疗”这一块内容来说，治疗是否有效果，是最容易用眼睛看到的。原来长在那里的色斑，治疗后究竟是否被消除了，是每个人都可以看得到并能做出评价的。

以一己之力编写《色斑的治疗》这本学术专著，虽然是一件非常耗费精力的工作，但是发行之后读者能够喜欢，并提出宝贵的意见，对笔者来说，是从医生涯当中最值得骄傲的一件事。由于第 1 版中的有些内容逐渐过时，一直都在筹备修订第 2 版，但因时间和精力不足，一直拖到今天才得以完成。

在修订第 2 版的过程中，笔者对于“色斑的治疗”的基本点在这 9 年当中是没有任何改变的。当然，随着时间的流逝，真实的东西还是持续真实地存在着，如果说有所改变的，则是第 1 版编写时的一些想法，9 年之后，更加“确信”了。当然，在浩瀚的医学世界中，笔者的一些想法也许是“异端邪说”，并不为医学界广泛认可和接受。究竟什么才是真理，恭请新进气锐的年轻医生们进一步阐明。

本次修订的第 2 版，并不是单纯去除旧的内容，而是把新的内容和旧的内容对照排列在书中，如此，可以让读者清晰了解这 9 年来笔者想法的一些变化。在评论和专栏中，也是采用了新旧对比的排版方法。如此安排的原因是，可以让已经阅读过第 1 版的读者和新读者都能享受阅读的乐趣。此外，第 1 版的典型病例中刊登了 15 个病例，至今为止不但完全没有“过时”，而且依然是“珍贵的 15 例”，所以，原封不动地再次刊登出来，请各位反复阅读。在此基础上，第 2 版的典型病例中又追加了 9 个病例，是专门给“高级别”的医生准备的。

但愿这本《色斑的治疗》对初学者和老医生都有参考意义。

葛西健一郎

2015 年 4 月

第 1 版前言

笔者在日本大阪市开设整形外科诊所已经 14 年了，当初是以激光治疗胎记为主，后来笔者注意到在人群中有大量色斑患者需要治疗，渐渐地也对此产生了一定的兴趣，并专心致志地研究起来。由于色斑对于任何一个人都只是轻度的异常，所以患者大多不求助于医疗机构，而倾向于使用化妆品或进行美容操作。然而，潜在的需求是巨大的，可以说，只要为一位女性去除了一个色斑，传出去以后，就会有 10 人以上的患者前来治疗。由于很多色斑不使用正规的医疗方法是无法去除的，所以色斑的医学治疗有着很大的价值。

在笔者开始计划学习色斑治疗的时候，遇到的最大困难就是好的参考书太少——这是一个很少有"定论"的专业领域，几乎还没有相关的专业图书和教科书，真是无可奈何，故一直希望能够有一本有关色斑治疗方面的图书。在有幸参与编写的 2004 年发行的《皮肤科诊疗实践 17 卷——皮肤年轻化》一书中，笔者有机会发表了一些对色斑的看法，得到了一致的好评，所以和文光堂出版社商议，希望能够出版一本关于"色斑治疗"的书，他们欣然同意，本书于是得以出版。

当然，本书仅仅来源于笔者在平时诊疗工作中得到的一些体会。随着今后学术研究的进步，也许会发现本书中的一些内容是错误的，但从现在开始，笔者希望能和广大读者一起来研究"色斑治疗"的本质。

为了能够使读者容易理解，本书需要通过大量的彩色照片来表现皮肤色斑的微妙色泽变化。文光堂企划部投入巨大的精力完成了这项非常困难的工作，笔者在此深表感谢。

葛西健一郎

2006 年 5 月

目　录

第一章　总　论

第二章　各　论

第三章　典型病例

目录

第四章 高进阶病例

第一章　总　论

（一）什么是色斑

色斑是指局部性的皮肤色素增加（除色素性母斑和恶性肿瘤以外）。全身性的皮肤色素增加造成的只是肤色较黑，而不是色斑。虽然大家都喜欢白皙皮肤，但是和色斑比起来，皮肤偏黑就不是什么大问题了。

以前有人使用色差计来测定皮肤色泽，得出的数值个体差异很大，甚至可能发现某个患者的正常部位比另一个患者的色斑部位还要黑。此外，一个人的皮肤色泽还随着时间而变化，无论是正常部位还是色斑部位，不同的季节会有很大的变化，比如同一患者在初秋时的正常皮肤色泽可能比初春时的色斑部位还要黑一些。

所以，如果说皮肤色泽的个体差异和季节差异变化之大犹如汹涌的波涛，那么我们所讨论的“色斑”只能算是小小的涟漪而已，因为仅仅是很细微的变化。

色斑的本质是面部皮肤局部性的色素增加。换句话说，色斑的严重程度就是面部皮肤色泽浓淡不一的程度，色斑治疗的最终目的就是让整个面部的肤色看起来协调一致。

色斑就是指面部皮肤的色调不均匀，这种色调不均匀有着不同的程度和不同的类型，所以色斑可以分为好几种完全不同性质的疾病。此外，同一患者还往往同时患有几种类型的色斑，在治疗的时候要根据不同症状进行相应的组合治疗。值得注意的是，同一种色斑，对于某些患者有效果的治疗方法，可能对其他患者无效甚至会造成恶化。

临床上处理色斑，首先要对患者的色斑作出全面正确的诊断，同时考虑到患者的期望值，然后制订出一个完善的治疗方案。如果医生只是随手使用手头现有的设备，或者盲目顺从患者提出的治疗方案而不加认真思考地随意治疗，尽管有时候会取得一点成功，但不会达到完全治愈的效果。

综上所述，正确的诊断和恰当的治疗是最关键的。

（二）色斑的分类

在这本书里，笔者按照表 1.1 的色斑分类来进行讲解。虽然一些胎记类病变（比如太田痣和扁平母斑等）也可以看作色斑，但在本书中不归类于色斑。笔者认为疾病的病因各有不同，所以要有相应的处理方法。

表 1.1　色斑的分类

类别	解释
ADM	后天性真皮黑色素细胞增多症
SK	老年性色素斑、脂溢性角化病
雀斑	—
黄褐斑	—
PIH	炎症性色素沉着

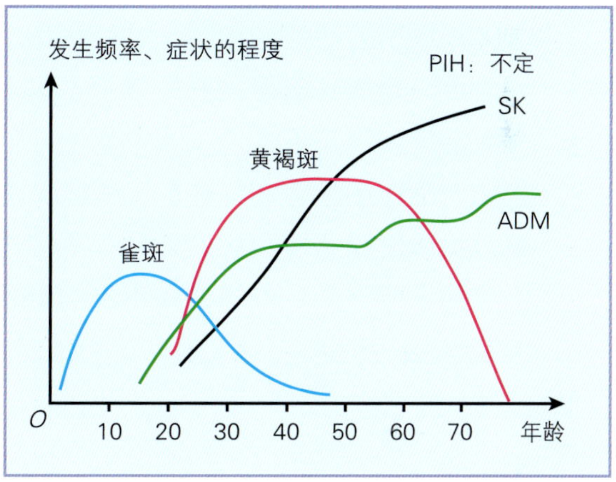

图 1.1　患者的年龄和色斑发生频率、症状的程度关系图

由于患者常常患有一种以上疾病，所以要针对具体情况选择最佳的治疗方案，以达到最好的治疗效果。要先进行仔细的诊察，明确诊断，然后组合设计出恰当的治疗方案。

首先我们来了解一下不同年龄段的患者好发不同色斑的情况。图 1.1 显示了不同疾病发生率和患者年龄的关系。20 岁以前的患者以雀斑为主；20 岁以后雀斑减少，黄褐斑和 ADM 开始增多；30 岁左右的患者以黄褐斑为主，此后黄褐斑的发生率随着年龄的增长而有所下降；高龄者的问题主要是 SK；ADM 在不同年龄段都有相当高的发病率。

有关色斑的病变大小和发病部位等一些重要的特点请参见表 1.2。

要注意的是，在很多情况下，一个患者可同时有几种不同的病变，甚至在同一部位叠加有不同的病变。

表 1.2　发病部位和病变的大小

病变类型	发病部位	病变大小
ADM	独特的 6 部位组合	小斑型（3～5mm）、弥漫型（形状不定）
SK	部位不定，以侧面部为主	不定（数毫米以上）
雀斑	面部正中，左右对称分布	2mm 左右
黄褐斑	颊部多见，有时累及额部和口唇	不定
PIH	不定	不定

评论

松永医生对色斑的定义

松永医生将色斑描述为："色斑就是那些有治疗愿望的、治疗后可以使人变得美丽和健康的、良性的后天性色素沉着。"[1)]从患者的角度考虑，这个定义再准确不过了。从色斑治疗目的的角度考虑，这也是非常正确的。笔者也总是把这个作为治疗的目的来考虑。

但是，笔者稍有一点不同的看法。疾病的定义，是根本不会被患者是否有治疗的愿望而左右的。按照松永医生的定义，无论客观存在多么严重的色斑，如果患者本人不愿意治疗，就不叫色斑了。例如，戈尔巴乔夫前额上那块引人注目的地图状鲜红斑痣，尽管笔者曾经设想过，如果使用激光治疗一定能够取得良好的效果，但是他本人根本就不在乎，结果就一直没有治疗，那是不是说本人不想治疗的话，这个病变就不是斑痣了呢？不是的，斑痣还是客观存在的。所以，笔者对于色斑的定义是这样的：色斑就是除母斑和恶性疾病以外的那些局部性的皮肤色素增加，和患者是否有治疗的愿望无关。但是，在色斑的治疗过程中，松永医生所说的"要看上去更年轻、更漂亮、更健康"是我们的目标。

（三）色斑的颜色

从色彩学上来说，颜色是由亮度、色度和色相三要素构成的。亮度是指明亮的程度，亮度最高的是正午的太阳，最低的是漆黑的夜晚。色度指的是色彩的鲜艳程度，色度最高的是等离子电视机，最低的是黑白相片（图 1.2）。色相是指颜色的种类，比如红、蓝、黄，参见著名的孟塞尔（Munsell）色环（图 1.3）。

皮肤色斑的颜色几乎都是褐色的，反过来说，"褐色的斑块状病变"也就是色斑。所有色斑的颜色都是由黑色素引起的，黑色素多的色斑呈现深褐色，黑色素少的色斑则呈淡褐色。换句话说，色斑的颜色深浅实质上是亮度的不同。如果表皮内的黑色素增加，那么在照射到皮肤表面的光总量中，被吸收的部分增加了，而反射的部分减少了，结果该部位的皮肤看上去亮度就下降了。这种表皮部分的情况只是皮肤最浅层的表现，在表皮的深层也就是真皮层的黑色素情况就要稍微复杂一些了。在皮肤性疾病中，很多真皮深层的色素性病变都是蓝色的，比如重症的太田痣和蓝色母斑。同样由黑色素引起的病变若发生在真皮层却显示蓝色的外观，这种奇怪的现象是怎么

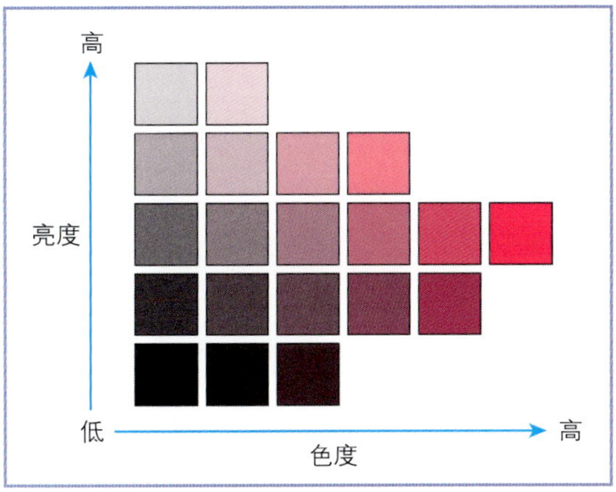

图 1.2　亮度、色度图

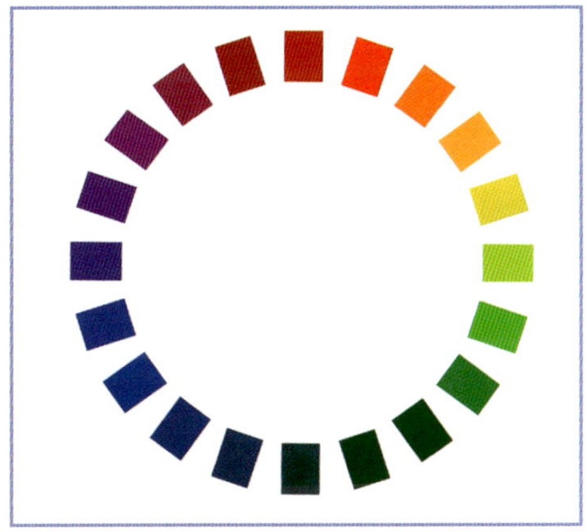

图 1.3　孟塞尔（Munsell）色环图

产生的呢？从孟塞尔色环上来看，日本人的皮肤颜色是在 Y（黄）到 YR（黄红）的范围内，这个范围颜色的对侧正好是蓝色。可能是真皮层内的黑色素增多，导致了皮肤颜色的 180° 反转。应用市场上可以买到的颜色测定仪来测定蓝色的太田痣，可以得到一个令人惊讶的结果，那就是测定出来的颜色并不是我们看到的蓝色，而是和普通皮肤一样的在 Y（黄）到 YR（黄红）的范围内，也就是说，蓝色的太田痣并不是蓝色的。另外我们还可以发现，真皮层的黑色素增加得越多，色度的下降就越厉害。所以说，实际上并不是蓝色的太田痣看上去却是蓝色的原因是：病变部位的皮肤色度大幅度下降，从肉眼看，该部位的颜色就显示为和周围正常色泽互补的颜色。回到色斑的话题，在表皮层的黑色素增多的情况下，色斑的亮度下降了，故而显示为褐色，这种情况下色度是没有什么变化的。但在真皮深层黑色素增加的情况下，色斑的亮度和色度同时下降。在有色斑存在的情况下，和太田痣比较起来色度下降不明显，所以很少有看上去呈蓝色的色斑。有一部分 ADM 和黄褐斑看上去是不引人注目的灰色。最不会表现为色度低下的色斑是雀斑，雀斑是最明亮的褐色，不会出现“不引人注目”的情况。

专栏

皮肤颜色的物理测定

皮肤的颜色是可以用仪器来测定的。笔者在十几年前的一段时间里，为了判断治疗是否有客观的效果，一度使用仪器测定皮肤的色泽变化，有了一些体会。如前所述，真皮层的黑色素增多会导致皮肤亮度和色度同时下降，但有时候在色素沉着严重的部位却出现色相没有变化的情况。笔者在这种测定中碰到了一些难以解决的问题。首先，颜色的测定是针对皮肤的某一点进行的，所以无论怎样做都难以精确重复（因为第二次测定的点总是与第一次的有所偏差）。另外，患者的身体状况（比如血流情况）对测定结果也有影响，甚至在短时间内都会造成数值的变动，比如从屋外进入屋内，30 分钟后再次测定，可以得出完全不同的数据。皮肤的颜色还和不同季节的日照强弱有关。一般来说，初春较白，初秋较黑。这样一来，与病变区域和正常皮肤的色泽差比较起来，患者皮肤颜色的自然变化要大得多。也许我们认为每次只要测出正常皮肤和病变部位的色泽差即可，但这个数值也总是在不断变化的。还有，笔者认为测定的数值和“临床上的好转”真的没有什么关系，反倒是拍摄患者的照片更能够真实地记录当前的状况。最后，笔者彻底放弃了皮肤色泽测定仪器，至今为止再也没有使用过。

有一天，笔者在洗澡的时候使用体重秤测体重，那段时间由于经常出席宴会大吃大喝，想想体重可能会有所增加，但是测定的结果是体重没有增加。如果不使用体重秤的话，是无法知道体重是否有变化的。体重秤比人的自身感觉要敏锐得多，是有用的。和体重秤比较起来，测定颜色的仪器就要差得多，对于色斑的治疗是否有效的情况，不管使用怎样的仪器，都比不上人的眼睛来得敏锐，所以说，仪器测定皮肤颜色意义不大。

（四）色斑的变化

需要充分认识到色斑是会随着时间而变化的。作为医生，对患者就诊时的情况是可以看到的，但是对以往的情况，是看不到的，只能通过问诊来了解。患者对于自己以往的状态滔滔不绝地说了很多，但可能都不是医学上所需要的主诉，常常是其根据自己的感情过分地倾诉。比如说，“一个晚上就出现了色斑”“年轻时整个脸都是白白的”等等，其实事实不是这样的。尽管如此，由于我们无法看到患者的过去，也就无可奈何。如果患者是长期就诊，我们就可以进行连续的随访。有时候尽管只有一个患者，还是可以从他身上获得很多有用的信息。

（1）长期的变化

经过好多年而形成的色斑，大多为 SK 或 ADM，它们需要长时间慢慢形成。当被问到“5 年前有没有出现啊”这样的问题时，很多患者都会说“没有”，但这只说明他们没有注意到，究竟当时有没有出现就不得而知了。

（2）季节的变化

“今年夏天被太阳晒了，出现了色斑。”这样的主诉非常常见，但是事实上像 SK 这样的病变，一个夏季的日晒是很难形成的。真实的情况也许是早就已经患有 SK，经过这个夏季日晒后色泽加深了而已。日晒可以造成 SK、黄褐斑、ADM、雀斑、炎症性色素沉着等所有表皮色素沉着性疾病的“症状增强”。日晒对于真皮层的色素细胞凋亡是否有增强作用尚不得而知。从理论上讲，经过日晒而色泽加深的色斑，等日晒问题解决以后，色泽能够恢复到原来的水平（长期光老化除外）。

（3）心理的变化

一个人往往是综合了很多信息之后才能作出判断。比如有时患者主诉“朋友说色斑增加（或减弱）了”，这个朋友在前一次见面时并没有详细地记录当时色斑的大小、位置、数量等，也并不能准确地说出自己最亲密的朋友面部的哪一个位置有怎样的色斑存在，所以朋友说的“色斑增加（或减弱）”的信息从医学角度上来说是没有可信度的。这个信息表现了一种感情依赖，那个朋友这样的想法是确确实实的，但是对于“色斑增加（或减少）”的患者来说，更多的是体现了朋友之间的感情变化，可能是发型和服装的变化而引起的，也有可能只把低垂的头稍微向上抬起改变印象引起的。笔者认为，一张充满自信和活力的脸要比没有自信惴惴不安的脸给人以更好的印象。所以，在第三者看来，色斑的增加或是减弱并不是单纯由色斑本身变化造成的。

评论

紫外线和色斑的关系

紫外线作为增强因子可以造成所有的表皮性色素沉着加深，但是增强因子和发病因子是不同的概念，紫外线并不是所有的色斑的发病因子。SK的发病和紫外线有关系，但是需要10年以上的影响才会发病，而紫外线只需要短短几天就可以造成色斑颜色加深。日晒可以造成各种色斑（ADM除外）的症状加重。必须注意的是，由紫外线造成的色斑症状加重，当日晒情况好转之后，会恢复到照射以前的状态。

为了防止色斑的症状加重，以及防止长期的光老化作用，防御紫外线是很重要的。目前市场上能买到各种有效的防晒霜，可以很好地利用。但是，为了防止日晒，需要计算当地的紫外线强度和日晒时间。如果一位1天内只有大约30分钟的上下班时间暴露在阳光下的办公室女性，要进行一次为期5天的夏威夷旅行，由于夏威夷的紫外线是原工作地的5倍，在观光期间按照每天暴露阳光下5小时计算，那么最后紫外线的强度是5（倍）×5（天）×5（小时）/0.5（小时）= 250，即该女性这次旅行将接受相当于平时250天的紫外线照射量。所以说该女性为了防止旅行中的严重日晒伤，必须涂抹防晒霜，而且要充分认识到这里每天的紫外线是平时50倍的量。

评论

精神压力和色斑

有人认为精神压力会导致色斑加重，对于这种说法，笔者是持否定态度的。“精神压力”这个东西是对高级神经系统起作用的，是高等动物所特有的大脑神经细胞的活动。所以笔者很难接受皮肤细胞受到了精神压力的影响而变得更黑的说法。

但是，由于受到精神压力的影响，个体的活动方式可能会发生变化，灿烂的笑容不见了、整天低垂着脑袋等，可能会使色斑看上去比原来深一些。由于面色较差，可能会导致原来不明显的色斑突显出来。另外，在精神紧张的情况下，可能会忽视对皮肤的护理，从而造成皮肤不适或黄褐斑加重。

（五）肤质和色斑的关系

肤质和色斑的形成有很大的关系。但并不是说对易长色斑的肤质而言，所有的色斑都容易生长，只是说容易出现某种特定的色斑。就拿雀斑来说，大多出现在白皙、干燥的皮肤表面，但是这种肤质的人不容易长黑子。虽然皮肤白皙、干燥者也容易长SK，但是好像更多见于头发稀疏的人。相反，黄褐斑往往多见于皮肤光洁、头发浓密的同时好发黑子的人。肤质是指皮肤的性质。和其他疾病比较起来，肤质和色斑的关系更加密切一些。但是这种关系是比较复杂的，本章区区几段无法阐述清楚，详细情况需要另述。

评论

油性干燥皮肤

经常听到“油性干燥皮肤”的说法，仔细考虑一下，这真是个不可思议的名称。皮肤既是油性的又是干燥的，这到底是怎么回事呢？虽然是油腻的皮肤，却常常因为干燥而困惑，这样的主诉其实很常见。仔细观察这类患者，原来是因为患者总认为自己是油性皮肤，所以总是很用力地擦洗自己的皮肤，使皮脂过度脱落，从而导致皮肤干燥，同时过度磨削皮肤表面，破坏了屏障作用，致使皮肤保水能力下降，更加加重了皮肤的干燥。皮肤干燥后，又会导致皮脂过度分泌，就出现了油脂较多的情况。解决的方法是“不要洗去油脂”，采用“不摩擦的”洗脸方法。如此皮脂就不会过度脱落，表皮的屏障作用就会恢复，干燥状态被修复以后，皮脂的过多分泌自然就停止了。

（六）化妆品和色斑的关系

化妆品是女性生活中必不可少的东西，由于是每天都要使用的，所以对女性皮肤的影响很大。

以前经常有由于化妆品质量不好导致色斑（瑞尔黑变病等）的报道，近年来因化妆品公司加强了研究工作，类似的报道已经很少了。但是由于使用不当导致的色斑（参见黄褐斑章节）还时有发生，所以正确使用化妆品是治疗色斑的一个重要组成部分。

号称“功能性化妆品”的美白和抗衰老化妆品近来比较流行。笔者认为，声称具有治疗功能的化妆品是不太可信的。坦率地讲，合理使用化妆品很重要，但是从化妆品内含有的成分来看，其治疗效果是有限的。

评论

功能性化妆品的作用机制和作用时间

笔者想说说对功能性化妆品持怀疑态度的理由。化妆品生产厂家往往极力宣传其产品含有各种各样的成分，具有各种各样的治疗功能，甚至号称可以阻断某一阶段的黑色素形成。从理论上来说这种功能也许是存在的，但如果真的能够做到的话，那简直就是奇迹了。笔者考虑的是，花了很多工夫涂在脸上的化妆品究竟能够在表皮上停留多久？就拿某种美白的化妆品来说，涂抹后可能有一部分进入了表皮内，但是30分钟后会怎样呢？如果在这个基础上再涂抹其他化妆品又会怎样呢？更简单地说，使用的每100g化妆品内究竟有多少克能够进入表皮的基底层的基底细胞内及黑色素细胞内呢？进入细胞内的物质，为了进一步地产生“化学作用”以阻断黑色素的产生，需要达到一定的浓度。这是相当困难的。笔者认为化妆品能够达到这样的作用简直是天方夜谭。

此外，很多厂家宣称从使用功能性化妆品的那天起就会出现效果。这种说法从理论上来说也是奇怪的。由于表皮细胞的代谢周期是1个月左右，如果真的可以阻断黑色素的生成，那么1个月左右皮肤慢慢变白才是正常的。

化妆品这个东西，真的是让人匪夷所思。

专栏

化妆品的彻底卸妆

传说如果化妆品不完全去除就容易引起色斑，这种说法被广大女性当作“事实”而坚信不已。是化妆品进入并堵塞了毛孔导致皮肤呼吸受阻，还是酸化的化妆品导致了色斑，抑或是化妆后没有及时卸妆导致了“化妆性的烧伤”？不管哪一种说法好像都有自己的一套理论，但在笔者看来，这些说过多少都有一定的迷惑性。如果真的是“稍微留一点化妆品就会造成很大的问题”，那么一天到晚都涂着厚厚的化妆品的女性一定会出现很大的问题了。不可否认，有些化妆品会造成接触性皮炎，此时应该尽量彻底地去除化妆品；有时候化妆品酸化以后会产生对皮肤有害的物质，此时也应该尽量彻底地去除化妆品。但是反过来说，如果真是对皮肤有害的化妆品，应该在最初的时候就不要使用。

现在，日本市面上贩卖的化妆品一般都是很不错的，像以前那样会引起皮肤损害的产品已很少见。像“卸妆时必须要彻底地去除化妆品”这样的“误传”，可能是出自希望大量销售卸妆产品的化妆品生产厂家，抑或是出自希望彻底干净卸妆的女性，两者合并得出了这种不正确的结论。

笔者总是对女性患者说，“不完全卸妆是没有关系的”“即使有一点残留也不要紧的”。听从劝告的那些女性中，没有出现一例色斑加深的患者。但是，还有很多女性没有改变喜欢“彻底卸妆”的习惯。

（七）激光的基础知识

（1）什么是激光

激光（laser）是英文“受激辐射光放大”（light amplification by stimulated emission of radiation）每个单词的第一个字母的组合词。这是一个比较难以理解的物理现象，其要点是：某种物质原子的电子受到外界的能量激发达到了一个高能量的状态，当电子从高能量状态回到常态的时候，就会释放出光子，这种光子组成的光就是激光。激光具有单色性好、方向性好、相干性好和亮度高，以及光束方便传输和光斑大小方便调整等特性。

（2）激光的工作物质、名称和波长

如前所述，激光是某一种物质的电子从高能量位回到常态时释放出的光子，由于每一种物质有特定的能量差，所以释放出的光具有特定的波长。也就是说，同一种物质所产生的激光，其波长一定是相同的。现在已经有非常多种类的激光被研制成功了。治疗皮肤疾病常用的激光有二氧化碳激光（波长 10600nm）、铒激光（波长 2940nm）、红宝石激光（波长 694nm）、翠绿宝石激光（波长 755nm）、Nd:YAG 激光（波长 1064nm）、染料激光（波长 585nm、595nm）、半导体激光（波长 806nm、940nm）等。

（3）连续波和脉冲激光

就像电灯一样，打开开关后持续发光的激光就叫作连续波（连续输出）激光（图 1.4）；如果像照相机的闪光灯一样，闪一下以后要稍微等一会儿以后再闪第二下的激光（脉冲发射），就叫作脉冲激光（图 1.5）。前者的代表是二氧化碳激光，后者的代表是红宝石激光。

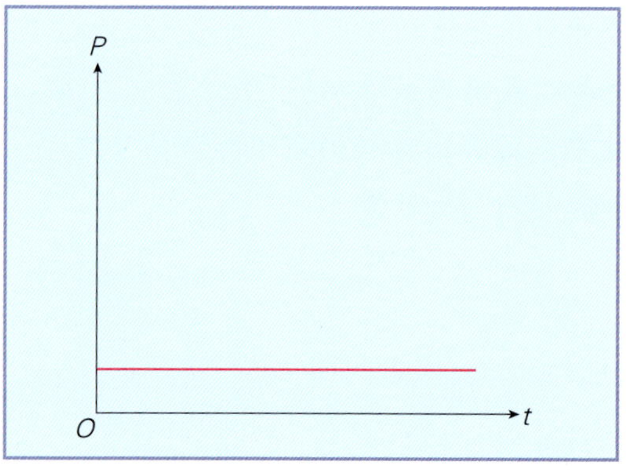

图 1.4 连续波激光 （continuous wave laser）

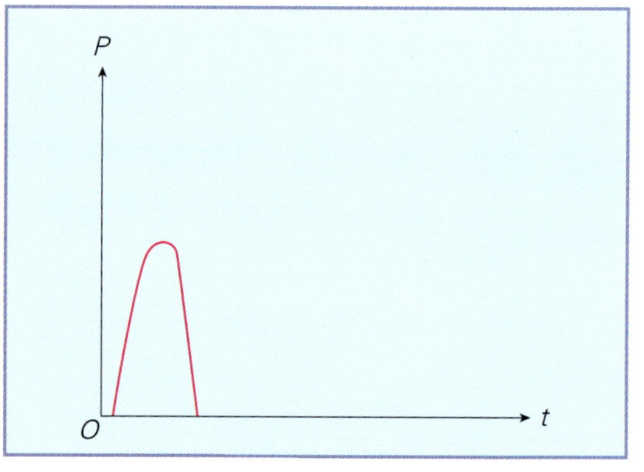

图 1.5 脉冲激光 （pulsed laser）

（4）脉冲激光的脉宽

图 1.6 是脉冲激光的照射图示，横轴是时间，纵轴是功率。山形的曲线显示出了最大的功率值（P_{max}）和二分之一位置的功率值（$1/2P_{max}$），功率从二分之一位置上升到最高点又回到二分之一位置的时间称作半值幅，也就是脉宽（pulse duration）。当然，有些激光具有更复杂的时间 – 功率曲线，还有一些激光是由几种不同脉冲组合而成的（在长脉宽激光种类中常见），对于这些激光，上述定义就不适用了。

这里还要特别提到一种特殊的脉冲激光——Q 开关脉冲激光。一般的脉冲激光的脉宽是从毫秒（$1ms = 10^{-3}s$）到微秒（$1\mu s = 10^{-6}s$）。还有一类激光是使用快门，使

得共振腔内的光集中起来，在很短的时间内一下子释放出来，脉宽会缩短到万分之一，发出极强的光，这就是 Q 开关激光，其脉宽可以达到纳秒级（$1ns = 10^{-9}s$）。治疗皮肤疾病常见的 Q 开关激光有 Q 开关红宝石激光、Q 开关翠绿宝石激光、Q 开关 Nd:YAG 激光等。

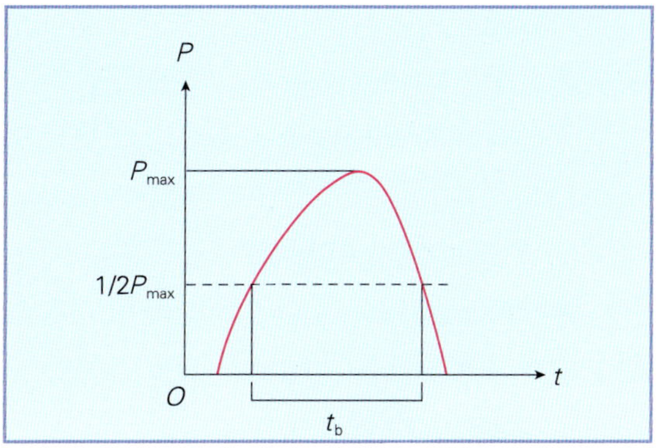

图 1.6　脉冲激光的照射时间

2014 年又开发出了一种比 Q 开关激光的脉宽更窄的激光——皮秒激光，这一类激光的脉宽是数百皮秒（$1ps = 10^{-12}s$）。虽然报道说这种激光可以大幅度提高对文身治疗的效果，但是对色斑的治疗是否有效，还有待今后进一步研究[2)]。

（5）激光的能量表示和能量分布

能量的单位是焦耳，连续波激光的能量是指 1 秒钟内激光输出的功（J），即功率。激光强弱大多使用功率单位瓦特（W）来表示，这是指光束全体的功率。但是，激光的光束半径如果不同，其功率密度（W/cm^2）就会不同，那么对组织的作用就会有很大的差别。笔者认为，像二氧化碳激光之类的激光，不要使用功率来表示，使用功率密度来表示比较好。但在现在，还只能按照惯例用功率来表示。

而脉冲激光，由于随着时间的变化，功率也在变化，像图 1.6 中山形曲线所表示的那样，一个脉冲的激光能量（J）测定值相当于曲线内的面积大小，一个脉冲激光的能量密度就是流量（J/cm^2），但这个数值是包括了全部能量在内的数值，并且是在假定光束内的能量密度是一致的前提下。实际上，光束中央部分的能量密度要比周围高。光束中央部分的能量密度分布叫作光束剖面，光束剖面的能量分布如果均匀的话，对组织的作用会比较均匀，这类激光就会有较好的治疗效果。临床上这个问题往往没有得到足够的理解和重视。最近，激光公司对光束剖面的重要性逐渐有了认识，在努力改良，这是令人欣喜的。

（6）影响激光穿透深度的因素

影响激光对皮肤的穿透深度的因素有波长、光斑大小、功率密度、脉宽、峰值功率等，相当复杂。首先，波长较长的激光由于散射较少，功率衰减少，故而穿透较深。光束的类型对于穿透深度也有很大的影响，有人可能认为 1cm 光斑照射 1 次相当于 5mm 光斑照射 4 次（2×2 次），两者是一回事，其实它们相差很大。一条直径

1cm 的激光光束，其散射的光要少于 4 条直径 5mm 光束的激光所散射的光，所以可以穿透更深。功率密度越大，穿透得越深。同样的能量，脉宽窄的峰值功率就高，穿透就深。脉宽极短的 Q 开关激光，峰值功率可以非常大，所以可以达到很深的部位。

（7）脉冲激光的频率

脉冲激光的频率是指 1 秒钟发射的次数（脉冲数 / 秒，P/s），用“Hz”表示。比如 1 秒钟发射 5 次的，频率是 5Hz，也就是 5P/s；再如 2.5 秒钟发射 1 次的，频率是 1/2.5 ＝ 0.4Hz，也就是 0.4P/s。

（8）强脉冲光

激光是指单一波长的强光，强脉冲光（即光子）是指和太阳光以及白炽灯一样宽光谱波长的强光，其波长范围按照机器的不同而有所区别，有的还根据临床需要利用滤波片“切取”需要的波长范围的光。和激光比较起来，强脉冲光具有较广的治疗范围。

评论 新增

对于激光作用深度的常见误解

通常认为:“激光的作用深度由波长决定，和能量及脉宽关系不大。将能量提高后，激光可以到达更深的部位。虽然可以看到激光到达深部组织，但是深部的组织并没有变化。”这种意见大体上是正确的，但存在着相当大的误解。

按照朗伯 – 比尔定律（Lambert-Beer law），光在物体内行进过程中的衰减和该物质的透光度呈指数关系，在同一物质内，其衰减系数只和波长有关，并不受能量和脉冲宽度的影响。单从这一点上看，第一段的表述是完全正确的。

在此，为了更清晰地表述，我们可作如下假设：针对某一种皮肤组织，翠绿宝石激光（Alex）在组织内每向前透射 1mm，强度就会衰减一半；而红宝石激光（Ruby）则每向前透射 2mm，强度衰减一半；Nd:YAG 激光每向前 4mm，强度衰减一半。以上激光在照射组织时，都设定为脉宽 100μs、能量密度 16J/cm^2，这样，在组织内不同深度所产生的能量衰减如表 1.3 所示。

表 1.3 皮肤内不同深度激光能量密度的变化

深度	Alex（755nm）	Ruby（694nm）	Nd:YAG（1064nm）
表面	16J/cm^2	16J/cm^2	16J/cm^2
1mm 深处	8J/cm^2	—	—
2mm 深处	4J/cm^2	8J/cm^2	—
3mm 深处	2J/cm^2	—	—
4mm 深处	1J/cm^2	4J/cm^2	8J/cm^2
5mm 深处	0.5J/cm^2	—	—
6mm 深处	0.25J/cm^2	2J/cm^2	—
7mm 深处	0.125J/cm^2	—	—
8mm 深处	0.0625J/cm^2	1J/cm^2	4J/cm^2

此表所列出的是单次脉冲的光能量密度（J/cm^2），而实际上，朗伯－比尔定律中描述的并不是能量密度，而是光的强度。本来，光的强度应该使用功率密度（W/cm^2）来表示，但是，由于脉冲激光的功率密度在一次发射的脉冲内是变动的，故只能使用脉宽计算出平均的功率密度。如脉宽 100μs、能量密度 16J/cm^2 的脉冲激光，其平均输出功率密度为 16J/cm^2 ÷ 0.0001s ＝ 160000W/cm^2；如果脉宽是 10ms，则平均输出功率密度为 16J/cm^2 ÷ 0.01s ＝ 1600W/cm^2；如果使用脉宽是 100ns 的 Q 开关激光，则平均输出功率密度为 16J/cm^2 ÷ 0.0000001s ＝ 160000000W/cm^2。那么，如果按照这个假设，以翠绿宝石激光为例，它的光强衰减模拟则如表 1.4 所示。

表 1.4 同一波长激光的皮肤内部能量密度变化

深度	Alex（755nm）		
	100ms	100μs	100ns
表面	160W/cm^2	160000W/cm^2	160000000W/cm^2
1mm 深处	80W/cm^2	80000W/cm^2	80000000W/cm^2
2mm 深处	40W/cm^2	40000W/cm^2	40000000W/cm^2
3mm 深处	20W/cm^2	20000W/cm^2	20000000W/cm^2
4mm 深处	10W/cm^2	10000W/cm^2	10000000W/cm^2
5mm 深处	5W/cm^2	5000W/cm^2	5000000W/cm^2
6mm 深处	2.5W/cm^2	2500W/cm^2	2500000W/cm^2
7mm 深处	1.25W/cm^2	1250W/cm^2	1250000W/cm^2
8mm 深处	0.625W/cm^2	625W/cm^2	625000W/cm^2
9mm 深处	0.3125W/cm^2	312.5W/cm^2	312500W/cm^2
10mm 深处	0.15625W/cm^2	156.25W/cm^2	156250W/cm^2
11mm 深处	0.078125W/cm^2	78.125W/cm^2	78125W/cm^2
12mm 深处	0.0390625W/cm^2	39.0625W/cm^2	39062.5W/cm^2

从上表的模拟数据中可以看到，即使是同一个波长的激光，随着脉宽的缩短，同一深度处的光强越大，可以到达的部位越深。当然，在人体组织的实际治疗时，决定光的强度、光的总能量密度的真正因素还不是十分清楚，也许两者都起了作用。但是在一般情况下，Q 开关激光的常用功率密度是数个“J/cm^2”，毫秒（ms）级的长脉宽激光常用的功率密度是数十至数百个“J/cm^2”。机体对激光的反应，并不单单取决于能量密度，可能是光的强度起了更大的作用（在缩窄脉宽、调高光的强度的情况下，能量会有所减弱）。

虽然“影响光的衰减因素中，波长是决定性的因素，能量和脉宽关系不大”这一表述是正确的，但也可以说“从光在组织内究竟能够达到何等深度（实际的穿透深度）考虑，能量大的、脉宽小的光穿透得更深”。

顺便说一下，光在行进过程中是呈指数关系衰减的，也就是说永远也不会衰减到零。从理论上讲，可以认为光是可以“穿透整个物体”的，虽然到后来光变得非常非常微弱，弱到对组织完全没有影响，甚至可以无视其存在。此时值得探讨的是，其对组织产生作用的“阈值”是多少。台灯的光和手电筒的光相比，假如两者的波长是一样的，自然是较强的台灯光可以传送到更远的地方。当然，接收光的接收器是否灵敏也是重要的因素。同样，从实际影响的角度考虑，在相同能量的情况下，脉宽减少 10 倍，光强就会增加 10 倍，穿透深度也会增加 10 倍。

也就是说，正确的表述应该是：激光的穿透深度，除了波长的因素之外，能量高的以及脉宽窄的，穿透更深。

第二章　各　论

一、ADM

（一）ADM 的概述

1. 后天性真皮黑色素细胞增多症（ADM）简介

同义词

· 迟发性两侧性太田母斑样色素斑（acquired bilateral nevus of Ota-like macules，ABNOM）

· 迟发性两侧性太田母斑样色素沉着

· 崛母斑（nevus of Hori）

鉴别诊断

· 太田痣

· 黄褐斑（melasma）

· 老年性色素斑（senile lentigo，即老年斑）、脂溢性角化病（seborrheic keratosis，SK）

1984 年，Hori 等人报道了面部的颧部、颞部、鼻根部、鼻翼部、眼睑部、前额部两侧对称性的灰褐色色斑，组织学变化是真皮浅层弥漫性的黑色素细胞增多。这种病变被称作迟发性两侧性太田母斑样色素斑（ABNOM）[1)]。最早的时候这个疾病只是作为太田痣的一种亚型[2, 3)]，而现在发现很多患者从 20 岁起发病，具有典型的色斑分布和形态特征，不会累及上腭和眼球，此外，有时候会出现家族性的病例[4, 5)]，所以大家还是认为这是一种和太田痣不同的独立疾病。从临床上的实际情况来看，主诉“色斑”而就诊的患者中，有相当一部分人是患有此症的[6)]，需要充分注意。调查了这类疾病的治疗论文，发现基本上集中在日本、韩国、中国台湾、泰国、新加坡等东亚、东南亚国家和地区，所以认为本病和太田痣一样，是亚洲地区人群所特有的疾病。患有本病的患者，大多认为自己是“色斑”而不是“痣”。所以对本病的称呼，与其叫作 ABNOM 或者崛母斑，还不如当作色斑的一类叫作后天性真皮黑色素细胞增多症（acquired dermal melanocytosis，ADM）更贴切一些。目前还没有关于 ADM 的正式诊断标准，笔者认为应该采用以下诊断标准。

2. ADM 的诊断标准

◎ 13 岁以上（大多数是 20 岁以上）开始出现颜面部的色斑，如图 2.1.1 所示的 6 个部位的多发性病变，大多数患者是两侧对称的，也有少数是单侧性的。

◎ 颜色是灰色、灰褐色、褐色或深褐色。

○ 病理学检查可见真皮层黑色素细胞增多。

○ 病变很少随着时间的推移而发生变化。

◎是必要条件，○是重要参考条件。

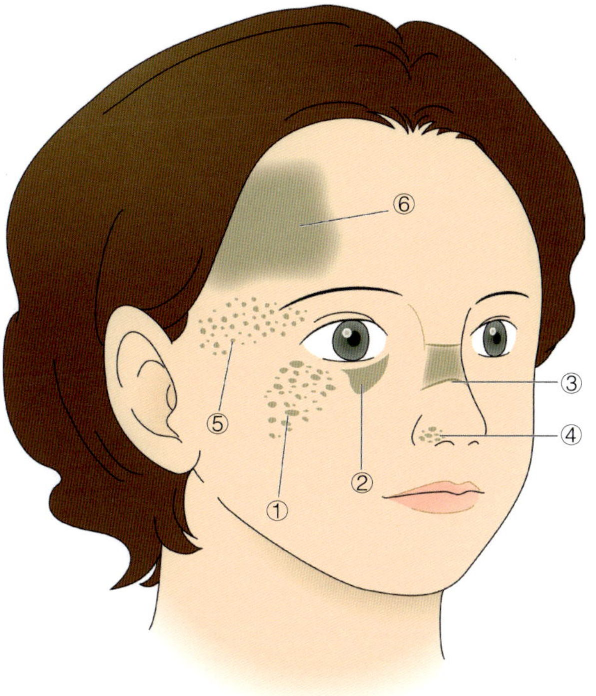

图 2.1.1　6 个部位的多发性病变

① 颧骨部（小斑性）……………………… 85%
② 下眼睑（弥漫性）……………………… 24%
③ 鼻根部（弥漫性）……………………… 7%
④ 鼻翼部（小斑性）……………………… 14%
⑤ 太阳穴－上睑外侧（小斑性）……… 11%
⑥ 前额外侧（弥漫性）…………………… 28%

· 小斑性的定义：多个直径 3～7mm 的界限不清的圆形病变，有时也有一部分病变融合成片的情况。

· 弥漫性的定义：全体色斑的色调基本相近，没有明显的边界，呈现淡出状。病变内没有正常的肤色。

* 以上数据是葛西整形外科医院内 509 例 ADM 患者的统计结果，由于病灶会在面部多处出现，所以统计百分比的总和并不是 100%。

3. ADM 和太田痣的鉴别诊断

ADM 和太田痣有时候需要鉴别，可以参考以下事项后综合判断。

1）太田痣的初发年龄大多是 15 岁以内，而 ADM 是 15 岁以上（20 岁以上多见）。但是真正的初发年龄和患者自己发现的年龄有时候是不同的，需要充分注意。

2）位于下眼睑的太田痣有时候会向鼻内侧发展，甚至累及上眼睑，但是 ADM 不会（图 2.1.2）。

3）位于上眼睑的太田痣多位于上睑中央或内侧，几乎均表现为弥漫性的病变；ADM 大多位于上睑的外侧，以小斑点状为主（图 2.1.3）。

4）位于鼻根部的太田痣表现为边界不清晰的逐渐淡化状，ADM 表现为上下界限清晰、左右淡出的"领结"状（图 2.1.4）。

5）位于鼻翼部的太田痣多为弥漫状，ADM 多为小斑点状（图 2.1.5）。

6）太田痣有时候会累及上腭及结膜，而 ADM 很少见。

7）太田痣很少有家族遗传性，而 ADM 有家族性倾向。

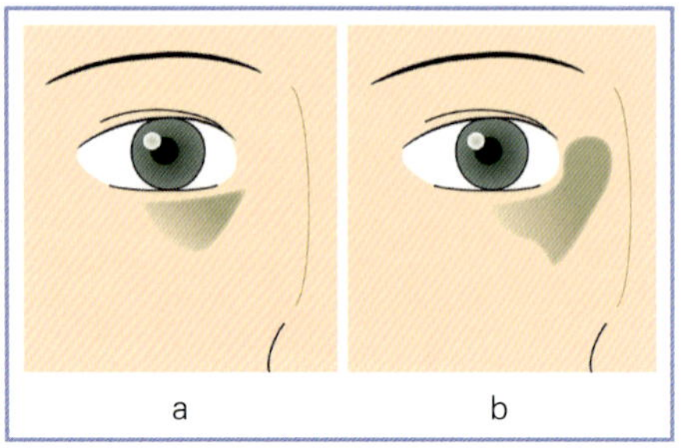

图 2.1.2　ADM（a）和太田痣（b）鉴别诊断一

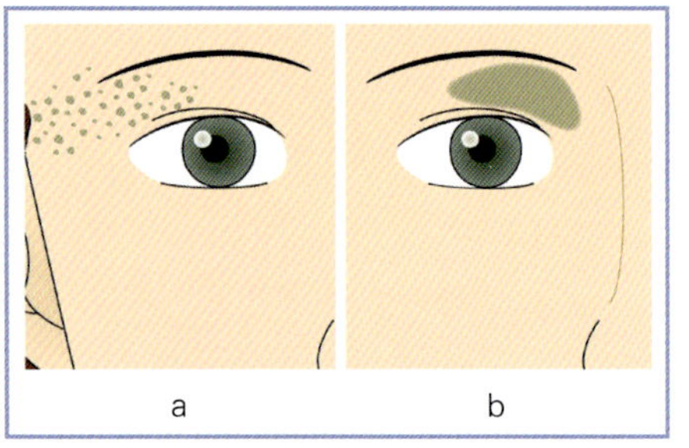

图 2.1.3　ADM（a）和太田痣（b）鉴别诊断二

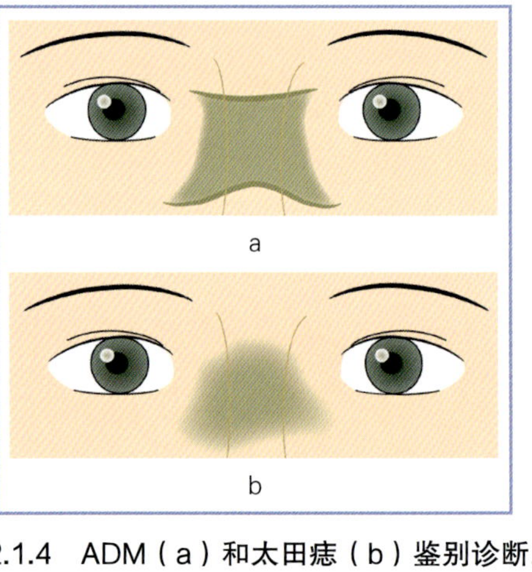

图 2.1.4　ADM（a）和太田痣（b）鉴别诊断三

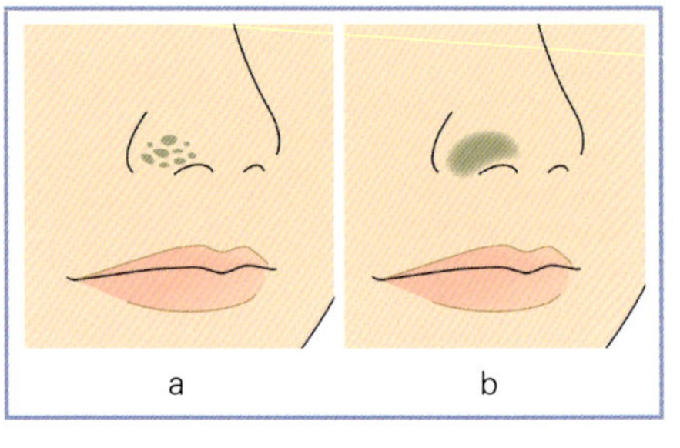

图 2.1.5　ADM（a）和太田痣（b）鉴别诊断四

4. ADM 和黄褐斑的鉴别诊断

ADM 和黄褐斑需要鉴别，可以参考以下事项后综合判断。ADM 和黄褐斑合并发生的情况较多。

1）位于前额部的病变，ADM 多位于前额的两侧，而黄褐斑多位于前额的中央或者眉毛的上方。此外，如果位于前额两侧的头发生长的部位，ADM 会横跨生长在有毛发的部位，而黄褐斑不会累及有毛发生长的部位（图 2.1.6）。

2）位于上睑外侧的 ADM 呈现小的斑点状，黄褐斑则表现为和眼窝走向一致的指甲大小的弥漫性病变（图 2.1.7）。

3）位于颧骨部位的 ADM 大多呈现小的斑点状，偶尔也有严重的 ADM 是小斑点连续成大块的弥漫性病灶，黄褐斑则是弥漫性的病灶（图 2.1.8）。

4）黄褐斑一般不会出现在鼻翼部位。

5）从颜色来看，黄褐斑一般是略带红色的黄褐色；ADM 是灰色的，大多是不明显的。

6）随着时间的推移，黄褐斑会有各种变化，而 ADM 一般没有浓淡方面的变化。

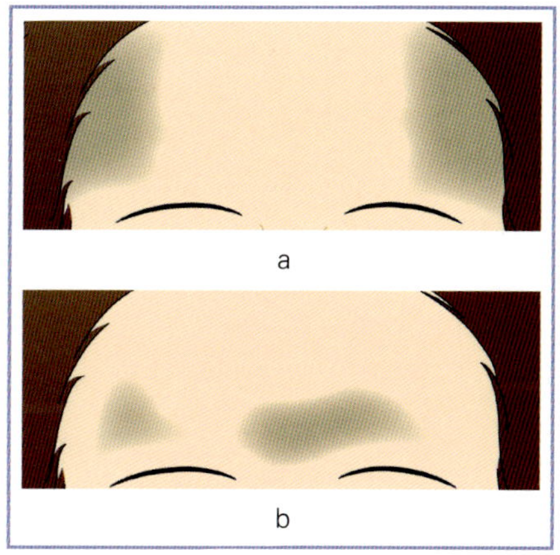

图 2.1.6　ADM（a）和黄褐斑（b）鉴别诊断一

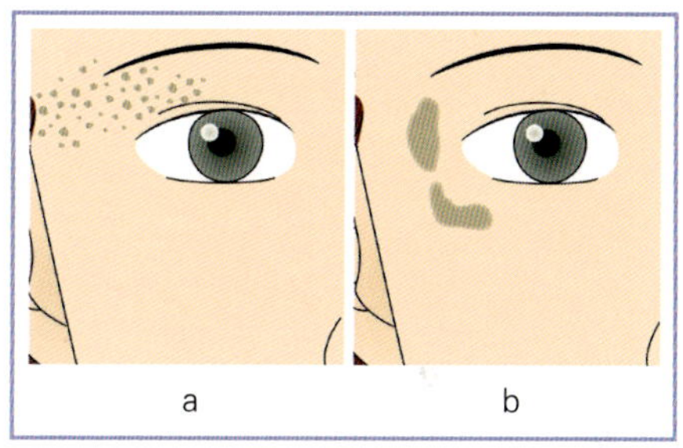

图 2.1.7　ADM（a）和黄褐斑（b）鉴别诊断二

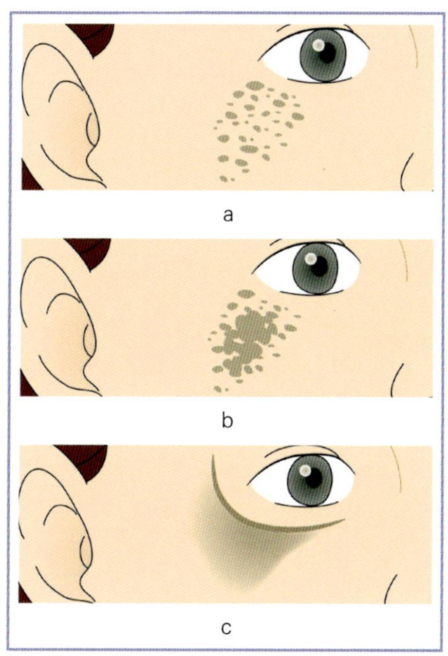

图 2.1.8　ADM（a）、重度 ADM（b）和黄褐斑（c）

5. ADM 的组织学变化

ADM 的组织学变化是真皮浅层的黑色素细胞增多。真皮的黑色素细胞表现为具有褐色黑色素颗粒的纺锤形细胞，这种细胞被包裹于真皮胶原内（图 2.1.9）。

电子显微镜下可见这种真皮内的黑色素细胞有包膜包裹，其中含有成熟的黑色素体[7)]。

ADM 的组织学切片也常常发现为表皮的基底层有色素沉着[8)]。笔者在临床实际病例中也确实发现了这个现象，但是这种变化并不是 ADM 的特异性改变，很可能是和 ADM 合并的黄褐斑的组织学变化。

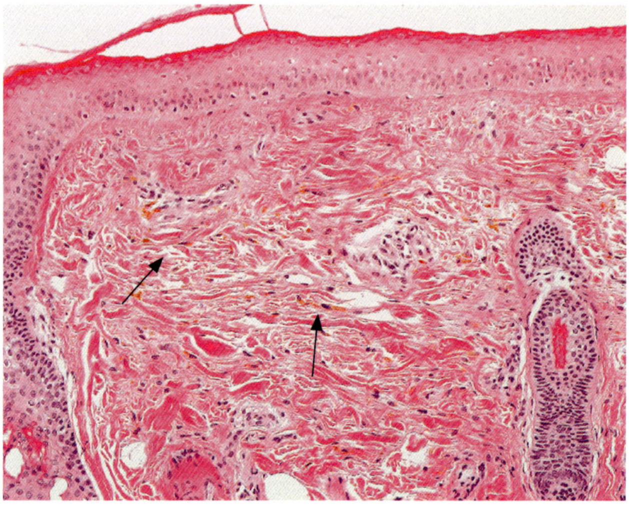

图 2.1.9　ADM 的组织学变化（HE 染色）
表皮未见明显的异常，真皮浅层可见黑色素细胞（↑）。本例患者紧贴表皮的真皮内可见轻度的日光变性

专栏

ADM 的表皮色素变化

ADM 主要的变化是在真皮层内，表皮基本上没有累及。但是，ADM 常常被发现具有表皮基底层及其浅层的细胞内黑色素颗粒增多的组织学变化。这种现象应该怎样去理解呢?

和 ADM 一样属于真皮内黑色素细胞增多疾病的太田痣，也会出现相似的表皮内变化。笔者也曾有很多次这样的发现，不过其发生的频率没有 ADM 那么高。

究竟 ADM 的表皮病变是属于其症状的一部分呢，还是属于其他相关疾病（比如黄褐斑）合并以后的表现呢? 同样，太田痣的表皮病变是属于其症状的一部分呢，还是属于其他相关疾病（比如黄褐斑）合并以后的表现呢？这些问题至今还没有一个令人满意的答复，笔者更加倾向于是合并症导致的。

东京大学整形外科的吉村医生认为："ADM 是真皮黑色素细胞增多合并表皮色素沉着的疾病，治疗时先使用全反式维 A 酸除去表皮的病变，然后再使用 Q 开关红宝石激光，可以取得更好的效果。"[8)]

笔者认为，由于 ADM 经常合并黄褐斑，所以应该首先治疗黄褐斑，然后再使用 Q 开关红宝石激光治疗真皮的病变。从治疗方法来说，笔者非常赞同吉村医生的意见。但是吉村医生没有详细说明 ADM 的表皮病变和真皮病变的关系，究竟是表皮的病变引起了真皮黑色素细胞增多呢，还是真皮的黑色素细胞增多引起了表皮色素沉着呢，抑或是真皮和表皮的病变同时出现的呢，依然不得而知。另外，对于黄褐斑的治疗，无法确定吉村医生使用的全反式维 A 酸是否最佳的方法。

笔者认为，ADM 和太田痣都属于不明原因的真皮内黑色素细胞增多，没有累及表皮。之所以有很多 ADM 同时表现为表皮色素沉着，是因为 ADM 患者往往是过多使用化妆品的女性。为了掩盖 ADM，常常使用过厚的化妆品，每天过多地涂抹和擦除，很容易导致黄褐斑的发生。不过此假设究竟是否正确，还要依赖于今后进一步的研究。

专栏

ADM 的本质是一种迟发性的母斑

现在让我们来考虑一下 ADM 这类疾病的本质。如前所述，ADM 具有其特征性的临床表现，出现色素变化的原因是真皮内的黑色素细胞增多。这种真皮内黑色素细胞增多的原因并不清楚，它不是短时间内出现和消失反复交替的，而是一旦出现了，由于色素持续存在，就会导致色斑永久性地存在。原来不存在黑色素细胞的真皮内，出现了特殊的真皮内黑色素细胞，而且这些细胞并不会自发性地不断增殖，这种真皮内黑色素细胞和其他皮肤细胞共同存在并生长的情况类似于组织发育异常的"母斑"类疾病。"母斑"大多是先天性的疾病，但像贝克痣和太田痣等在青春期等特殊时段发病的情况也不少见，所以 ADM 是一种迟发性的"母斑"的考虑也是合理的。无论是患者还是医生，都把 ADM 当作"色斑"，其实它的本质很可能不是"色斑"，是"痣"（母斑）。

6. ADM 的临床表现

颧骨部（小斑性）、下眼睑（弥漫性）、鼻根部（弥漫性）、鼻翼部（小斑性）、太阳穴－上睑外侧（小斑性）、前额外侧（弥漫性）6 个部位内，通常是有 2 个部位以上的同时累及，并且几乎都是两侧对称性分布（图 2.1.10 ～图 2.1.13）。当遇到某一个部位的色斑难以确定是否 ADM 的时候，可以仔细检查其他 5 个部位，若在其他 5 个部位中找到一处相似的病变，这个患者基本上可以诊断为 ADM。

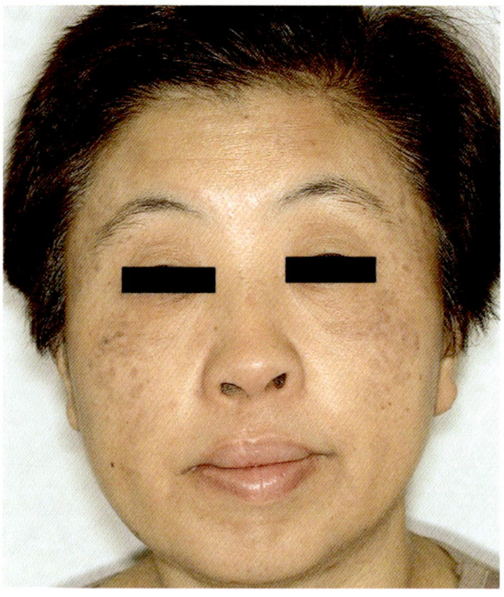

图 2.1.10　颧骨部（小斑性）＋太阳穴－上睑外侧（小斑性）

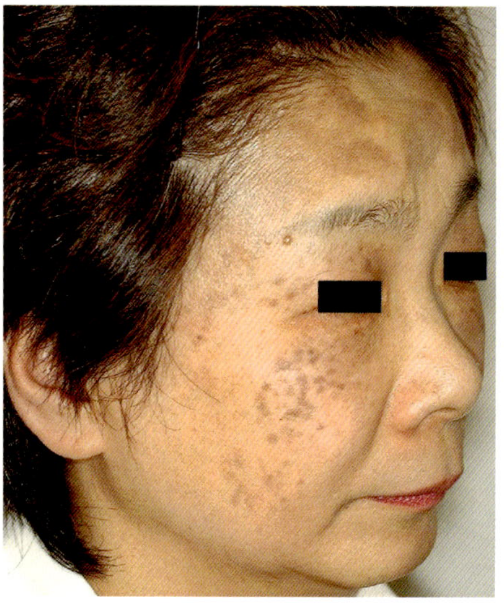

图 2.1.11　颧骨部（小斑性）＋太阳穴－上睑外侧（小斑性）＋前额外侧（弥漫性）

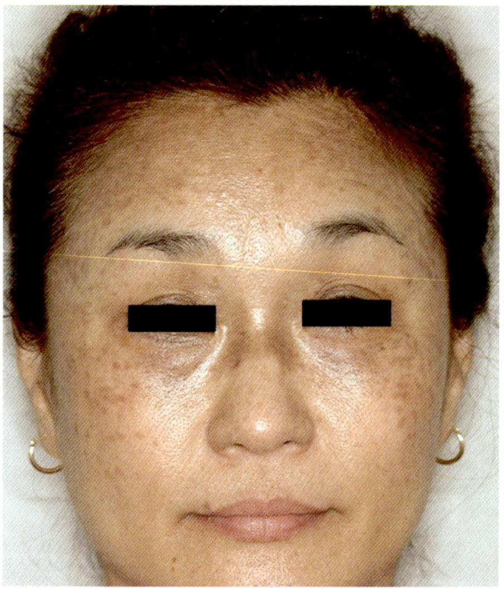

图 2.1.12　6 个部位完全型

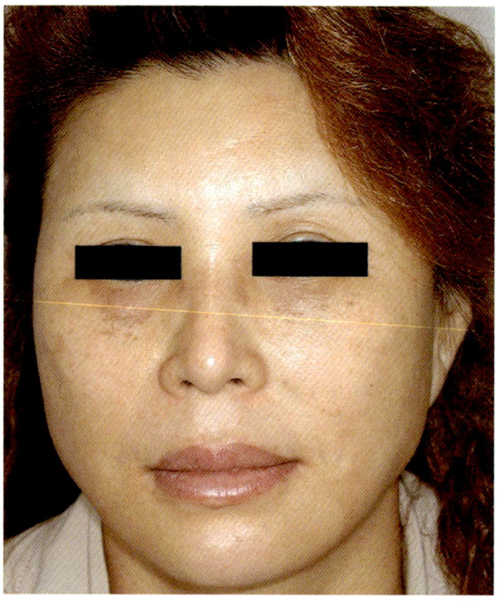

图 2.1.13　下眼睑（弥漫性）＋颧骨部（小斑性）

评论

ADM 是一个独立的疾病吗？其诊断标准是什么

目前，通常认为应该把 ADM 当作一个独立的疾病来对待。尽管这种疾病的发病率较高，但是具体的数字尚不清楚，主要是因为 ADM 和太田痣以及黄褐斑的鉴别比较困难，影响了对 ADM 的正确诊断。笔者认为应该制订正确的诊断标准，在此基础上再进一步讨论治疗和预后的问题。然而，很难定出一个诊断标准，便于不同的医生在不同的时间都可以作出相同的诊断。理想的方法是所有的患者都做活检，但这在临床上也是行不通的。所以，最后还是要依靠"视诊"来判断，多少还是有一些主观的成分。

不管怎样，笔者希望通过本书提出 ADM 的诊断标准，当然，这个标准还不是最终的完美标准，希望广大读者批评和指正，从而打造出更加完善的 ADM 诊断标准。

评论 更新

沟口昌子医生对于 ADM 的独立性及名称的意见

圣玛丽安娜大学名誉教授沟口昌子医生，对于 ADM 有着非常深入的研究，著作很多，为提升这一疾病的诊治水平做出了很大的贡献。笔者认为，如果没有沟口医生的努力，就不可能对这一疾病有如此广泛的理解和认识。

沟口医生认为 ADM 的发病机制是存在于正常人真皮内的并不产生黑色素的幼稚黑色素细胞，遭到某种刺激后转化为可以产生黑色素的成熟细胞[9)]。因此，ADM 基本上是两侧对称性的，发病率是太田痣的 10 倍以上，女性发病率是男性的 10 倍以上。可以断定，"ADM 是太田痣的亚型"的观点是不正确的[10)]。

从这一点来看，笔者完全同意沟口医生的意见，ADM 当然是一个独立存在的疾病。沟口医生的论文《特异性皮炎后手背的褐青斑》中提及的"紫外线照射后的前臂褐色斑"患者是 1 个非常有意思的病例，但笔者认为这可能是一种其他疾病，因为症状是完全不同的。

沟口医生认为，虽然早期把这一疾病称为"后天性真皮黑色素细胞增多症"（ADM），但实际上这一疾病具有一定的遗传性，此外其还有左右对称发病的重要特征，所以从 2008 年开始将此名称改为"对称性真皮黑色素细胞增多症"（symmetrical dermal melanocytosis，SDM）[9)]。平心而论，将来使用 SDM 替代 ADM 是一个很不错的主意，但是在本书中，我们还是继续使用 ADM 这个最常用的名称。

专栏

渡边医生关于 ADM 和太田痣是同一个疾病的观点

帝京大学的渡边晋一医生是优秀的研究者，曾经在哈佛大学和 Rox Anderson 一起做研究工作，在世界上最早报道了使用 Q 开关红宝石激光治疗太田痣，论文发表在著名的《新英格兰医学杂志》上[11)]。他是笔者最尊敬的皮肤科医生之一。渡边医生认为 ADM 和太田痣的发病年龄和临床表现有很多重叠的地方，没有明显的界限，而且两者的组织学表现和对 Q 开关红宝石激光治疗的反应完全相同，因此应把这两种疾病看作同一种疾病[12)]。

笔者认为，由于 ADM 和太田痣的病灶分布和发病年龄都有所不同，所以是两种疾病。虽然在这一点上可能还有值得商榷的地方，但是关于 ADM 需要和黄褐斑以及老年斑充分地鉴别的观点，渡边医生和笔者是完全一致的。

专栏 更新

渡边医生关于 ADM 和太田痣是同一种疾病，不是母斑，而是色素异常症的观点

渡边晋一医生并不仅仅认为太田痣和 ADM 是同一种疾病，还认为这两种色斑都不是母斑，而是属于色素异常症[13)]，其理由可以参见渡边医生的论文。笔者的意见是：太田痣在临床上确实属于一种先天性异常，分类为母斑是正确的，而 ADM 现在看起来还是一种原因不明的色素异常症。虽然立场不同，但作为一种在疾病的本质上颇有考量的意见，在此也介绍给大家。

专栏

ADM的发病原因

尽管笔者一直简单地认为ADM的发病原因不明，是一种与先天性因素有关的母斑类疾病，但是2005年横滨市立大学的Murakami科研小组发表了一篇非常有意义的论文[14)]。据他们报道，严重的遗传性过敏性皮炎患者容易发生ADM，特别是在前额外侧和手背部位。患遗传性过敏性皮炎后常常会发生由于黑色素细胞增多而导致的炎症性色素沉着。遗传性过敏性皮炎后的ADM，是由于真皮内的黑色素体产生了黑色素，即在正常皮肤内也存在着“不产生黑色素的真皮黑色素细胞”，受到了肥大细胞（mast cell）的刺激后产生了黑色素，可能因此而诱发了ADM。这一学说，对于了解ADM的发病原因有很好的指导意义，笔者期待着进一步的研究成果。

专栏 新增

终于开始认知ADM

本书第1版的出版时间是2006年，那时，皮肤科的专科医师对于ADM的认知度还是比较低的，常常将其与黄褐斑、老年斑、太田痣混为一谈。即使是皮肤科老医生，在介绍患者来我院的时候，在转诊单上也只会写“颜面色素斑”。

随着时间的流逝，在本书第2版（2015年）的时候，ADM这一疾病已经得到了广泛的认知。在皮肤科医生中，对于伴发黄褐斑的患者，一般都会先实施1年左右的保守治疗，而后对于无法消退的部分，便考虑应该是ADM，建议去外院行激光治疗。得到这样明确的建议而来我院就诊的患者变多了。这种变化真令我觉得恍如隔世。

但是，在介绍来我院的ADM患者中，还是存在一些诊断上的误差的，比如“这是黄褐斑，用对苯二酚涂抹可以治愈”“这不是色斑，而是一种痣，无法治愈的”等等。然而，ADM是只要正确诊断并治疗就可以痊愈的疾病。因此，真希望有朝一日在全国范围内都能对ADM有准确的诊断。

（二）ADM 的治疗

各种治疗方法的比较

	治疗方法	推荐度	强弱	效果	危险度
1	Q 开关红宝石激光治疗	＋95	强	＋95	3
2	Q 开关翠绿宝石激光治疗	＋80	强	＋70	3
3	Q 开关 Nd:YAG 激光治疗	＋70	强	＋60	3
4	全反式维 A 酸和对苯二酚＋Q 开关红宝石激光治疗（东京大学方法）	＋50	强	＋90	4
5	弱 Q 开关激光治疗	＋20	弱	＋20	2
6	口服氨甲环酸	＋80	弱	＋10	0
7	冷冻治疗	＋5	强	＋35	4
8	长脉宽激光治疗	0	强	＋2	3
9	光子和射频治疗	0	弱	＋2	1
10	化学剥脱和离子导入治疗	0	弱	＋2	1
11	全反式维 A 酸和对苯二酚联合治疗（东京大学方法）	0	弱	＋3	3
12	对苯二酚外用	0	弱	＋3	2

目前认为，ADM 的本质是原因不明的真皮黑色素细胞增多症。由于原因不明，所以尚无法预防。从治疗上来说，是要破坏病变区域真皮内的黑色素细胞，使用药物等暂时性地抑制黑色素的产生没有实质意义。因为 ADM 是异常细胞引起的，所以能否有效地破坏这种异常细胞才是治疗的关键。如果能够有效地破坏和去除异常的细胞，就可以达到根治的效果；反之，就无法治愈。在这一点上，ADM 的治疗和先天性色素失调的雀斑、广义的炎症性色素沉着的黄褐斑是有很大区别的，而和 SK（初期的脂溢性角化病、老年斑）相似。不同的是，ADM 一旦完全治愈，其他部位很少

会再次发生，而 SK 即使治愈了一个部位，其他部位依然会发生。

以往去除病变区域的黑色素细胞的方法只有冷冻法，而现在开发出了 Q 开关红宝石激光这样非常有效的方法（图 2.1.14，图 2.1.15）。Q 开关激光可以完全去除真皮层内的黑色素细胞，是 ADM 的主要治疗手段。

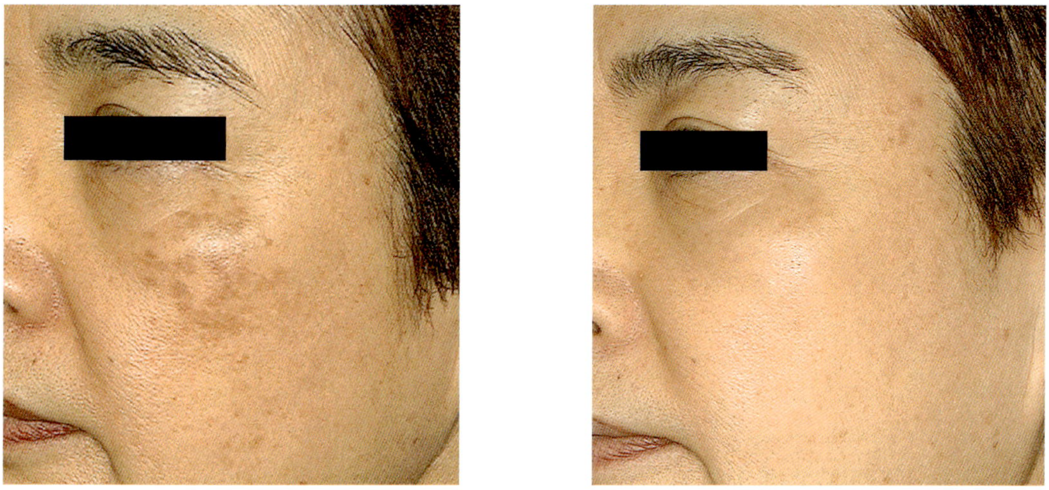

a　　b

图 2.1.14　Q 开关红宝石激光治疗病例 1

a. 颧骨部（小斑性）＋太阳穴（小斑性）治疗前

b. 使用 Q 开关红宝石激光仅仅治疗了颧骨部 2 次后 6 个月，太阳穴部位未治疗

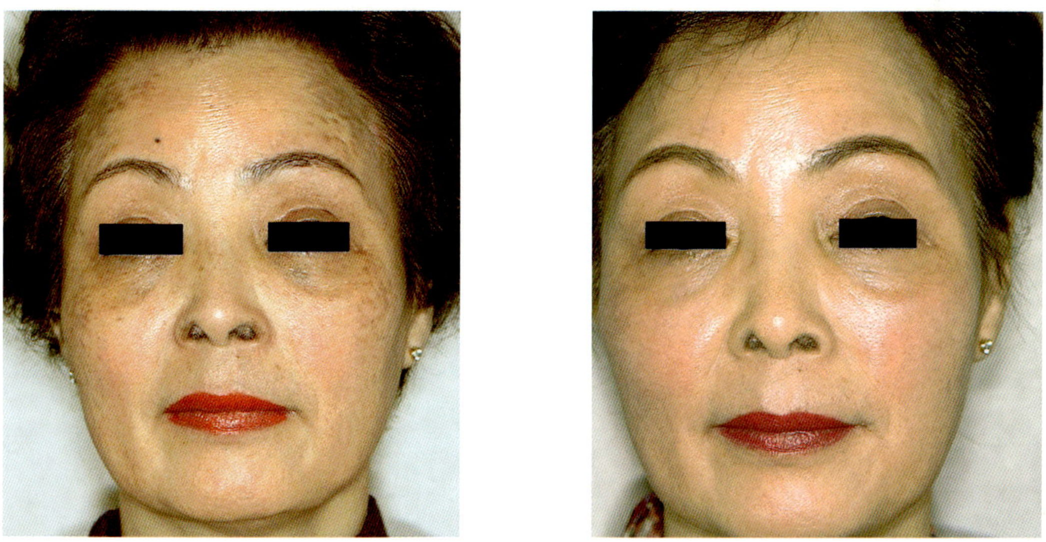

a　　b

图 2.1.15　Q 开关红宝石激光治疗病例 2

a. 颧骨部（小斑性）＋太阳穴 – 上睑外侧（小斑性）＋前额外侧（弥漫性）＋下眼睑（弥漫性）＋眼角（小斑性）治疗前

b. Q 开关红宝石激光治疗 2 次后 5 个月

1. Q 开关红宝石激光治疗

推荐度	强弱	效果	危险度
＋95	强	＋95	3

笔者认为，对 ADM 最有效的治疗方法就是 Q 开关红宝石激光（QSRL）。

ADM 是真皮内黑色素细胞增多症，具有治疗效果的激光有 QSRL、Q 开关翠绿宝石激光（QSAL）和 Q 开关 Nd:YAG 激光（QSYL）。这三种激光中，QSYL 对于黑色素的选择性吸收稍差一些（图 2.1.16）；QSAL 因为脉宽较长，所以峰值功率较低（表 2.1.1）。但是，三者最大的差别是激光的光束类型（1 个发射光斑内的强度分布）。QSYL 的光束类型不均匀，光斑的中央部分较强，而周边部分较弱。这种分布特点在 QSRL 和 QSAL 上也有，但是 QSYL 最明显。

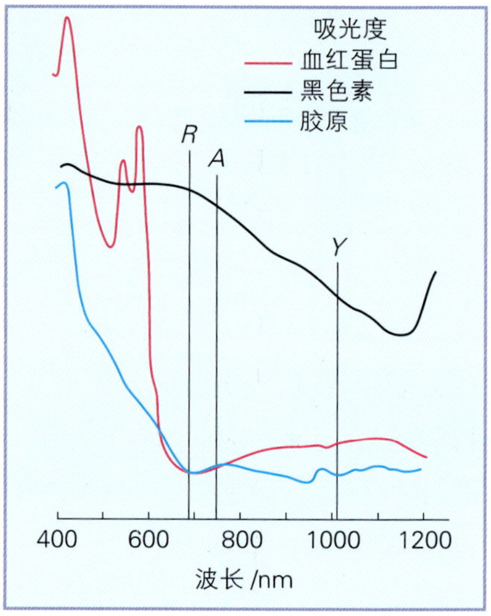

图 2.1.16 血红蛋白、黑色素、胶原对可见光的吸收曲线 [1]

R：红宝石激光；A：翠绿宝石激光；Y：Nd:YAG 激光

笔者医院最常使用的 QSRL 是 The Ruby Z1（JMEC），这种机器由于在手柄上使用了名为万花筒（kaleidoscope）的三棱镜式的特殊装置，可以得到非常均匀的光束类型。使用这样的机器，可以在 1 ～ 2 次内完全去除 ADM（见图 2.1.14、图 2.1.15）。

表 2.1.1 各种 Q 开关激光的参数

名称	波长 /nm	脉冲宽度 /ns	峰值功率 /MW
Q 开关红宝石激光	694	20	11000
Q 开关翠绿宝石激光	755	80	1750
Q 开关 Nd:YAG 激光	1064	10	25000

注：nm（纳米）＝ 10^{-9}m，ns（纳秒）＝ 10^{-9}s，MW（兆瓦）＝ 10^{6}W。

（1）Q 开关红宝石激光简介

使用激光治疗色素性病变的要点之一是，要选择病变组织和正常组织对光的吸收差别最大的波长，在对正常组织损伤最小的前提下，达到破坏病变部位色素的目的。

1）红宝石激光简介：1960 年由 Maiman 研制成功的第一台激光机就是红宝石激光机[2)]。红宝石激光的波长为 694.3nm，是可见光。黑色素对这种光吸收良好，而血红蛋白和胶原对它吸收较差。所以这一波长的光，正常组织和黑色素的吸收差最大，可以有效治疗茶色和黑色的色素性病变（图 2.1.17，图 2.1.18）。

2）Q 开关激光简介：一般来说，光在激光器内谐振腔两侧的镜子之间不断来回反射，从而获得能量的增大，达到一定的能量之后，激光就从输出镜一侧发射出来。这种谐振腔内如果加装一个叫作普克尔盒的特殊快门，那么激光就会在谐振腔内充分积聚能量，在快门打开的瞬间释放出来，从而得到脉宽狭窄而峰值功率很高的激光，这就是 Q 开关激光。由于峰值功率很高，可以穿透得更深，几乎可以达到皮肤真皮的全层，所以应用于像 ADM 这样真皮内黑色素细胞增多的治疗最为适合。

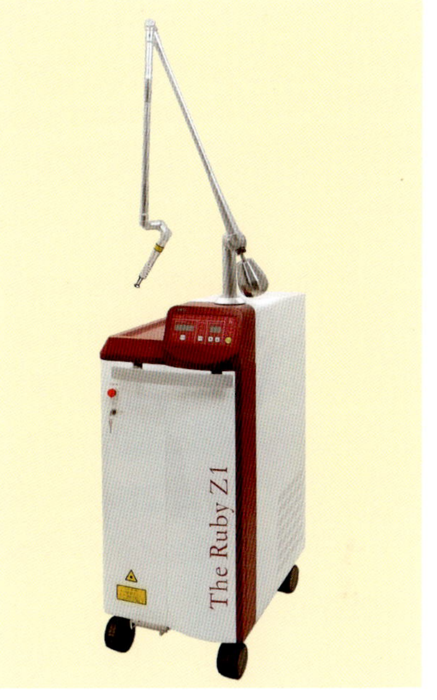

图 2.1.17　The Ruby Z1（JMEC）
波长：694nm，能量密度：4 ～ 10J/cm²；脉冲宽度：20ns；光斑大小：直径 6mm（六边形）

激光被靶组织黑色素细胞内的黑色素体吸收，转化为热能后会起到破坏作用，理想的激光照射时间应该短到对正常组织没有影响即可。Q 开关激光的激光照射时间大约为 20ns，甚至更短，在激光照射时对周围正常组织的热损伤很轻，一般不会造成组织变性或形成瘢痕。

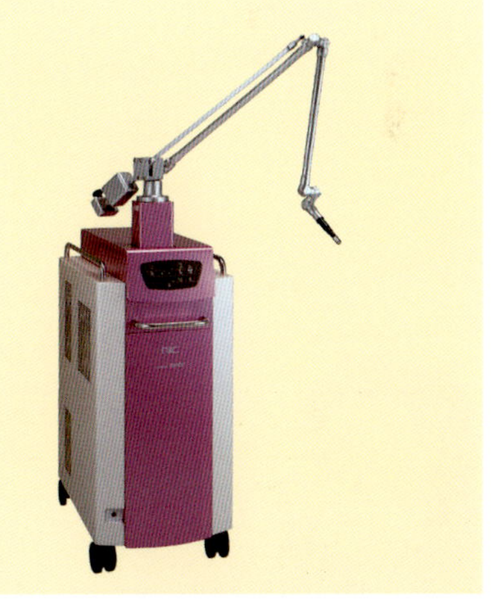

图 2.1.18　IB101T（涉谷工业 /MM & NIIC）
波长：694nm；能量密度：3 ～ 10J/cm²；脉冲宽度：20ns；光斑大小：直径 5mm

3）Q 开关红宝石激光的缺点：作为对色斑治疗有特效的 Q 开关红宝石激光机，有很多突出的优点，但也有一个很大的缺点，就是这类机器很难维护。由于 Q 开关激光比普通激光或者光子机等要复杂得多，并且这类激光器谐振腔内的温度和光轴也很难调节，因此需要定期调整维护。在笔者的诊所内，该机器早期几乎每周都会出现故障而需要修理。笔者使用的尼克公司和 JMEK 生产的机器，性能已经相当稳定，一年也仍然需要检修几次。所以说，虽然 Q 开关红宝石激光的治疗效果是顶级的，但其娇贵程度也是最高的。

（2）激光治疗的实际操作

1）洗脸及卸妆时一定要去除全部化妆品，这样可以仔细检查病变是否两侧性的、对侧是否有相似病变、是否合并其他病变等（图 2.1.19a）。

2）当天的治疗部位和治疗范围要与患者充分讨论和沟通。为安全起见，一次治疗范围不要过大（图 2.1.19b）。

3）治疗区域使用冰袋冷敷，可以减轻局麻注射的疼痛，也可以减轻治疗的热作用引起的炎症（图 2.1.19c）。

4）治疗眼睑部位的时候，需要使用眼球接触保护器来保护眼球（图 2.1.19d）。

5）对治疗部位使用含有 1 ∶ 10 万肾上腺素的 1% 利多卡因局部麻醉，尽量使用细针头，低压力缓慢注射，以减轻疼痛（图 2.1.19e）。

6）Q 开关红宝石激光 7J/cm^2 照射，照射的时候尽量使皮肤舒平。此外，要注意治疗时激光的治疗头要垂直于皮肤（图 2.1.19f）。

7）治疗后即刻就可以看到皮肤表面发白的现象（immediate whitening phenomenon，图 2.1.19g）。治疗后再次使用冰袋冷敷治疗部位 5 ～ 10 分钟，可以稍微减轻由热引起的炎症性作用。可以在冷敷的时候，告知患者创面的护理步骤和注意事项等。

8）将白色的凡士林涂抹于治疗区域，用敷料覆盖创面，外面使用茶色的胶布固定（图 2.1.19h）。

9）如果治疗区域不大，也可以不使用局部注射麻醉，而采用发射一次、冷敷一下的方法进行治疗（图 2.1.19i）。

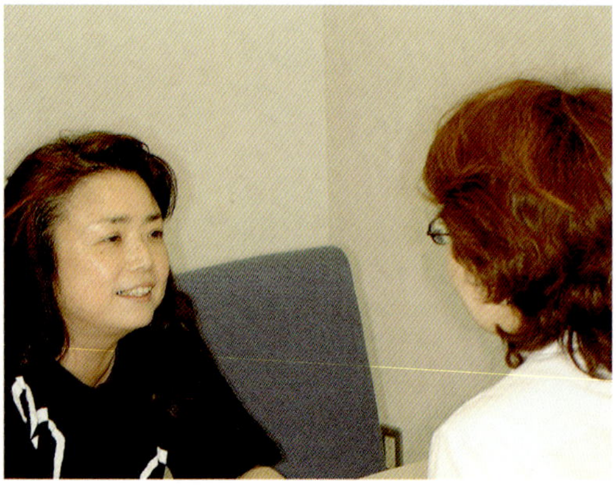

a

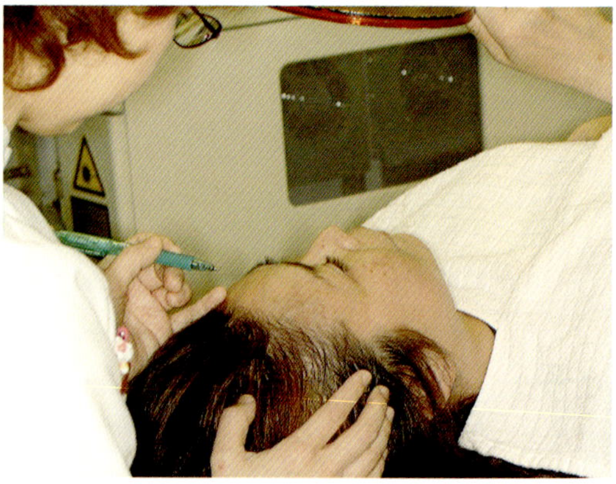

b

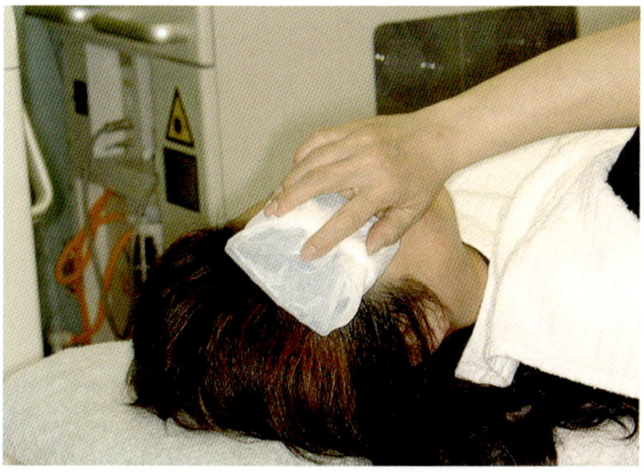

c

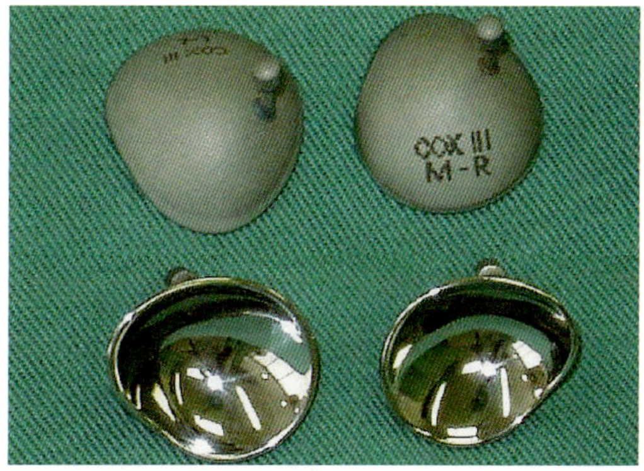

d

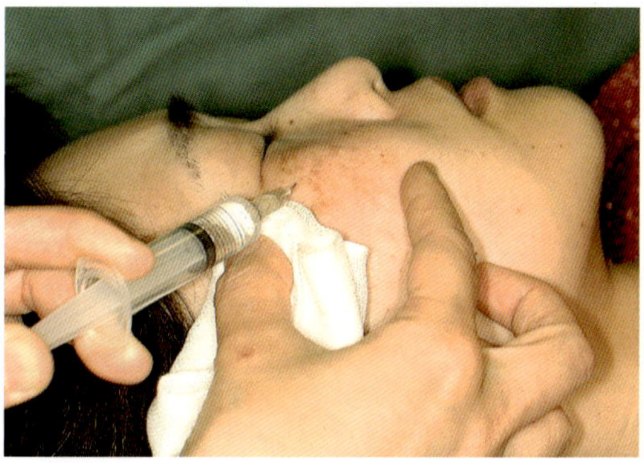

e

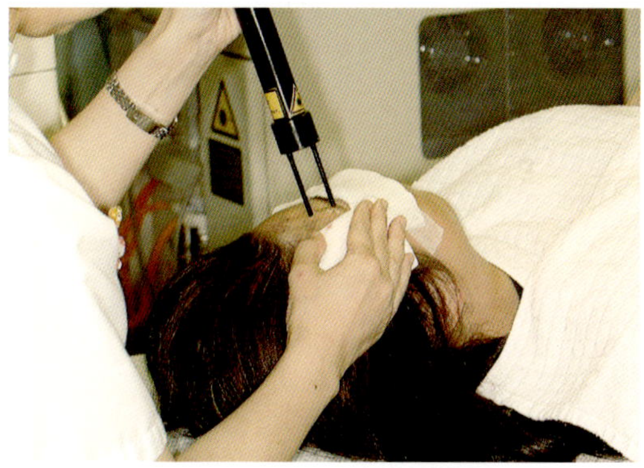

f

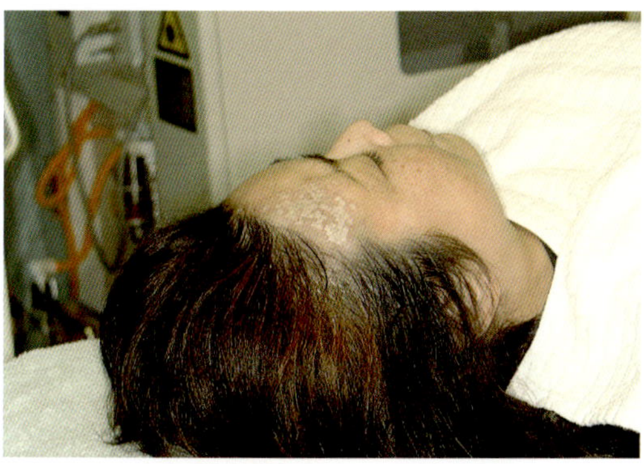

g

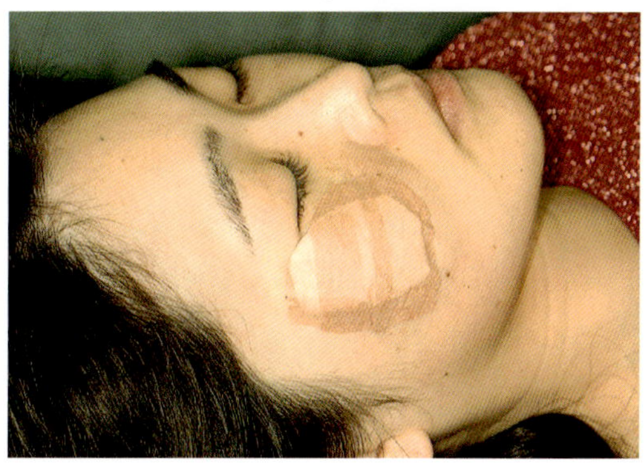

h

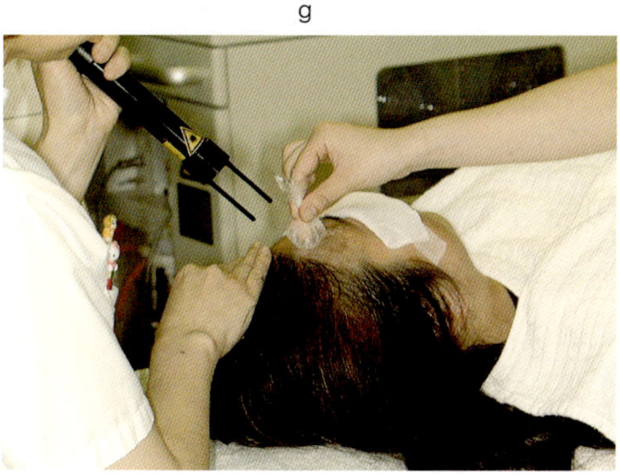

i

图 2.1.19　激光治疗的步骤

a. 在诊疗室内和患者充分沟通，检查病变的类型和分布
b. 在治疗开始前，确认治疗的范围
c. 治疗部位用冰袋冷敷
d. 在治疗眼睑部位时，一定要使用眼球接触保护器
e. 用含有 1 ： 10 万肾上腺素的 1% 利多卡因局部麻醉
f. 激光照射中：拉紧皮肤，注意将手具垂直于皮肤照射
g. 激光照射后即刻：照射部位的皮肤表面变白
h. 使用软膏涂抹和敷料等覆盖
i. 治疗范围较小的时候，在冰袋冷敷下进行逐发照射

（3）激光治疗后的护理

激光治疗后，治疗区域会产生茶色的痂皮（图 2.1.20），一般 7 ～ 10 天脱落。无论痂皮是否脱落，都需要使用凡士林软膏涂抹 10 天，用单面密封的敷料敷贴。可以简单地洗脸和淋浴，尽量不要让创面干燥。必须告诫患者不要自行剥除痂皮。此后不需要使用外用药物治疗。6 个月内一定不要摩擦和刺激治疗区域。

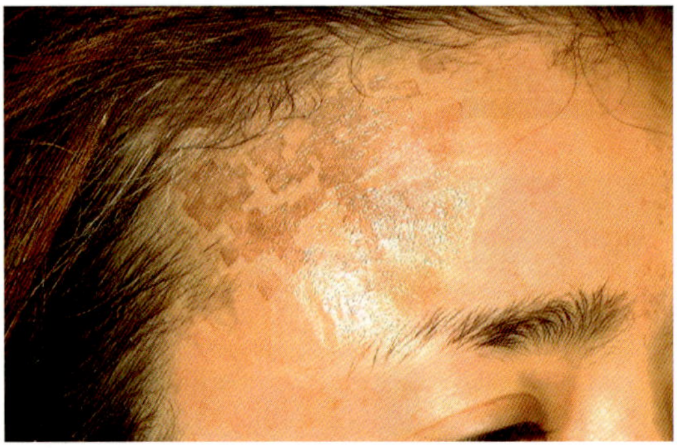

图 2.1.20　激光照射 1 周后，形成了茶色的痂皮

（4）治疗注意事项

1）治疗前无须特别处理。进行激光治疗前，应指导患者防止日晒伤。一旦日晒伤后，激光就会被表皮基底层的色素吸收掉，难以到达真皮的黑色素细胞处，继而影响治疗效果。

2）对合并黄褐斑以及皮炎的患者，应先尽量治疗好这些疾病，待症状减轻后再进行激光治疗。要事先告知患者如果直接进行激光治疗，可能会导致炎症加重，出现短期的色泽加深，可能出现不满意的效果。

3）指导患者在激光治疗后进行创面处理（对治疗部位涂抹软膏、覆盖敷料）。

4）特别告诫患者在治疗后 6 个月内要避免摩擦患处。

（5）患者告知

Q 开关红宝石激光对 ADM 的治疗是非常有效的。虽然激光能够破坏真皮内的黑色素细胞，但并不能立即消除 ADM，色斑需要几个月到半年的时间才能慢慢消退。因为激光照射所破坏的黑色素细胞内含有黑素体，它们会被巨噬细胞吞噬，短时间内依然停留在真皮内，然后再慢慢地通过淋巴系统转送出去。此外，激光照射后会产生一过性的炎症性色素沉着，这也是短时间内颜色依然存在的原因。

有些患者想象治疗后 1 周到 10 天痂皮脱落之后色斑就会消失，当他们看到颜色依然明显的时候就会非常沮丧。所以，在治疗前必须与患者进行充分的沟通，得到患者的理解和同意之后再做治疗。

此外，一次治疗难以完全破坏真皮内的黑色素细胞，常常需要再次治疗。这种情况下，不可以匆忙进行第二次治疗，需要耐心等待，一般最少要等待 6 个月。这点需要和患者交代清楚。如果在上一次治疗时出现的炎症性色素沉着还没有消退的时候仓促进行第二次治疗，激光会被表皮内的色素吸收，从而难以到达需要治疗的真皮黑色素细胞处。而且在表皮色素沉着的情况下进行激光治疗，还容易引起表皮损伤，从而造成更严重的色素沉着。

专栏

关于 QSRL 治疗 ADM 的报道

1999 年，泰国的 Kunachak 等报道了使用 Q 开关红宝石激光治疗 140 例 ADM，治疗次数 1 ～ 6 次（平均 2.3 次），131 例完全治愈[3)]。他们的治疗特点是在上一次治疗后色素沉着还没有消退的时候（平均 2.2 周）尽早地进行第二次治疗，如此反复治疗直到色斑完全消失。副作用的发生情况为 10 例患者出现一过性色素沉着，8 例出现色素缺失。这在当时来说已经是非常了不起的成绩了，笔者也感到非常吃惊。同样的治疗，在日本达不到这样的效果。不知是否由于人种差异，泰国人的 ADM 可能对 QSRL 的治疗反应特别好。也许有些老年斑患者也混在这些患者当中，也或许在其他国家中存在着笔者无法想象的激光医学方面的“高人”。

专栏 更新

过早再次治疗效果不好（1）

在本书第 1 版的专栏中写了这个问题，过早再次治疗效果不好现在已经是众所周知的事实了。因为被激光破坏的黑色素细胞排出体外是需要时间的，如果治疗频率过高，在炎症没有完全消除之前过早地使用 Q 开关激光再次治疗，不仅没有效果，还有可能造成难治性的色素减退。所以治疗 ADM 时，我们强调两次治疗的间隔时间最少 6 个月。

专栏

不管痂皮脱落与否都要护理10天的理由

笔者以前总是对患者说："治疗部位一直使用敷料覆盖，等7～10天痂皮脱落后就无须处理了。"但是，按照这个方法，有时候会发现患者在几周之后出现了严重的激光治疗后色素沉着，非常麻烦。在处理这些患者的时候询问原委，回答说是什么都没有管，4天左右痂皮就"自然地"掉了，此后就按常规使用化妆品了。笔者从来没有听说过痂皮4天就脱落的情况，事实上是有些患者出于自己的需要，人为地剥除了痂皮，却谎称"自然地"脱落。

后来，笔者就开始告知患者："痂皮保留的时间越长，恢复的效果越好。"此后有的患者甚至用敷料一直盖着痂皮长达1个月之久，当然，去掉痂皮之后，治疗部位皮肤超级"白皙"。总的来说，此后色素沉着的发生率就非常低了。但即使如此，那种4天时间痂皮就"自然地"脱落的患者也还是存在的。

再后来，改为告知："无论痂皮脱落与否，都要持续使用敷料10天以上。"即使痂皮早就脱落了，也要让患者涂抹软膏，用敷料贴上。此后，激光治疗后的色素沉着发生率便几乎降到了零。

专栏

笔者在激光治疗后不使用外用疗法的理由

很多医生喜欢在激光治疗后指导患者使用果酸(AHA)、全反式维A酸、对苯二酚等，最起码也要求患者使用防晒霜。对此，笔者的意见是禁止患者使用一切外用制剂，包括保湿剂和美容液等也尽量不要使用。理由很简单，激光治疗后的色素沉着是炎症的延迟化，所以重要的是尽量减少对治疗部位的刺激，不管使用什么东西涂抹患处都是一种摩擦或刺激，应该尽量避免。

全反式维A酸和对苯二酚等制剂在正常皮肤上使用后都会引起炎症，如果涂抹在激光治疗后的敏感性皮肤上，更容易引起炎症，应该禁用。几乎所有的外用制剂都有这种倾向。如果可能的话，不要化妆，甚至不要洗脸，但这可能难以做到，所以要把化妆和洗脸的频率降到最低，要和患者强调"不要揉搓"。总的来说，在考虑"药物涂抹"的好处和"刺激患处"的坏处的时候，要把坏处想得更大一些。"患处和周围的皮肤颜色不一→不满意→用什么药物涂抹一下→刺激以后导致炎症的延迟→患处的颜色还是无法解决→还是不满意……”是一个恶性循环，会让人陷入泥沼，对付激光治疗后色素沉着的最好手段就是切断这个循环。

专栏

笔者的诊所内患者激光治疗后色素沉着很少的理由

如前所述，笔者在使用 QSRL 治疗 ADM 之后，嘱咐患者一定不要刺激治疗部位。但仅仅说“请不要揉搓患处”这样的话是远远不够的，那些每天都呼啦呼啦地揉搓洗脸的患者，会认为“这种洗脸的方法是正常的，并没有揉搓啊”。日积月累的习惯是很难改变的，所以笔者总是一边揉搓着患者的脸，一边告诉他们：“这样子洗脸是错误的，应该这样轻轻地洗。”这样，患者才会明白自己原来以前洗脸都犯了“揉搓皮肤”的毛病。

这样一来，患者就不会再陷入“察觉到色素沉着→揉搓和刺激→色素沉着加重……”的恶性循环中去了，激光治疗后色素沉着的发生率也降到了令人吃惊的程度。

然而，即使这样，在笔者的诊所内，激光治疗后的色素沉着还是偶有发生。对付这种情况还是需要技巧的，当患者愤怒地质问“都搞成这个样子了，还不要紧吗？”“究竟什么时候才会褪掉啊？”时，笔者就会严肃而镇定地保证：“没关系的，我会负责治疗一直到你的这些色素沉着完全消失为止。”至于什么时候会痊愈的问题，不要去直接回应。总之，要让患者安心，将其从恶性循环引导到“让他安心→变得不在意→不去碰伤口→色素沉着得到改善……”这样的良性循环上来。

2. Q 开关翠绿宝石激光治疗

推荐度	强弱	效果	危险度
＋80	强	＋70	3

Q 开关翠绿宝石激光（QSAL）设备是至今为止三种 Q 开关激光设备中卖得最好的一种，主要由世界知名激光制造商美国的 Candela 公司生产、销售。由于是 Q 开关激光，所以峰值功率很高，可以治疗真皮层的色素性病变。此外，这种激光设备的另一个优点是不需要像 Q 开关红宝石激光设备那样费精力地维护。

其他的激光公司也生产、销售相似的激光设备，笔者的诊所曾购买并使用

ConBio 公司［2011 年被赛诺秀（Cynosure）公司收购］和原来的 Cynosure 公司的 QSAL 机器，两种机器都出现过功率下降或者不稳定的现象，最后机器都被处理掉了。之后也曾使用过科医人（Lumenis）公司生产的 VersaPulse C 机器上搭配的 QSAL。现在诊所已经不配置 QSAL 了。实际上，由于大部分患者都使用 QSRL，根据情况偶尔也使用 QSYL，所以几乎很少使用 QSAL 来治疗 ADM 和太田痣，笔者也很少有这方面的经验。但是，QSAL 应该和 QSRL、QSYL 一样可以完全去除 ADM。只是从治疗次数可以减少这一点考虑，笔者更喜欢使用 QSRL。

使用 QSAL 治疗 ADM 的过程：在治疗之前需要明确 ADM 的诊断，尤其是那些合并黄褐斑的患者，容易在激光治疗后产生严重的炎症性色素沉着（post-inflammatory hyperpigmentation，PIH）。所以，从预防 PIH 的目的出发，应该首先治疗黄褐斑，等黄褐斑减轻之后，再做激光治疗比较好。

使用激光对 ADM 部位无遗漏地进行照射，把治疗能量调节到“治疗后先发白（whitening），而后变成紫癜（purpura）”的程度比较好。可以使用局部麻醉、表面麻醉，甚至无须麻醉。在眼睛周围治疗的时候，最好使用眼球接触保护器。治疗后 7 ～ 10 天内，创面遵医嘱自行护理。

ADM 的色素在治疗后 3 ～ 6 个月开始逐渐变浅，两次治疗间隔 6 个月以上。综上所述，使用 QSAL 治疗 ADM 需要间隔 6 个月以上，治疗 2 ～ 5 次，几乎所有的病例都可以完全治愈。

专栏

关于 QSAL 治疗 ADM 的报道

2001 年，香港的 Lam 等人[4]使用 QSAL 治疗了 32 例 ADM 患者，平均治疗次数是 7 次，有 50% 以上的患者达到了 50% 以上的消退。他们认为：在前次治疗后表皮色素恢复以前再次进行治疗有利于激光到达真皮黑色素细胞，所以他们的治疗间隔是 2 ～ 4 周。在治疗间隔期间，外用 4% 的对苯二酚软膏和 0.1% 的全反式维 A 酸。值得注意的是，该方法色素减退（hypopigmentation）并发症出现率较高（50%）。Lam 等人的经验有值得学习之处，但笔者认为目前的 Q 开关激光可以达到相当的深度，表皮内稍微有一点色素也照样能破坏真皮内的黑色素细胞，而短时间内再次治疗并没有他们所述的优点，反而可能导致色素减退。此外，他们报道中的 ADM 诊断的正确性值得商讨，大部分疗效可能是由于合并的黄褐斑通过使用对苯二酚和全反式维 A 酸后得到改善而体现出来的，这一疗法的改进以及副作用的减轻还有待于进一步研究。

专栏 更新

过早再次治疗效果不好（2）

除了 QSRL，过早实施 QSAL 再次治疗是很危险的。笔者重新阅读了这方面的论文，果然发现出现色素减退的副作用较多。所以，使用 QSAL 进行疗程治疗时，两次治疗的间隔必须在 6 个月以上。

3. Q 开关 Nd:YAG 激光治疗

推荐度	强弱	效果	危险度
＋ 70	强	＋ 60	3

Q 开关 Nd:YAG 激光（QSYL）机是目前使用的三种 Q 开关激光机中最小、最轻的一种，其最大的特点是设备维护简单，治疗太田痣疗效确切，当然对治疗 ADM 也非常有效。在笔者的诊所里，1992 年日本进口的首台美国 ConBio 公司（现 HOYA-Continuum 公司）制造的 Q 开关 Nd:YAG 激光机 MedLite 长期以来都曾是治疗太田痣和 ADM 的首选。可以毫不夸张地说，使用 QSYL 可以完全治愈几乎所有的太田痣和 ADM。

大约从 1996 年起，所有的 ADM 和太田痣已经都改用 Q 开关红宝石激光治疗了。但是，除去治疗次数要比红宝石激光多以外，Q 开关 Nd:YAG 激光的治疗特性几乎是完美的，其使用价值至今来说也是很高的，各位拥有 Q 开关 Nd:YAG 激光机的朋友，请自信地使用它来治疗 ADM 吧！只要使用得当，就一定可以完全治愈 ADM。

使用 QSYL 治疗 ADM 的过程：首先还是要强调治疗前的明确诊断，特别是那些合并黄褐斑的病例，容易在激光治疗后出现炎症性色素沉着（PIH），所以应该在治疗 ADM 之前先治疗黄褐斑，等黄褐斑减轻之后再进行激光治疗。但是，即使发生了 PIH，也会在半年左右消退，最好在治疗之前把可能会出现 PIH 的情况充分告知患者。

在治疗 ADM 时，使用 1064nm 波长，即使是调频的具有第二波长 532nm 的机器，也应该使用 1064nm 波长。这是因为，尽管 ADM 在某种程度上可以说是偏淡褐色的，但它实际上还是位于真皮层的黑色素细胞增多症，所以应该使用穿透深度较大的 1064nm 波长的激光。

使用激光对 ADM 进行不留空隙的照射。应当选用治疗后“开始发白，之后轻微渗血”的激光能量。使用局部麻醉、表面麻醉，甚至无须麻醉。由于激光治疗时的疼痛可能造成面部晃动，从而影响到激光照射的准确性，所以建议在局麻下治疗。在眼睛周围治疗的时候，最好使用眼球接触保护器。治疗后 7 ～ 10 天内，形成的薄薄的痂皮会逐渐自然脱落，可以指导患者自行使用凡士林和敷料换药，重要的是需要对创面进行湿润的封闭治疗。7～10天痂皮脱落之后就可以化妆了。治疗后局部的皮肤特别敏感，应该避免外部的物理和化学性的刺激。卸妆的时候不要用力揉搓皮肤。此外，应该尽量减少使用化妆品的种类，以免引起激光治疗后的色素沉着。

ADM的色素在治疗后6个月内逐渐消退。有时候会在治疗后1个月内出现比较严重的炎症性色素沉着，这将会在第三个月的时候迅速消退，不必担心。ADM的色素一般在治疗后3个月开始逐渐消退，一般持续到治疗后6个月（有时也会持续到9～12个月），所以，ADM的治疗间隔无论如何也要在6个月以上。

综上所述，使用QSYL治疗ADM，需要间隔6个月以上，治疗3～5次，可以完全去除色素。

专栏

使用QSYL治疗ADM需要间隔6个月以上的理由

笔者在1992—1996年，使用QSYL治疗了数百例太田痣和ADM患者。那时候，总是希望尽早治好患者，所以治疗间隔通常是2个月左右，但令人烦恼的是，尽管治疗了很多次，有一些患者的效果总是比较差。笔者注意到，一些治疗间隔在3个月以上的患者效果却很好。其原因现在来说已经是常识了，就是治疗后黑色素细胞和黑色素的排出需要3个月以上的时间。从那时起，治疗间隔就延长到了3个月，治疗效果（包括治疗次数的减少）就有了大幅度的变化。

有这样一种现象，那些经过几次治疗后色泽变浅的太田痣，以及那些最初色泽就较浅的ADM，其治疗效果总是要比预期的差一些，不管怎么努力，即使治疗5次以上，也很难完全治愈。笔者不禁想到："莫非治疗间隔不够长？"再参照有几个因为工作关系治疗间隔长达1年的患者，这种猜测便得到证实了。他们反映："治疗后3个月左右一直没有什么反应，但是后来就迅速变淡了。"由此可以分析出，一次治疗后ADM可以减淡一半左右。

现在，笔者在使用QSYL治疗太田痣的时候一般是间隔3个月，在最后的治愈阶段间隔6个月以上，而使用QSYL治疗ADM的时候，从开始就间隔6个月以上（治疗太田痣的最后阶段最好间隔6个月以上的注意事项，在QSRL的治疗过程中也必须遵守）。理由是等前一次治疗后的黑色素排出体外之后再进行第二次治疗，容易发挥激光治疗的效果。这就好比水缸里养了 1000 条金鱼，使用“激光枪”进行“射击”，开始的时候很容易命中金鱼；当残余 100 条金鱼的时候，如果不把那 900 条金鱼的残骸清除干净，就难以命中；到了只剩下 1 条金鱼的时候，如果不把水澄清，就无法完成任务。

专栏

迄今为止使用 QSYL 治疗 ADM 的相关报道

2000 年泰国的 Polnikorn 等人[5)]报道使用 QSYL 治疗 66 例 ADM，经过 1 ～ 7 次治疗，20 人（30.3%）达到了 50% 以上的消退，PIH 的发生率为 72.7%，结论是 QSYL 可以有效治疗 ADM，但是治疗难度较大。这个研究开展于 1995—1999 年，早期的 QSYL 的激光光束模式不好（光束的中央功率较大，周围功率很低），虽然治疗间隔为 3 ～ 6 个月，但是严格说起来还是偏短。此外，根本没有提及对可能合并的黄褐斑的处理，这也可能是造成结果不理想的原因之一。

2001 年韩国的 Suh 等人[6)]报道使用 QSYL 治疗 10 例 ADM，取得了 40% 患者消退 75% 的成绩，平均治疗次数为 5.3 次。他们在治疗后还外用防晒霜和 4% 的对苯二酚霜剂，充分认识到了治疗后护理的重要性。但是他们的治疗间隔是 3 个月，如果能够延长到 6 个月，可能会有更好的效果。

4. 全反式维 A 酸和对苯二酚＋ Q 开关红宝石激光治疗（东京大学方法）

推荐度	强弱	效果	危险度
＋ 50	强	＋ 90	4

2003 年，东京大学整形外科的吉村小组报道了一种新的治疗方法：对于 ADM，使用全反式维 A 酸和对苯二酚进行前处置，然后使用 Q 开关红宝石激光进行治疗，如此反复治疗 2 ～ 3 次[7)]。间隔 8 周治疗 2 ～ 3 个疗程，取得了 78.9% 优秀、21.1% 良好的结果。治疗成绩非常了不起，治疗方法也非常好。

此方法在他们的文献和著作中有详细的描述，其要点如下：首先在病变部位使用 0.1% 的全反式维 A 酸水性凝胶涂抹，对全面部使用对苯二酚软膏一天 2 次，一共使用 2 ～ 4 周，此后再单独使用对苯二酚 4 周时间，最后用 QSRL 照射。这种治疗重复 2 ～ 3 个疗程。他们的这种方法主要通过外用全反式维 A 酸和对苯二酚使表皮黑色素排泄出去，此后再使用 QSRL 照射，进一步破坏真皮层的黑色素细胞，这样治疗后很少出现 PIH。

这个方法的缺点是：全反式维 A 酸和对苯二酚的使用非常复杂，对患者说明比较困难，治疗期间需要多次复诊，还要根据患者的不同情况调整用药浓度，且一定要针对每一个病例分别用药。此外，这种疗法中所使用的全反式维 A 酸比一般使用的浓，也就是说作用要强（他们的说法是“aggressive”），所以必然导致皮肤粗糙的现象，如果不出现这种现象就没有效果，而反应过大又会影响日常生活，且反应的程度个体差异很大，很难制订出适合每个患者的最佳浓度。

不管怎样，在使用 QSRL 治疗 ADM 前，先将表皮的色素沉着减少（相当于笔者疗法中的先使黄褐斑变淡）这一方法，表明了前处置的重要性。他们还首次提出了 ADM 可以被全部治愈的观点。但是，要说他们的疗法是至今为止的最佳方法还为时过早。此外，他们认为 ADM 和太田痣比较起来褐色更明显的原因是 ADM 患者的表皮色素较多，而使用全反式维 A 酸和对苯二酚进行前处置减少了表皮色素后，“即使肉眼看上去褐色调没有减少”，但 QSRL 的治疗效果也很好，两种描述前后矛盾。如果表皮色素是 ADM 呈现褐色的原因，前处置使得表皮色素减少后，褐色的程度一定会减轻。从这一点考虑，笔者认为他们治疗的良好效果中可能有一些是“筛选后的效果”。

专栏

激光前处置的意义和“筛选后的效果”

多年前，在美国一度流行使用超脉冲 CO_2 激光实施面部换肤（skin resurfacing）治疗。当这一方法流入日本的时候，医生被告知必须在激光治疗前几周进行前处置（使用对苯二酚、防晒霜等）。笔者记得那时这种前处置是作为治疗的必需步骤进行的，据说这样处理之后，激光治疗后的并发症就会减少。尽管当时认为是很重要的步骤，但是不知不觉间被渐渐忽视了，此后也很少听到前处置之后可以取得更好的疗效的说法。前面曾提到，东京大学整形外科的吉村小组主张在使用 QSRL 治疗 ADM 前使用全反式维 A 酸和对苯二酚[7)]。笔者认为，激光的治疗原理是破坏靶组织，术前的一些处理对于激光治疗的作用影响不大，所以不需要专门的前处置。

值得一提的是，对于合并黄褐斑的患者，激光治疗之后黄褐斑会加重，所以应该在激光治疗前先治疗黄褐斑。对于有皮肤炎症的患者，也应该先治疗皮肤炎症，但这并不能算是激光治疗的前处置。

那么，那种超脉冲 CO_2 激光治疗的前处置究竟是为了什么呢？美国的数据显示，进行前处置的患者组比不处置组术后并发症显著减少。笔者认为，这组数据可能是一种“筛选后的效果”。首先，进行前处置的患者组内的患者都是依从性比较好的“忠实组”，相对于不太听从医生指示的“随便组”来说，“忠实组”的治疗效果肯定会好一些。“随便组”的患者一般都不会执行前处置的各项步骤，所以在筛选的时候会排除这些患者，在治疗患者的统计中，“忠实组”的比例增高，导致了总的治疗成绩偏好。所以且不论前处置是否有效，这个“筛选后的效果”里由于排除了“随便组”，结果一定会偏好。这也就意味着，前处置的步骤越复杂、困难，“筛选后的效果”越好。笔者认为，吉村小组报道的优异治疗效果，很可能就是由于前处置相当复杂而导致的“筛选后的效果”。

5. 弱 Q 开关激光治疗

推荐度	强弱	效果	危险度
＋20	弱	＋20	2

近年来，对于太田痣和 ADM，尝试使用一些输出功率比常规的 Q 开关激光低很多的能量进行治疗，非常引人注目。其中有一些比较重要的问题，讨论如下：

太田痣和 ADM 是真皮层的黑色素细胞增多，使用常规能量（4 ～ 8J/cm^2）的 Q 开关激光（QSRL、QSAL、QSYL）治疗，一定会取得良好的疗效。虽然这是一种比较安全的方法，一般不会产生永久性的副作用和后遗症，但是也存在一些不足：①治疗时比较疼痛，可能需要麻醉；②治疗后的创面愈合需要 7 天左右的敷料敷贴，也就是说需要恢复期（影响日常生活）；③治疗后可能会有一过性的色素沉着。

所以最近出现了一种变化，就是使用不破皮的弱激光能量进行治疗，其特点是：①使用较弱的能量治疗，激光照射时无痛，无须麻醉；②使用弱能量照射，不会破皮，可以马上化妆，不影响日常生活，也就是说无须停工；③弱能量照射后，表皮的损伤非常轻，不容易出现治疗后的色素沉着。所以，这是一种让患者不会有很多心理负担的治疗方法。

这种方法存在的问题就是治疗效果上不好，如果能够取得和常规治疗相同或者哪怕稍差一点的效果，就没有问题，因为从减轻患者心理负担的角度考虑，这是一种非常好的治疗手段，但是，实际上这种方法的治疗效果要比常规方法差很多。一般来说，与以促进组织活性为目的的弱激光疗法［大城医生称之为“low level laser therapy”（LLLT）］不同，强激光疗法（high level laser therapy，HLLT）的治疗目的是完全破坏并去除器质性的病变，临床设定的有效治疗参数范围并不是指正常组织无损害的范围，而是指正常组织产生可逆损害的范围。不管怎样，为了能够不可逆地破坏真皮黑色素细胞这个靶器官，就必须要使用相当能量的激光。

由于 Q 开关激光的峰值功率非常高，能够穿透到组织的深部，所以即使输出功率减少一半，也可以到达原深度的 1/4 ～ 1/3。一般来说，ADM 和太田痣的真皮黑色素细胞中，总会有一些是位置比较浅的，使用弱激光足以破坏它们，但是如果希望完全消除它们，就需要数倍于正常功率的治疗次数。此外，这种弱激光治疗很难彻底去除真皮深层的黑色素细胞。

综上所述，ADM 患者使用这种弱激光治疗，可能有部分患者会有效（变淡），但是要完全治愈需要增加很多次数，而且个体差异很大，无法预测是否能够完全治愈。笔者通常还是选用常规的Q开关激光治疗，尽管可能会需要休息几天而影响工作，但是一定可以在几次治疗内将患者治愈。

不过在各种“色斑”中，原来只能通过 Q 开关激光的“剥脱性”（abrasive）疗法来治疗的 ADM，现在却被发现可能可以使用“非剥脱性”（nonabrasive）激光来治疗，从这一点来看还是很有意义的。

6. 口服氨甲环酸

推荐度	强弱	效果	危险度
＋80	弱	＋10	0

大家都知道黄褐斑患者口服氨甲环酸可以取得很好的治疗效果。笔者采用的方法是口服氨甲环酸，同时配合以“反复强调不要摩擦皮肤”的对患者的教育，对黄褐斑可以取得非常好的治疗效果。如前所述，ADM 的最佳治疗方法是 Q 开关红宝石激光（QSRL）。但是如果使用 QSRL 照射黄褐斑，经常会导致严重的激光照射后色素沉着，需要几个月的时间才能够消退。可是 ADM 患者又常常合并黄褐斑，所以在使用 QSRL 治疗 ADM 的时候常常会出现色素沉着的副作用，导致医护人员的紧张。如果在治疗 ADM 之前先通过保守疗法（口服氨甲环酸）治疗黄褐斑，使黄褐斑的症状减轻，可以对进一步的治疗起到积极的作用。

这种方法的主要优点是，由于首先治疗了合并症黄褐斑，使得 QSRL 治疗 ADM 的副作用更少，能更顺利地取得成功。实际上，这一方法还有其他好处，其中之一是可以减少误诊。虽然经过一段时间的实践，根据 ADM 的色斑分布特点不难作出诊断，但是由于有相当一部分患者是合并黄褐斑和老年斑的，面部存在多种色斑，对这些色斑一一作出正确诊断是相当困难的。如果事先对黄褐斑进行保守治疗（口服氨甲环酸），减轻黄褐斑的症状，就减轻了黄褐斑对 ADM 和 SK 症状的掩饰作用，以显露出它们本来的面目。先使用相对低风险的口服药物做事前准备，就可以更有信心地使用相对高风险的激光治疗。此外，万一一开始将黄褐斑误诊为 ADM，那么仅仅使用口服药物就可以相对安全地结束治疗了；如果真正的病情是老年斑或者是雀斑的话，也可以安心地选择 Q 开关激光或以外的治疗方法，完全不会造成问题，而且治疗的选择范围也增大了，总之是有好处的。对于初次治疗 ADM 的医生来说，这种方法特别值得推荐。对于那些没有 Q 开关激光设备的医疗机构，这种药物治疗也可以让患者高兴地感到“色斑有所好转了”，后续的处理也很简单，医生可以对患者说“剩下的部分色斑在我们这里无法去除了，请你到某某医院去做进一步治疗吧！”，把患者介绍到有 QSRL 的机构去。

总之，口服氨甲环酸虽然不是彻底治疗 ADM 的方法，但作为前期的试验性治疗非常有价值。

专栏

笔者碰到的不可思议的体验

笔者至今已经治疗了 500 例以上的 ADM 患者，所有患者都经过一次以上的 Q 开关激光治疗。目前，ADM 治疗的金标准是 Q 开关红宝石激光（QSRL），只要有了这种机器，几乎可以治愈全部的 ADM 病例。笔者始终认为如果没有 Q 开关激光是无法彻底治愈 ADM 的。但是，医学的奥秘是深不可测的，笔者曾经碰到过 2 例诊断明确的 ADM 病例，仅仅通过前期的保守治疗（口服氨甲环酸）就完全治愈了。

这 2 例患者都有典型的 ADM 颧骨部位的斑点状灰青色的病变，至今笔者都认为对其诊断是明确无误的。由于她们都合并了淡淡的黄褐斑，故首先使用保守治疗（口服氨甲环酸），半年左右黄褐斑逐渐地变浅了。“差不多该使用激光治疗了”，当我这样劝患者时，她总是以工作场合不方便在面部贴胶布为理由，一直没有接受激光治疗。这种等待激光治疗的状态持续 4 年后，出人意料地开始出现病变部位颜色急速变淡，再经过半年到一年的时间后，所有的色斑都消失了。

这 2 例患者都是典型的 30 岁左右的女性 ADM 患者，笔者也考虑了会不会是黄褐斑或者是累及真皮的炎症性色素沉着，但是不管怎么看都不像。

也许真的是笔者的误诊，或者是 ADM 保守治疗（口服氨甲环酸）5 年以上的结果。由于使用 Q 开关激光可以在 1 年以内完全治愈 ADM，所以没有特意地去试验长期服用药物的治疗方法，此后也就没有更多的这样的经验了。对于这样的病例，笔者真的是感到不可思议！医学这门科学，事实上还有很多我们的思维没有达到的地方。

专栏 更新

笔者碰到的不可思议的体验后续

记载上面的专栏之后 8 年，笔者治疗的 ADM 患者已经超过 5000 人，在这些患者中，只使用保守疗法就治愈了的 ADM 患者，仅有上述 2 例，并没有再发现。

在这 8 年中，在治疗方法上并没有大的改变。唯一的变化，就是明确诊断为 ADM 的患者，即使混有一点黄褐斑，不使用保守疗法而直接使用 QSRL 治疗的情况变得多了一些；那些黄褐斑保守治疗的患者在治疗过程中，ADM 的诊断变得明确之后，就使用 QSRL 治疗的患者也在增加。

此外，笔者的诊断能力近年来也有所进步，所以笔者怀疑上述 2 位不可思议的患者，很有可能是当时的误诊。

7. 冷冻治疗

推荐度	强弱	效果	危险度
＋5	强	＋35	4

年轻的读者可能不太知道，在 Q 开关激光出现之前的很长一段时间内，太田痣和不消退的蒙古斑等真皮性的黑色素细胞增多症的标准治疗是冷冻治疗。虽然对于治疗机制有很多的说法，但是真正的机制尚不清楚。

一种说法是真皮内的黑色素细胞和表皮之间形成薄薄的瘢痕后，其深部的黑色素就不容易看到了，但这种说法也只是推测而已。另一种说法是真皮内的黑色素细胞通过快速的冷冻后冻结，此后又在短时间内将温度回升到体温，导致细胞膜破裂，细胞被破坏。冷冻对于真皮胶原的影响较小，瘢痕的产生也很少。似乎后一种说法更接近事实一些。富士森医生认为，相对于烧伤引起的皮肤损害，冻伤的特点是不容易产生瘢痕[8)]。

真皮黑色素细胞增多症的冷冻治疗和寻常疣等赘生物的冷冻治疗是不一样的，它需要对皮肤深部进行高效的冷冻。所以，不是使用棉签蘸取液氮，而是使用固体的干冰，使用一定的压力“压迫”皮肤进行治疗。即使是颜色很深的太田痣，经过几次反复的压迫性治疗，也可以取得不错的疗效。反过来说，眼睑等一些深部没有骨骼支撑的部位，由于按压困难，所以效果就不太好。对于这种情况，平山医生采用病变部位切开、剥离的方法，在皮肤内侧使用干冰压迫治疗，取得了较好的效果[9)]。但是这种方法的缺点是每次治疗都要切开皮肤。

总之，对于真皮黑色素细胞增多症用干冰冷冻方法，可以取得较好的效果，但是对操作技术要求较高，不是人人都能掌握的。此外，眼睑等部位效果较差是这一疗法的不足之处。

对于 ADM 来说，如果是有经验的医生，使用干冰按压冷冻法治疗，就可以取得良好的治疗效果。但是如果经验不足，就可能导致效果不佳，治疗后可能出现一过性的色素沉着，反复治疗还可能会导致瘢痕产生、色素缺失等。可以说 Q 开关激光的治疗效果要更好些，但不足之处是有些孤岛或偏远地区的患者到有 Q 开关激光设备的医疗机构就医不方便，所以激光治疗就只能作为第二选择了，不管怎么说，冷冻疗法也能取得一定的效果。

评论 新增

冷冻治疗的意义几乎是零

对于冷冻治疗，本书的第 1 版中作了如上的陈述。然而 ADM 治疗的主要目的是美容，并不像各类难治性皮肤病一样是为了减轻症状。由于患者的治疗目的是美容，就要求达到完美的效果，所以不能认为只要能减轻症状，即使有一点副作用也没关系。那些没有 Q 开关红宝石激光设备的医疗机构，应该把患者介绍到有这一设备的机构去治疗，如果贸然使用冷冻疗法去治疗 ADM，现在看来其意义几乎是零。

8. 长脉宽激光治疗

推荐度	强弱	效果	危险度
0	强	＋2	3

很少有那些用于色素性疾病和脱毛治疗的激光——比如毫秒级的红宝石激光、翠绿宝石激光、半导体激光、Nd:YAG 激光等治疗 ADM 的报道。这种长脉宽的激光，

由于使用相同的输出能量时其峰值功率较低，治疗组织的深度就会降低，可以想象，到达真皮黑色素细胞的能量就会减少。反过来说，为了达到破坏真皮黑色素细胞的目的，就要使用很大的激光能量，难免会损伤表皮。所以，如果使用长脉宽的激光治疗ADM，较弱的能量只能起到所谓的“非剥脱性”（nonabrasive）的效果。这样是否能达到治疗 ADM 的效果呢？笔者的回答是“No”。但是也还不能得出绝对不可能的结论，这有待于今后对该治疗方法的进一步研究。

专栏

长脉宽激光对真皮黑色素细胞增多症是否有效

笔者在 Q 开关激光出现之前曾经使用长脉宽的红宝石激光治疗了一些太田痣患者，当时的治疗参数是光斑大小 1cm、脉宽 0.3ms、能量密度 30J/cm^2，记得只有 1 例有明显的色泽减轻，虽然有一些效果，但是无论是对于笔者还是对于患者来说，都不能说是非常满意的治疗。此后，出现了 Q 开关激光，取得的效果是长脉宽激光无法比拟的，所以笔者后来再也没有考虑过使用长脉宽激光治疗 ADM。广大读者也一样，在治疗包括 ADM 在内的真皮黑色素细胞增多症的时候，不要抱着试用长脉宽激光或光子机治疗的念头，如果有这样思考的空闲时间，还不如赶紧去添置一台 Q 开关激光机！如此就可以立即切实感受到笔者观点的正确性了，否则就好比在装备有导弹的最新喷气式战斗机的时代，思考选择使用怎样的木头枪作战一样。

9. 光子和射频治疗

推荐度	强弱	效果	危险度
0	弱	＋2	1

近年来，有关各种光子和射频类的皮肤年轻化治疗报道较多，但是对于 ADM 的临床疗效尚不清楚。射频的主要机制是高频电流对组织产生热作用，对于 ADM 这样真皮内的黑色素细胞增多性疾病是完全没有选择性治疗作用的。光子类的治疗具有比较广谱的波长范围，其中一部分可能会被黑色素细胞吸收，但是光子机发射的光脉宽一般是毫秒级，所以其峰值功率非常低，对于存在于真皮这么深的部位的黑色素细胞来说，高能量的光难以到达，因而对于 ADM 的治疗效果近乎于零。今后如果能够研制出像 Q 开关激光那样脉宽极短而峰值功率极高的光子机，也许就可以对 ADM 产生效果了。

10. 化学剥脱和离子导入治疗

推荐度	强弱	效果	危险度
0	弱	＋2	1

化学剥脱和离子导入对于 ADM 几乎没有治疗效果。这种仅仅针对皮肤表层的表皮产生作用的治疗，无法减少导致 ADM 的真皮内黑色素细胞的数目和活动性。船坂医生也认为化学剥脱对 ADM 没有疗效[10)]。不过由于化学剥脱对于与 ADM 经常合并发生的黄褐斑、SK、雀斑等有治疗效果，所以如果将它作为协同治疗的手段是无可非议的。

11. 全反式维 A 酸和对苯二酚联合治疗（东京大学方法）

推荐度	强弱	效果	危险度
0	弱	＋3	3

1999 年，吉村等发表了论文[11)]，介绍了使用全反式维 A 酸和对苯二酚联合治疗各种色素沉着的方法。这种颠覆常识的用药方法取得了很好的治疗效果。但是，根据此后同一小组的报道[7, 12)]，仅仅使用这种疗法对于 ADM 的效果较差，最后仍然需要使用 Q 开关红宝石激光治疗。

12. 对苯二酚外用

推荐度	强弱	效果	危险度
0	弱	＋3	2

对苯二酚外用法对于 ADM 没有什么治疗效果。不过，它对于 ADM 常见的合并症黄褐斑有一定的效果，可以作为协同治疗的方法。

二、SK

（一）SK 的概述

1. SK 简介

同义词

- 老年性色素斑
- 脂溢性角化病（seborrheic keratosis）
- 日光性黑子、日光性斑痣（solar lentigines）

近义词

- 光线性花瓣状皮炎（海水浴后色素斑）

鉴别诊断

- 黄褐斑（melasma）
- ADM
- 炎症性色素沉着（PIH）
- 恶性雀斑样痣（lentigo maligna）
- 基底细胞上皮瘤（basal cell epithelioma）
- 日光性角化病（solar keratosis）
- 鲍温病（Bowen disease）

SK 是最常见的面部色斑，形状和大小不一，有缓慢扩大的倾向，颜色也有逐渐加深的趋势；有时即使遇到小小的刺激也会产生炎症，但很快消退，厚度会有所增加而隆起；也有一直平坦的病灶。SK 可以出现在面部各处，侧面比正面稍多一些（图 2.2.1，图 2.2.2），一旦发生，很难自然消退，可能会因炎症或外伤导致病变脱落而好转。

（1）表皮原发性肿瘤

脂溢性角化病是一种原发性的表皮良性肿瘤，实际上称其为“肿瘤”是有点过分

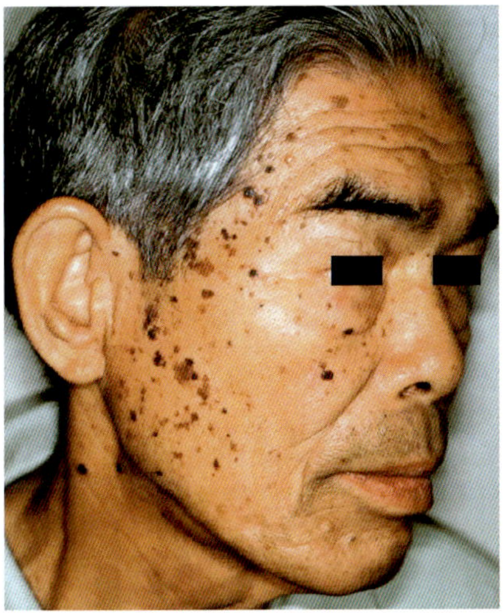

图 2.2.1　多发性隆起的 SK
多发于侧面部

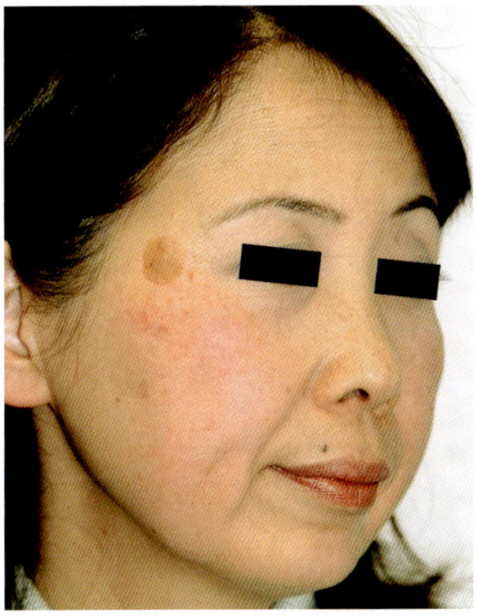

图 2.2.2　太阳穴部位的单发性 SK
太阳穴部位是 SK 最好发的部位

的，而应该叫“肿瘤性改变”。由于出现了和正常皮肤不同的异常细胞，所以该部位出现了茶色的变化。为什么又称其为老年性色素斑或日光性斑痣呢？其实这是脂溢性角化病的初期表现。临床上经常可以观察到，老年性色素斑会向脂溢性角化病转变，后述的病理组织学改变也支持这种说法。所以在本书中，笔者认为最好把这一类疾病统称为脂溢性角化病（SK）。不管是 SK 的初期（较薄的病变），还是晚期（增厚的病变），其诊断和治疗都没有什么变化。当然，由于病变的大小、厚度、颜色、部位的不同，治疗上有些许技术上的区别，但笔者认为总的治疗方针和预后等没有什么大的不同。这一点在后面的章节中会详细叙述，请阅读关于治疗的那部分内容。SK 的治疗原则是“完全去除”，当然，即使是部分去除，在临床上也一定会有改善，但是预后是完全不同的。像皮脂腺囊肿这样的皮肤良性肿瘤，一旦彻底去除，就不会再复发了，如果部分去除的话，就一定会在短时间内复发。对 SK 来说，如果完全去除的话，就不会复发；如果部分去除后即停止治疗，很快就会复发——这一点请务必记住。

（2）老年性色素斑和脂溢性角化病

不管老年性色素斑和脂溢性角化病是同一种疾病，还是两种不同的疾病，笔者是把它们当作同一种病来看待的。在整形外科界，往往认为单发的、平坦的病灶是老年性色素斑，而突出皮肤的就是脂溢性角化病。在笔者所见的皮肤科教科书中，在色素性疾病章节内有老年性色素斑，在皮肤肿瘤章节内有脂溢性角化病，很少有图书描述这两者之间的关联性。笔者认为，脂溢性角化病的初期就是老年性色素斑，两者其实是同一种疾病，所以在本书中将两者合二为一，称作“SK”。

专栏

SK 和日晒

SK 的本质是由于各种损害造成的表皮的肿瘤性变化。在这些损害中，最主要的也是最重要的因素就是紫外线，甚至可以说“SK 是长期紫外线照射后产生的”。外伤或者是烧伤之后也可能出现 SK，但是占的比例较小。

然而民间盛传的说法是“夏天晒多了秋天就会长斑”，实际上即使秋天发现的色斑是 SK，那也不是夏天的时候新长出来的，因为 SK 是需要几年时间慢慢生长的。造成这种说法，是因为日晒可以加深所有色斑。事实上春天的时候面部就有很多没有注意到的淡淡的 SK 存在，夏天日晒之后突然加深了，变得明显了。读者也许会觉得：“反正 SK 是一定要治疗的，为什么还要解释这么多呢？”但是在治疗上，这确实是非常重要的。

笔者在本书中反复提到，色斑的治疗需要掌握其诊断和鉴别诊断以及各类疾病的最佳治疗方法。SK 是原发性的表皮良性肿瘤性病变，可以使用激光完全去除。上述秋天的时候“颜色加深”的病例，如果诊断明确是 SK，最佳的治疗方案就是使用激光将其完全去除。然而，这种情况还有其他的治疗选择，比如可以使用保守治疗（什么都不做只是观察），等待日晒反应消退，可能皮肤不久就会回到日晒之前（春天）的状态，也就是不太会被注意到的淡淡的 SK 状态。此时色斑并没有被完全治疗，但还是变得不明显了。虽然这种不明显的淡淡的 SK 在不久以后就会变得明显而需要治疗，但“不管怎样还是变得不明显了”。在治疗上，要牢记这种治疗的必要性，选择合适的治疗方法，对治疗非常有利。总之，这类“夏季日晒导致”的 SK，如果等到日晒作用退去之后，不管怎么处理（甚至什么都不处理），色斑都会变淡的。

笔者认为，那类“用于恢复夏季皮肤损伤的化妆品”的作用机制其实就是利用了这一点。就拿一个随着年龄增长而逐渐出现 SK 的女性来说，由于夏季每天少量的日晒，使得 SK 慢慢明显起来，突然变得看得出来了。于是她到商店的化妆品柜台购买了很多“用于治疗中老年皮肤损伤的高级化妆品”，每天都使用这种化妆品。当然，由于她知道日晒会导致色斑，所以会尽量避免日晒。这样 2～3 个月之后日晒斑就会慢慢退去，该女性自然就会感叹：“啊，色斑真的变淡了呀，还好使用了高级化妆品！”最后自然是厂家和消费者“皆大欢喜”。

2. SK 的诊断

没有什么诱因在全身各处（特别是暴露部位）发生的后天性褐色斑，从米粒大到直径数厘米的都有，大小不一。单发的和多发的都有，会缓慢增大，有时候会有炎症出现，基本上没有自觉症状。有时候会增厚，达到所谓的脂溢性角化病的程度。由于长期的紫外线暴露等原因，多发于颜面和四肢。烧伤或痤疮以后也可以出现。侧面部比中面部多发。症状一般没有什么明显的变化，在日晒后会有所加深。

3. SK 和雀斑的鉴别诊断

多发性的 SK 需要与雀斑进行鉴别诊断。日本以外的文献没有对这一问题进行严密的阐述。尽管两种疾病的治疗方法确实比较接近，但是笔者认为两种疾病的本质是不同的。此外，治疗后的长期预后也是不同的，所以最好将两者区别对待。

从色斑的大小上来看，雀斑的大小比较一致，没有炎症和增厚的现象（图 2.2.3a）；SK 的皮疹大小不一，形状也不一样，有时候会有炎症和色斑增厚的现象（图 2.2.3b）。从分布上来看，雀斑一定是以鼻根部为中心，以中央为主，左右对称分布（图 2.2.4a）；SK 的色斑分布是没有规律的，总的看起来是侧面部多于中面部（图 2.2.4b）。

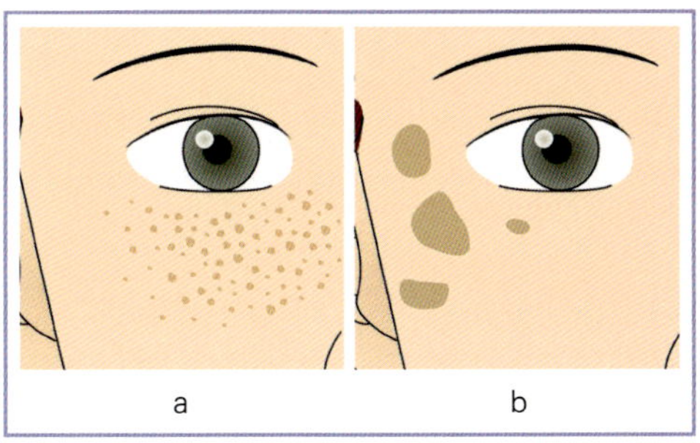

图 2.2.3　雀斑（a）和 SK（b）鉴别诊断一

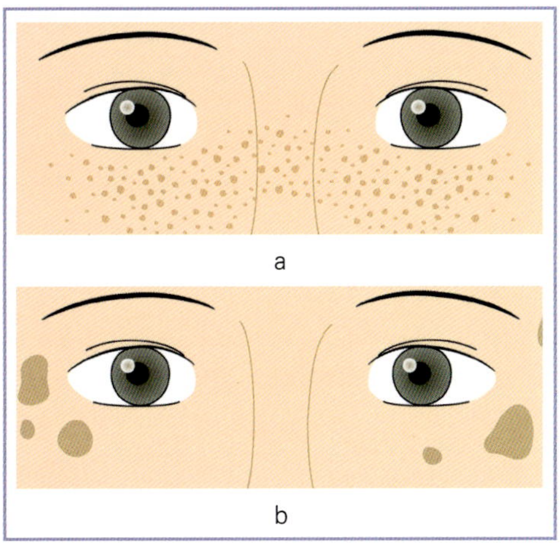

图 2.2.4　雀斑（a）和 SK（b）鉴别诊断二

4. SK和ADM的鉴别诊断

SK和ADM的鉴别诊断比较容易，但有时小斑状的ADM的好发部位（颧骨部、太阳穴、上睑外侧、鼻翼）和SK相似，需要鉴别。此时的鉴别要点是：① ADM小斑的直径一般是4mm左右，大小一致，而SK的色斑大小不一；② ADM的色调是不太明显的灰色，而SK是鲜艳的黄褐色。可综合上述各点判断、鉴别。

5. SK的组织学表现

初期的老年性色素斑（图2.2.5）仅仅表现为单纯性的表皮肥厚，以及基底层和上层的黑色素颗粒增多，此后基底细胞增殖，出现轻度的角化过度。这种基底细胞增殖从基底层开始向上呈芽状和条索状生长，可能分化变成各种棘细胞，此后的脂溢性角化病就会出现各种各样的组织学变化。

脂溢性角化病的组织学表现分为肥厚型（acanthotic type）、过角化型（hyperkeratotic type）、网状型（reticulated type）即腺样型（ adenoid type）、被刺激型（irritated type）等类型。其组织学表现各异，甚至都不像是同一种疾病。其本质是基底细胞、棘细胞的增生，细胞并没有出现变异。这就是本病的本质，是表皮性的良性肿瘤性病变[1)]。

肥厚型脂溢性角化病（图2.2.6）最多见。在该类型病变中，基底细胞样的好盐基细胞明显增加，病灶突起于皮肤表面，不会向真皮深层浸润，黑色素颗粒较多，局部形成角质性囊肿。过角化型脂溢性角化病（图2.2.7）在组织学上表现为过度角化的乳头，有棘细胞样的细胞增生，虽然没有显示侵入真皮深层的现象，但是坚硬的病变组织向深部压迫，其深部的真皮可能会被压迫，表皮和真皮的交界线可能会出现一定程度的下移。网状型脂溢性角化病（图2.2.8）的组织学表现为黑色素增多的基底细胞样细胞两排并列，呈现特征性的“细绳状”或“网眼状”。被刺激型脂溢性角化病与其他类型不同，表现为向真皮内浸润性增殖和棘溶解的特征（图2.2.9），在这一点上它类似于扁平上皮癌，可以从细胞排列和细胞的恶变（细胞巢不完整、异型核分裂、细胞角化等）方面进行鉴别诊断。

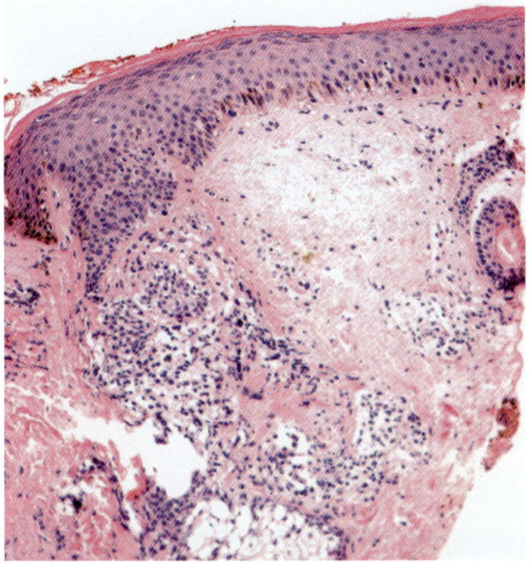

图 2.2.5　早期的 SK（HE 染色）
早期的病变（图的右侧）显示了老年斑的典型变化（表皮肥厚、基底层上方黑色素增多、轻度角化等），然而其中一部分（图的左侧）已经进入进展期（基底细胞呈条索状增生和过度角化，并有深部的细胞浸润），逐渐地表现出脂溢性角化病的特征

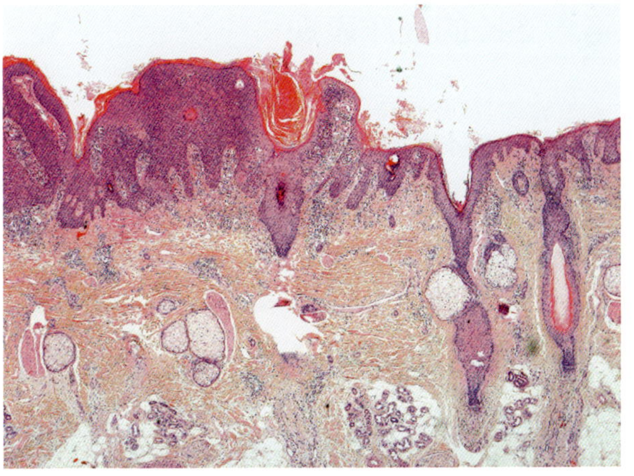

图 2.2.6　肥厚型脂溢性角化病（HE 染色）
表现为基底细胞样细胞增殖。和正常皮肤（右侧）比较，其表面有隆起，没有向真皮深层浸润的倾向，表现为“整齐的底部”

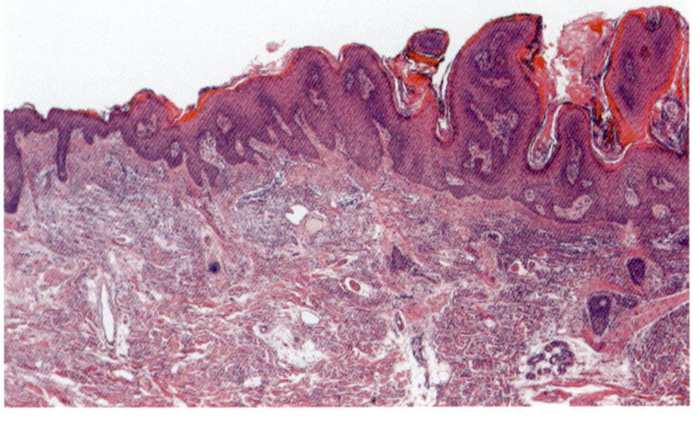

图 2.2.7　过角化型脂溢性角化病（HE 染色）
表现为棘细胞样细胞增殖。和正常皮肤（左侧）相比，过度角化的乳头肿胀明显，没有向真皮深层浸润的倾向，虽然也有“整齐的底部”，但在病变增厚的部分（右侧）可见有向真皮内挤压而致的一定程度的下移

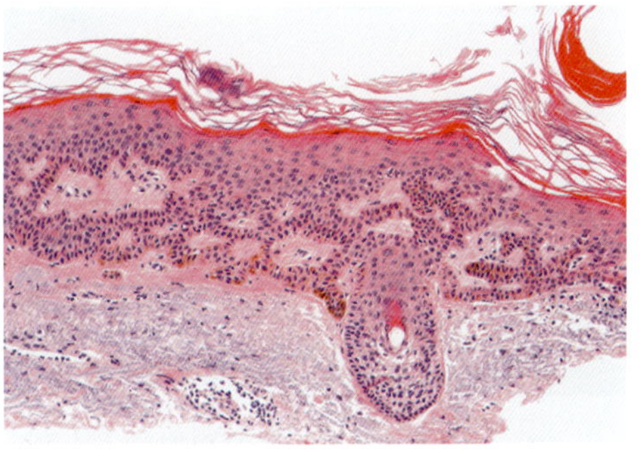

图 2.2.8　网状型脂溢性角化病（HE 染色）
表皮下可见很多含有黑色素的基底细胞样细胞并列排列，呈现网状结构

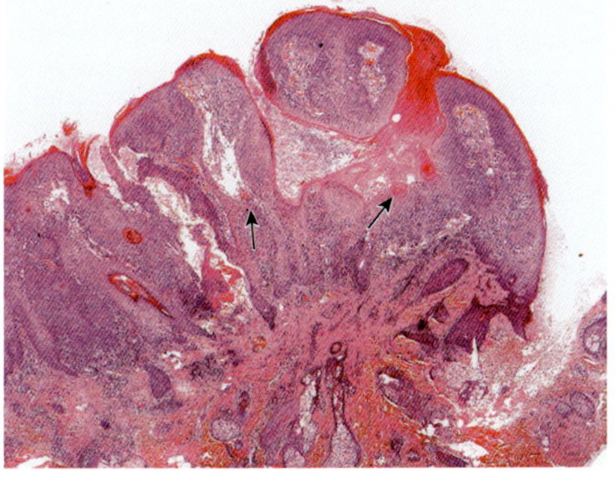

图 2.2.9　被刺激型脂溢性角化病（HE 染色）
角化倾向严重，有棘溶解和浸润真皮的倾向，单个细胞没有异型性表现，可见有涡形成（squamous eddy，图中箭头所指）

6. SK 的临床表现

面部等暴露部位出现的色斑，色调比较均一，色斑和周围正常组织之间的界限清楚，颜色深浅不一，病变厚度也变化较大，从不高出皮面到高出皮面数毫米不等，也有的病灶只是部分高出皮面（图 2.2.10 ～图 2.2.15）。有时轻度刺激就会引起炎症而出现红肿。病变的大小变化缓慢，大多经过几年的时间缓慢增大，也有 10 年以上都没有变化的情况。

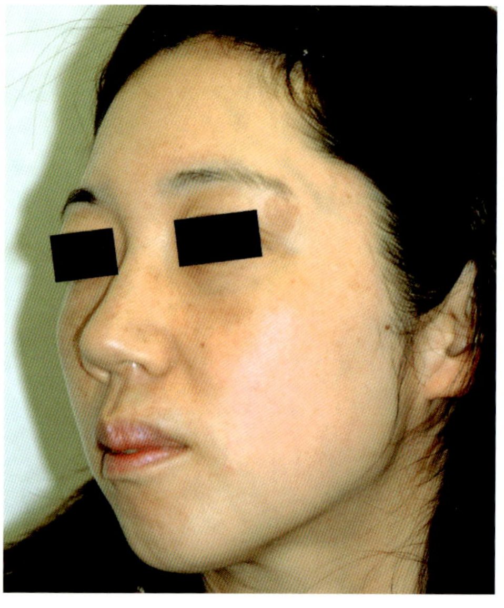

图 2.2.10　上睑部位的单发性 SK
有时候可以累及眉毛

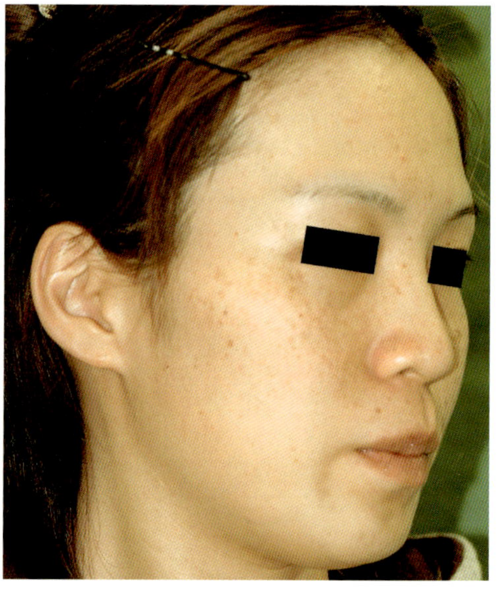

图 2.2.11　面颊部的多发性 SK
本例患者的色斑需要和雀斑以及 ADM 鉴别。由于鼻子部位没有病变，大多数病变位于颊部外侧，所以排除雀斑。此外，因为色斑的色调是比较明快的褐色，并且分布于整个颊部，所以否定了 ADM

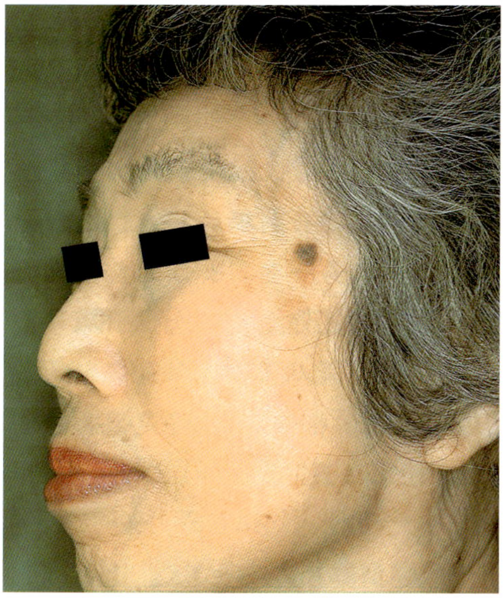

图 2.2.12　太阳穴部位的 SK
像本例患者一样，平坦的老年斑中一部分变成隆起的脂溢性角化病的情况非常多。这并不是老年斑合并脂溢性角化病，把它当作 SK 单一疾病来考虑可能会更合适一些，这也是本书的观点所在

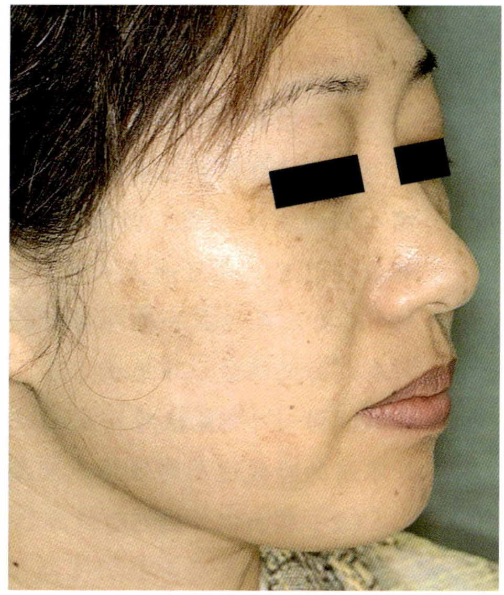

图 2.2.13　颊部的多发性 SK
本例患者的色斑除了一些指甲大小的平坦色斑以外，还散在粟粒样深色隆起病变，这些都是 SK

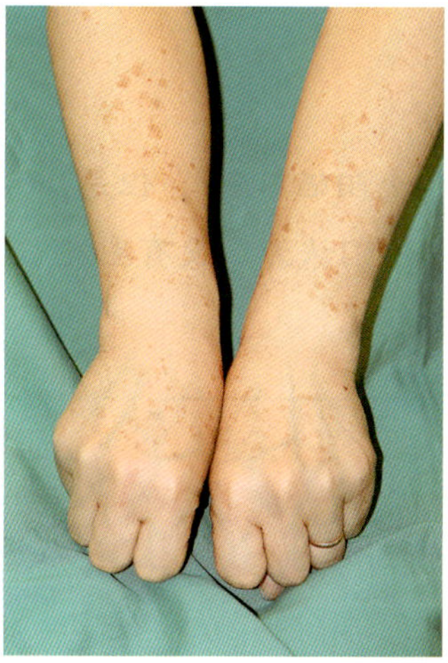

图 2.2.14　上肢的多发性 SK
其中有一部分是稍稍隆起的病变

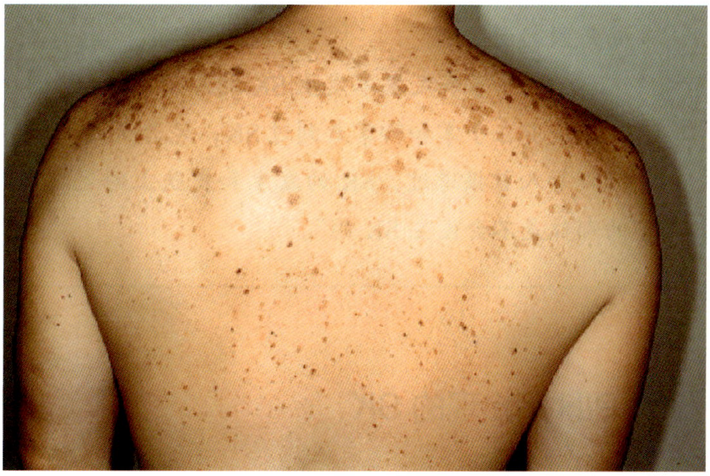

图 2.2.15　背部上方的多发性病变
也有人称其为“光线性花瓣状皮炎”

（二）SK 的治疗

各种治疗方法的比较

	治疗方法	推荐度	强弱	效果	危险度
1	Q 开关红宝石激光治疗	＋95	强	＋95	3
2	CO_2 激光治疗	＋95	强	＋95	3
3	CO_2 激光联合 Q 开关红宝石激光治疗	＋95	强	＋95	3
4	铒（Er:YAG）激光治疗	＋95	强	＋95	3
5	Q 开关翠绿宝石激光治疗	＋70	强	＋70	3
6	倍频 Q 开关 Nd:YAG 激光（532 nm）治疗	＋75	强	＋70	3
7	Q 开关 Nd:YAG 激光（1064 nm）治疗	0	强	＋5	3
8	大功率长脉宽激光治疗	0	强	＋60	5
9	小功率长脉宽激光治疗	＋40	弱	＋20	2
10	强脉冲光（光子）治疗	＋50	弱	＋20	2
11	削除法切除	＋30	强	＋95	4
12	冷冻治疗	＋20	强	＋20	4
13	电刀烧灼	＋30	强	＋60	5
14	手术切除	＋5	强	＋95	4
15	口服氨甲环酸	＋5	弱	＋5	0
16	全反式维 A 酸或对苯二酚外用	＋3	弱	＋5	3
17	全反式维 A 酸和对苯二酚联合治疗（东京大学方法）	＋50	弱	＋70	3
18	化学剥脱治疗	＋20	弱	＋10	1

1. Q开关红宝石激光治疗

推荐度	强弱	效果	危险度
＋95	强	＋95	3

笔者对那些不高出皮肤表面的老年性色素斑（SK）的治疗金标准是Q开关红宝石激光（QSRL），只要按照操作要求，就可以简单地进行治疗。事实上，SK只要一次就可以完全去除。后面会提到，虽然治疗后偶尔会发生色素沉着和其他并发症，但QSRL是一种治疗迅速、完全没有后遗症的安全方法。

（1）治疗对象和治疗部位的选择

治疗对象是所有不隆起的SK病灶，不用考虑病灶的颜色深浅、发病时间长短、部位、大小、形态。由于SK只要有轻度的刺激就会产生炎症而出现红肿，如果在炎症的情况下进行激光治疗，会导致炎症加重而产生色素沉着，所以应该先外用激素，待炎症消退之后再进行激光治疗。

这一治疗方法对于ADM、雀斑也有效。但是如果用来治疗黄褐斑，就会加重色斑。使用这一治疗方法时，仅仅需要注意是否合并黄褐斑。虽然合并了其他色斑，也不妨碍SK的治疗，但是如果使用此方法治疗合并黄褐斑的患者，就需要非常谨慎。作为主要问题的SK可以通过这个方法顺利治疗，但黄褐斑部位经过QSRL治疗之后会出现色素增强，而且会持续很长时间，所以最好是先治疗黄褐斑，等黄褐斑完全治愈之后再使用QSRL治疗SK。这在实际操作中可能难以做到。如果急于治疗，那么只选择治疗1～2个远离黄褐斑的SK，对于颧骨部等“危险地带”的病灶，应该留待以后慢慢治疗才是最明智的。QSRL对于外伤性色素沉着也有一定的疗效，不过笔者不推荐使用。

这一疗法理论上能够一次性治疗所有的部位，然而由于有后面要提到的原因，实际操作中一般每次只治疗几个部位。笔者一般在第一次治疗的时候只治疗2个地方（而且是面部的同一侧），因为这一疗法的最大问题是治疗后的炎症性色素沉着。炎症性色素沉着的主要原因是治疗后处理不恰当，或是患者还没有养成“不要摩擦皮肤”的习惯。很多患者在一次性地接受多处治疗之后，总有1～2个地方会处理不当。或是尽管说了很多的注意事项，但偶尔还是会有完全不遵守的患者，这样就会出现所有治疗部位的色素沉着，患者便会勃然大怒地上门争吵。如果出现面部多处色素沉着，可以想象会导致多么严重的医疗纠纷。但如果仅仅是一个地方的色素沉着，无论是患者还是院方，都可以冷静地进行交流，以商谈对策。

（2）治疗材料和治疗步骤

本治疗一般无须麻醉，准备好用塑料袋制作的冰袋（图 2.2.16，图 2.2.17）和消毒用的酒精棉棒，以及创面覆盖用的材料等就足够了。如果是一些较大范围的病灶或眼睑周围比较敏感的部位，可以使用含有肾上腺素的 1% 利多卡因局部麻醉。此外，在眼睑周围治疗时，需要使用眼球接触保护器（图 2.2.18），在滴入表面麻醉剂后插入眼睑下。

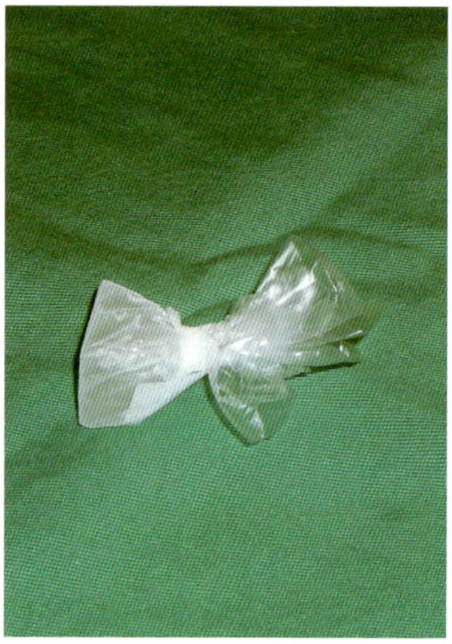

图 2.2.16　将冰箱内冷冻室内的冰块用塑料纸包好，胶布缠绕固定后做成小冰袋

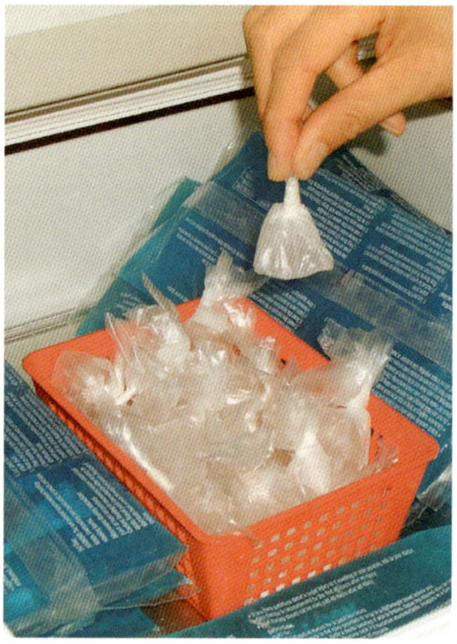

图 2.2.17　大量制作的冰袋可以储存在冷冻室内

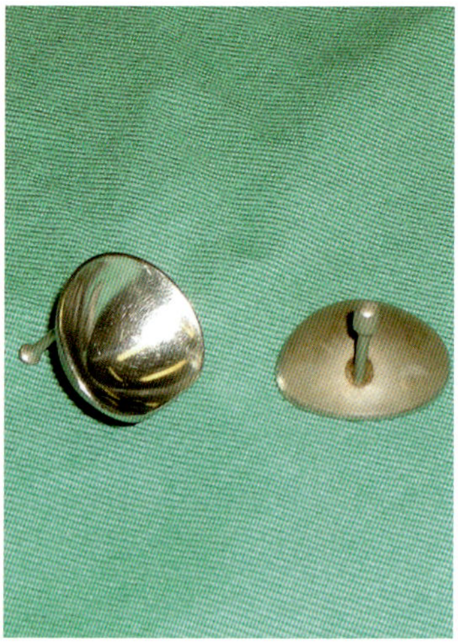

图 2.2.18　眼球接触保护器

首先要和患者就治疗部位进行充分的沟通，告知治疗后需要自己处理创面，并使用敷料 10 天以上（图 2.2.19a）。为了避免患者以后再来询问诸如“是不是一定要使用敷料啊”这样的问题，不仅要口头告知，还要给患者书面的说明（图 2.2.19b）。

治疗部位的彻底卸妆非常重要，即使残留少量的粉底，激光照射时也会发出很大的爆破音，患者和医生都会受到惊吓。笔者使用的是 JMEC 公司的 QSRL（The Ruby Z1）。这款机器的手柄头上安装有名为“万花筒”的三棱镜式的特殊装置，光束的分布非常均匀，对于色斑的照射准确而均匀，操作方便。先使用冰袋对病变部位进行几秒钟的冷却（图 2.2.19c），然后使用激光发射一次（图 2.2.19d），如此反复进行，逐渐治疗。能量密度一般使用 8 ～ 10J/cm^2（第 2 版修订）。如果 SK 的色泽较深，则对激光的吸收增加，可以相应地降低激光的能量。同一个色素斑的病灶中也存在色泽深浅不一的情况，根据上述要领小心地保证照射到病灶部位即刻泛白（图 2.2.19e）的程度。虽然在第 1 版书中强调“治疗时注意不要出现表皮飞溅和出血等情况，尽量使病灶区获得相似的反应”，但实际上如果出现表皮飞溅或者出血，也是没有问题的。对于有皱纹的部位，要舒平皱纹后再进行治疗，否则会在皱纹部位遗留下 SK 病变。

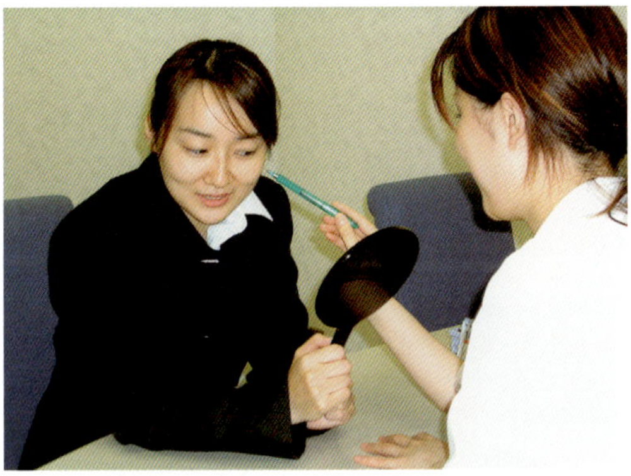

a

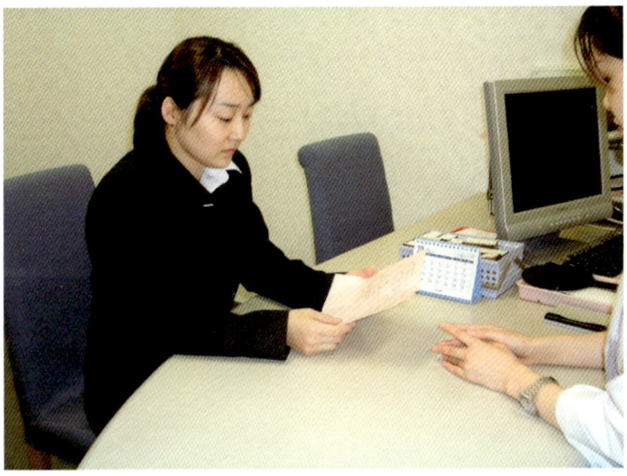

b

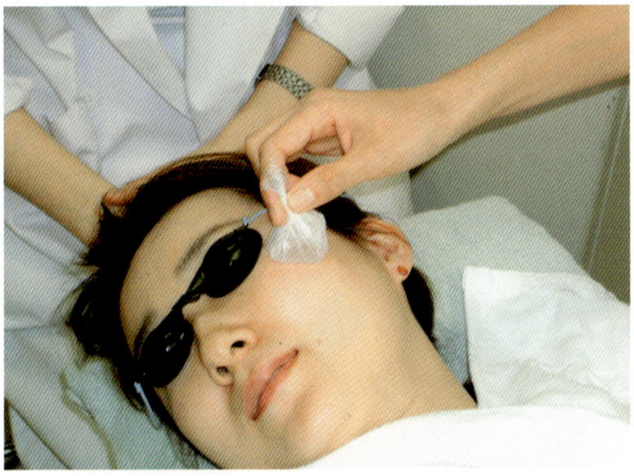

c

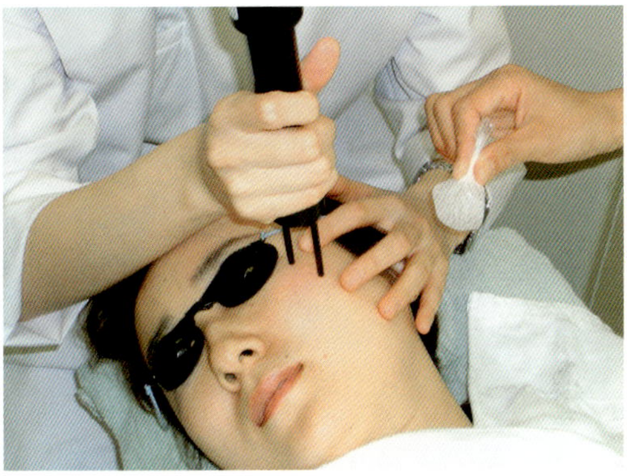

d

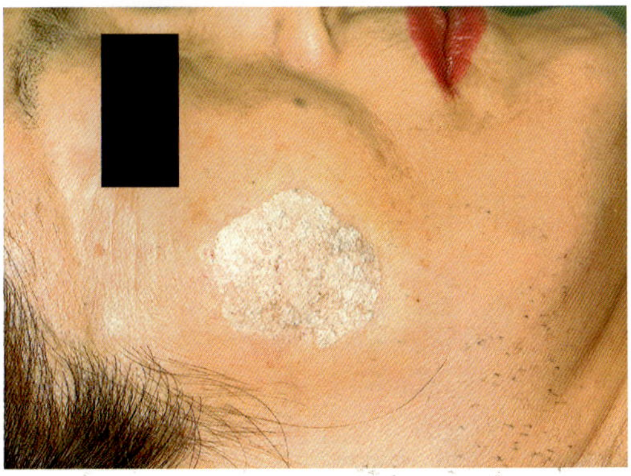

e

图 2.2.19　Q 开关红宝石激光治疗步骤

a. 和患者充分沟通
b. 重要的术前说明用文字形式给患者阅读
c. 冰袋冷敷
d. 激光照射
e. 即刻泛白现象：红宝石激光照射后即刻，病变处呈“白霜”样改变

（3）治疗后处理和愈合过程

激光治疗之后，使用冰袋冷敷治疗部位 5 ～ 10 分钟（图 2.2.20a），以缓解激光照射产生的炎症和疼痛。QSRL 治疗后一般会产生 30 分钟左右的一阵阵疼痛，过后就会舒服一些。治疗部位使用凡士林软膏涂抹（图 2.2.20b），覆盖带有薄膜的敷料（图 2.2.20c），使用胶布固定（图 2.2.20d）。教会患者处理自己的创面（图 2.2.20e），还要将写有处理步骤和注意事项的文字材料交给患者（图 2.2.20f）。允许淋浴和简单的洗脸。为了保护治疗部位，洗澡、洗脸的时候不要揭去敷料，等洗完之后再换贴新的敷料。

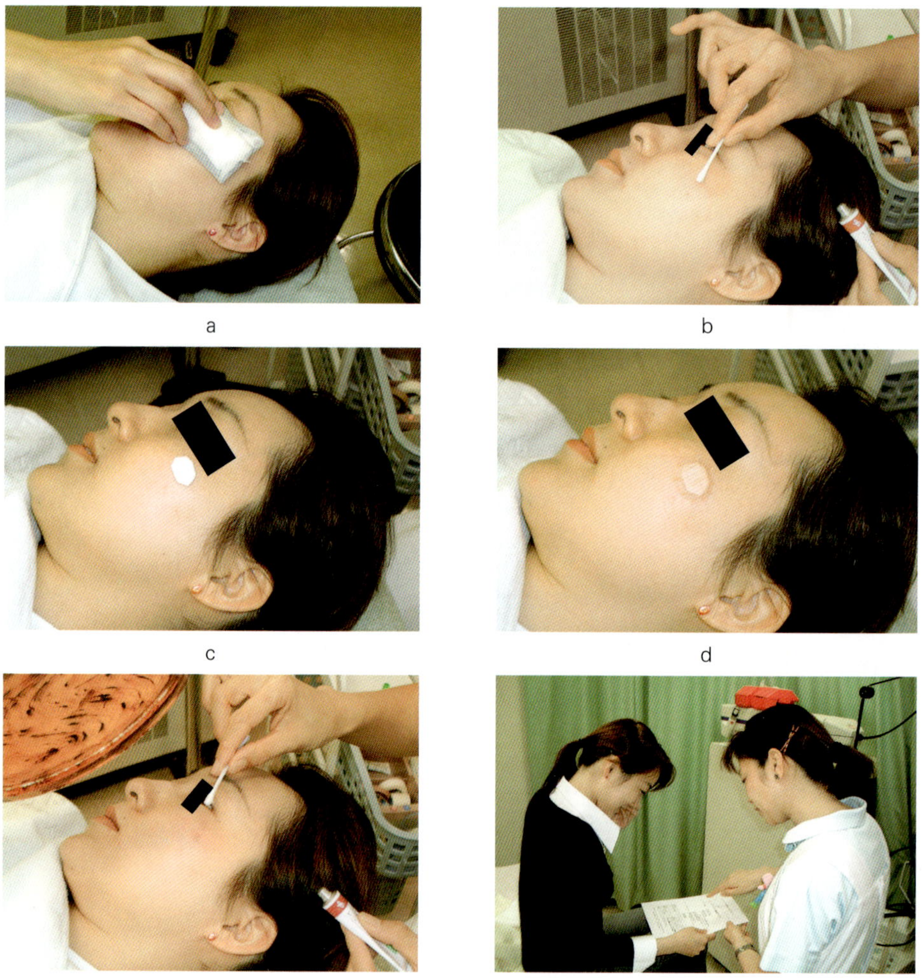

a b c d e f

图 2.2.20　Q 开关红宝石激光治疗后的处理

a. 治疗后使用冰袋冷敷片刻
b. 用凡士林软膏涂抹
c. 使用带有薄膜的敷料覆盖创面
d. 用胶布粘贴固定
e. 教会患者处理创面
f. 将写有处理步骤和注意事项的文字材料交给患者

激光照射之后会出现病变部位即刻泛白现象，此后会变成褐色，并形成薄薄的痂皮（图 2.2.21）。不管痂皮是否自然脱落，都要使用敷料 10 天以上，这一点是很关键的。刚刚上皮化之后的表皮呈现淡粉红色，大约 1 个月之后皮肤的颜色会恢复正常（图 2.2.22，图 2.2.23）。这个过程中如果有刺激和炎症的迁延，就会出现一过性的色素沉着。如果刺激和炎症的情况持续，色素沉着的情况也会继续存在。根据不同的情况，这种色素沉着甚至可以长达 1 年以上，但是一定会消退，所以也不用担心。然而，如果激光治疗不充分导致病灶有所残留，或者能量过低导致病灶没有全部烧除而部分残留的话，就需要再次治疗。

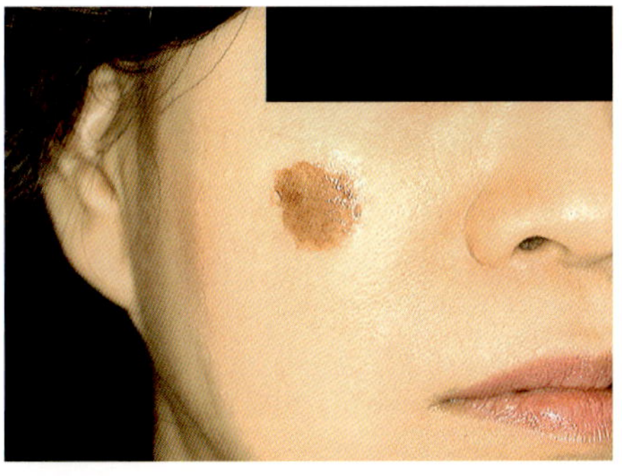

图 2.2.21　痂皮形成的状态
QSRL 照射后 1 周

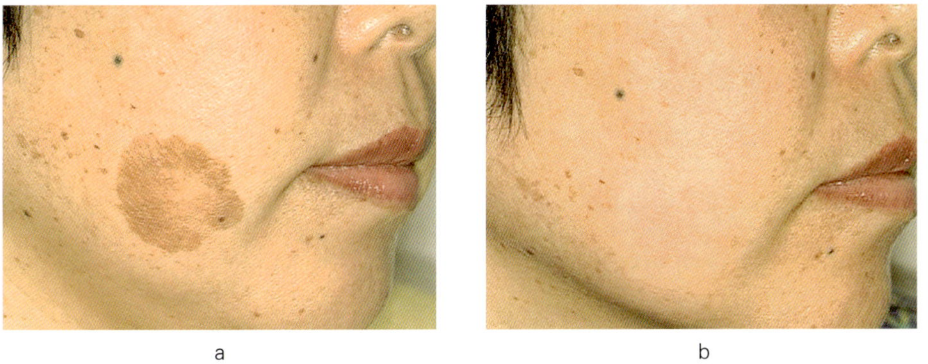

a　　b

图 2.2.22　老年斑（a）及 QSRL 照射后 1 年（b）

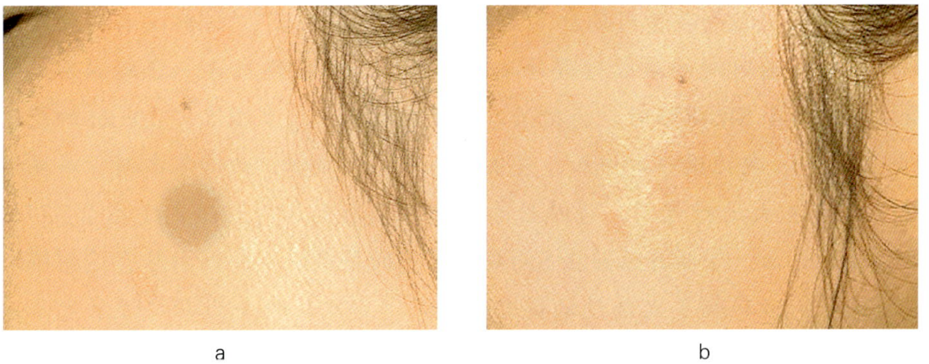

a　　b

图 2.2.23　老年斑（a）及 QSRL 照射后 1 个月（b）

评论 新增

QSRL 治疗时正确的输出能量

笔者在编写本书第 1 版时开始使用 QSRL 设备，至今已经有 10 多年了。在指导年轻医生时，我常说："对于平坦的 SK，使用 5.5 ～ 7J/cm^2 进行治疗。"按照这个参数治疗，一般没有什么特别的问题。但是最近几年，我注意到一种情况：同样的患者，年轻医生做的复发率总是比我做的高。再次来治疗的患者常说："治疗后当时完全没有了，可是 5 年后原来的位置又长出来了。"在治疗后有几年时间没有色斑很开心，此后因复发来复诊，对于医院的经营来说是说得过去的。反过来讲，还应该感激患者再次来院就诊。

把患者的色斑和治疗前的照片比较一下，果然，复发 SK 的形状和原来的病灶形状完全相同。所以，与其说是长出了新的 SK，倒不如说是病灶的"复发"。不可思议的是，为什么我亲自治疗的 SK 复发率明显低呢？我一直在思考这个问题。我注意到自己在治疗时如果觉得"治疗偏弱"，就会毫不犹豫地把激光能量提升 1 ～ 2J/cm^2，而年轻医生不会这样做，他们总是担心激光能量太高，会使表皮飞溅，术后出现 PIH。

笔者逐渐认识到：提高少许激光的输出能量，表皮飞溅出来是没有什么问题的。此后笔者在治疗时会将激光能量的输出提高 2 ～ 3J/cm^2，目前治疗参数基本上是 8 ～ 10J/cm^2。这种调整至今只有几年时间，长期的预后还有待于观察，期待和读者分享 10 年后的观察结果。

专栏 新增

使用 QSRL 治疗 SK 时应扩大治疗范围

早期，笔者使用 QSRL 治疗 SK 时，只是针对 SK 的形状进行治疗，去除所有的 SK，不遗留病灶，认为这样就可以获得良好的结果了（图 2.2.24）。虽然大部分患者确实通过这样的治疗可以获得很好的疗效，可是也发现有些患者出现病灶周围环状复发的情况（图 2.2.25）。这也许是因为在圆形的主病灶周围，还存在着肉眼看不到的轻度的"副病灶"，这些没有得到治疗的病灶，随着时间的延长慢慢地增厚增色，逐渐显现出来。自此以后，笔者在治疗单个 SK 病灶时，会把治疗区域扩大到病灶周围 5 ～ 10mm 的范围（图 2.2.26）。实施这一方法后，复发的患者明显减少。此后笔者对于多发性 SK，尽量扩大治疗范围，将病灶悉数包裹到激光治疗区域内（图 2.2.27）。这样改进之后，可以将隐藏在 SK 病灶之间的早期病变一网打尽，达到根治的效果，疗效得到了大幅度的提升。目前，更积极的全面部广泛激光治疗的病例不断增多（图 2.2.28），自然，这一方法的预后是"最优"的。

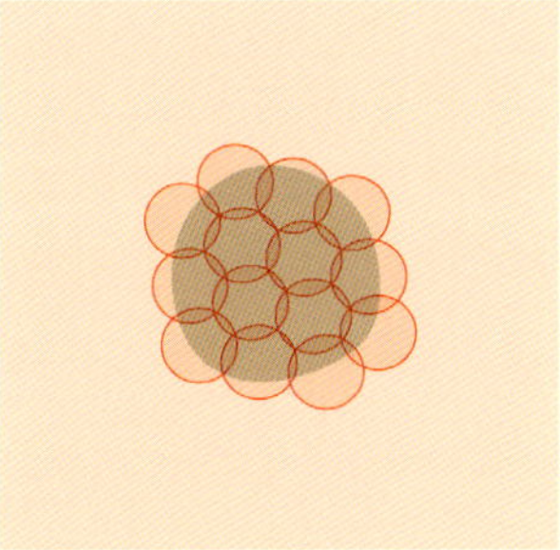

图 2.2.24　以往沿着 SK 边缘照射的方法

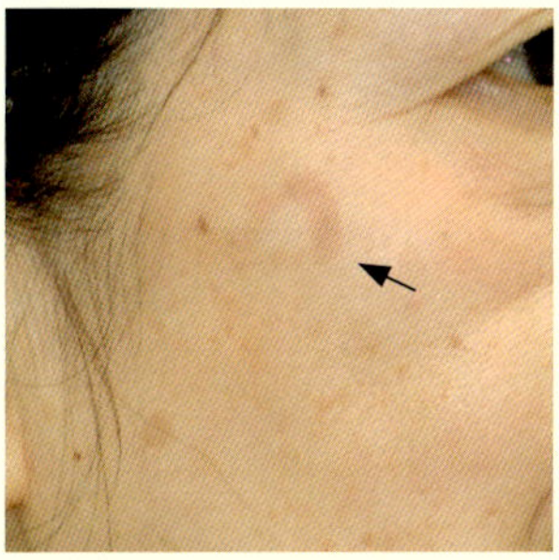

图 2.2.25　6 年前用 QSRL 去除 SK 后在周围出现环状复发的案例

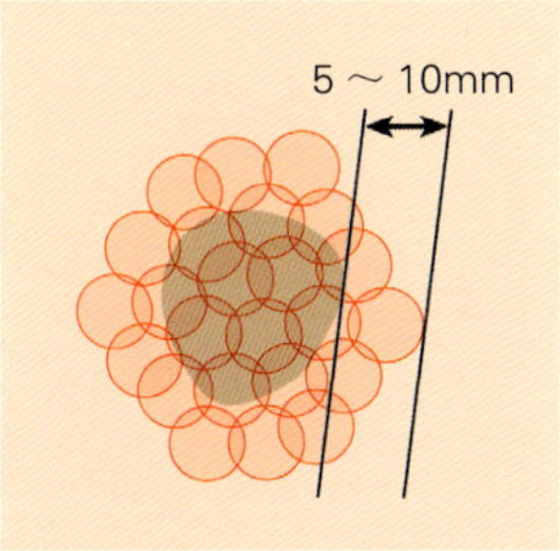

图 2.2.26　现在沿着 SK 边缘扩大 5 ～ 10mm 照射

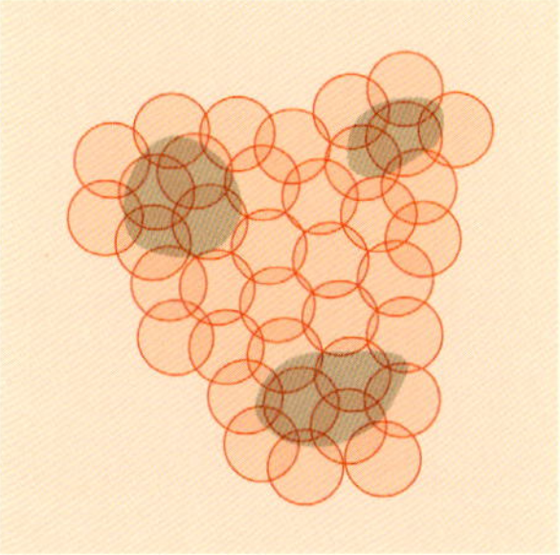

图 2.2.27　有多个 SK 时，将病灶作为一整个区域治疗

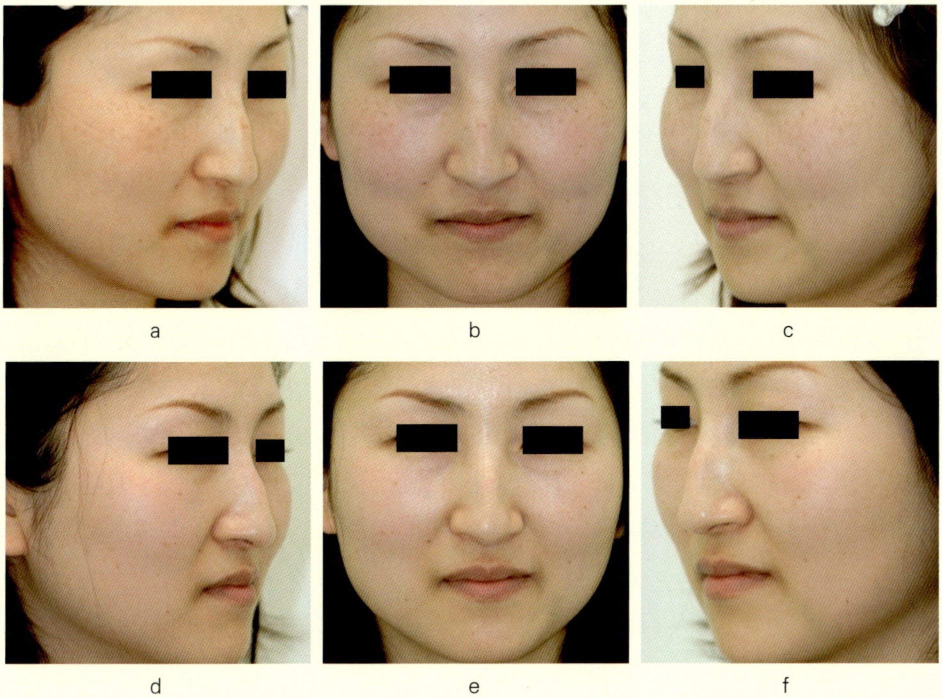

图 2.2.28　散在的 SK（a ～ c）及全面部照射后 2 年（d ～ f）

2. CO_2 激光治疗

推荐度	强弱	效果	危险度
＋95	强	＋95	3

对于隆起的老年性色素斑或脂溢性角化病（SK），最好的治疗方法是 CO_2 激光治疗。治疗的时候需要掌握一定的技巧。从完全去除病灶的角度来讲，这是一个非常有价值的方法。治疗后即使出现一过性的色素沉着，也不必担心，一定会好转的。这一方法的适用范围较广，一定要熟练掌握。

（1）治疗对象和治疗部位的选择

这一方法的治疗对象是那些表面隆起的 SK 病灶。如果非常谨慎地操作，也可用于一些不隆起的病灶。病灶颜色的深浅、病程的长短、大小、形状等和治疗方法的选择无关。如果在病灶的炎症红肿期间治疗，可能会加重炎症，从而导致色素沉着，故应先外用激素，等炎症消退之后再进行激光治疗。

这一治疗对于 ADM 根本没有效果，对雀斑虽然有一些效果，但不如其他方法（如 IPL、QSRL）好。此外，如果黄褐斑患者使用这一方法，很容易产生严重的炎症性色素沉着。所以，对于混合型的患者，只能治疗确诊的 SK 病灶，而且为安全起见，治疗部位最好远离黄褐斑。CO_2 激光虽然一次可以治疗多处病灶，也不会影响疗效，但是很多患者会忽视治疗后的护理，从而导致激光治疗后的色素沉着。1 ～ 2 处色素沉着是不要紧的，但如果面部出现几十处色素沉着，处理起来就比较困难了，所以开始的时候最好还是少治疗几个地方。

（2）治疗材料和治疗步骤

如果针对小的病灶，这一疗法是不需要麻醉的，最好使用小的冰袋（图 2.2.29，图 2.2.30）。对一些范围较大的病灶和眼睑周围比较敏感部位的病灶，可以使用含有肾上腺素的 1% 利多卡因局部麻醉。治疗前须准备好消毒用的酒精棉棒和盛有生理盐水的小杯子（图 2.2.31）。首先要向患者充分说明需要治疗的部位，告知患者治疗后 10 天内需要自己更换创面的敷料。为了避免患者以后再来询问诸如“是不是一定要使用敷料啊”这样的问题，除了口头告知外，还要给患者书面的说明（图 2.2.32a）。

治疗部位先使用小冰袋冷敷几秒钟（图 2.2.32b），接着使用激光烧灼几秒钟（图 2.2.32c），再冷却几秒钟，然后使用蘸有生理盐水的棉棒擦去焦渣（图 2.2.32d），继续冷却后再次使用激光烧灼，如此反复治疗，直到确认完全去除 SK 病灶组织（图 2.2.32e）。治疗后还要继续冷却治疗部位一段时间（图 2.2.32f），以减轻烧伤带来的炎症和水肿。

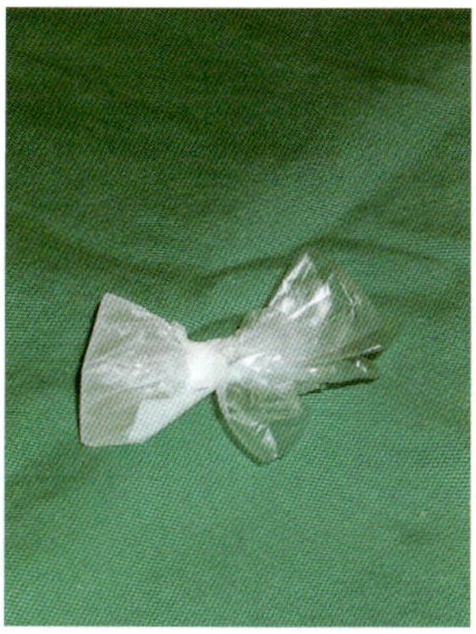

图 2.2.29　将冰箱冷冻室内的冰块用塑料纸包好，胶布缠绕固定后做成小冰袋

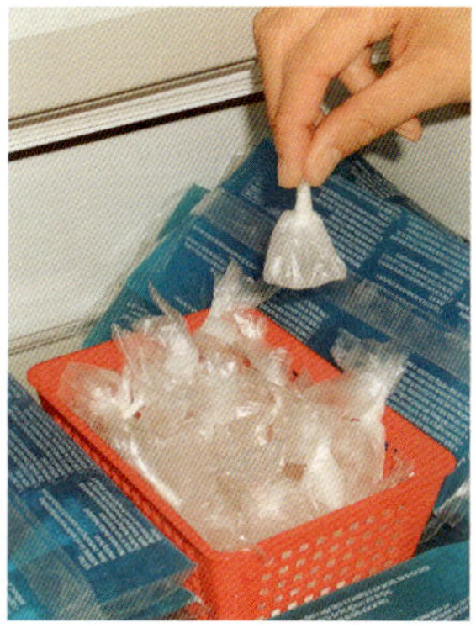

图 2.2.30　大量制作的冰袋可以储存在冷冻室内

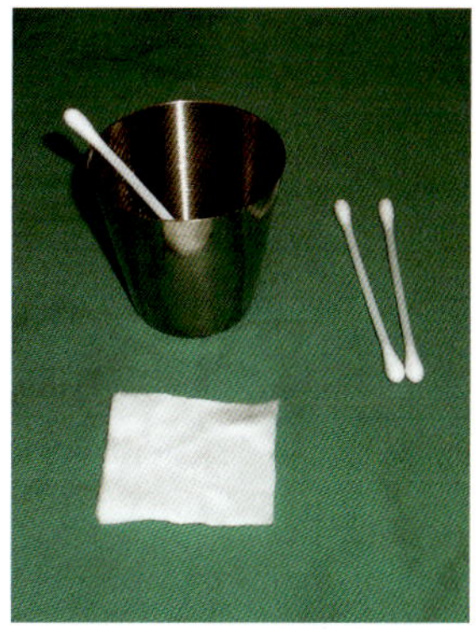

图 2.2.31　盛有生理盐水的小杯子和酒精棉棒

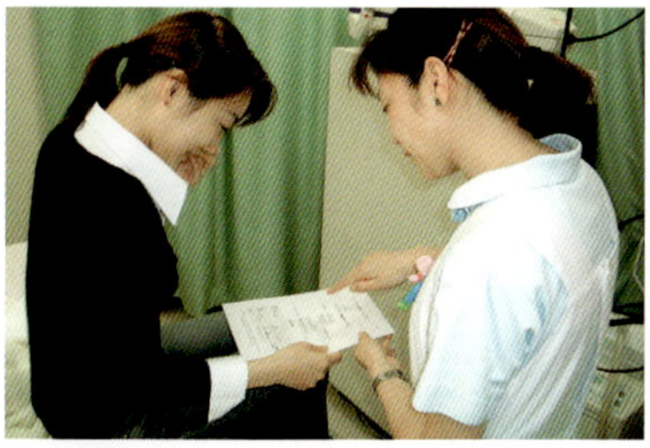

a

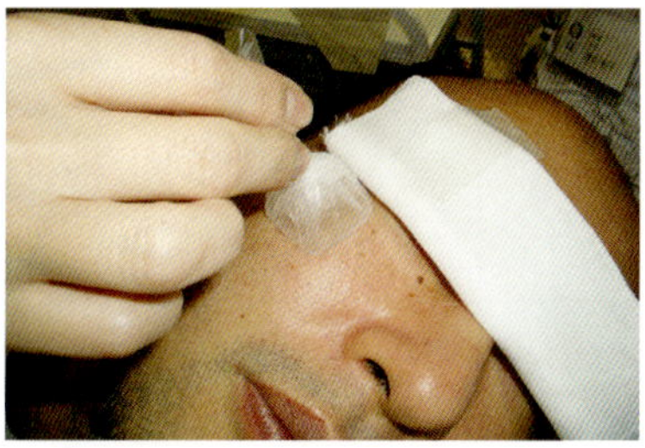

b

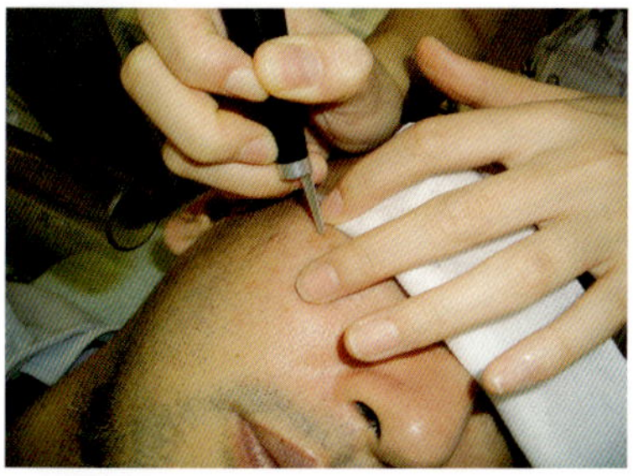

c

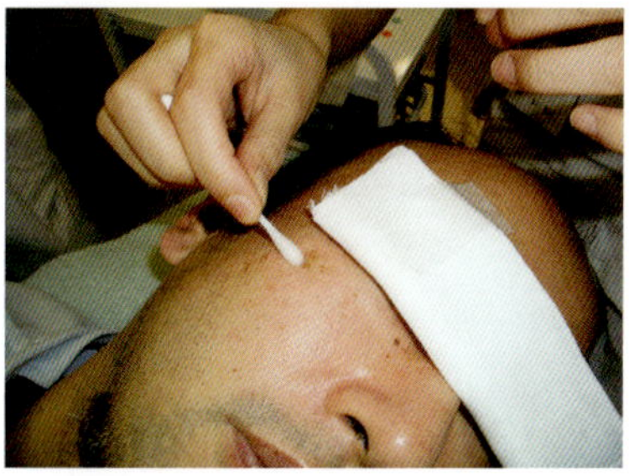

d

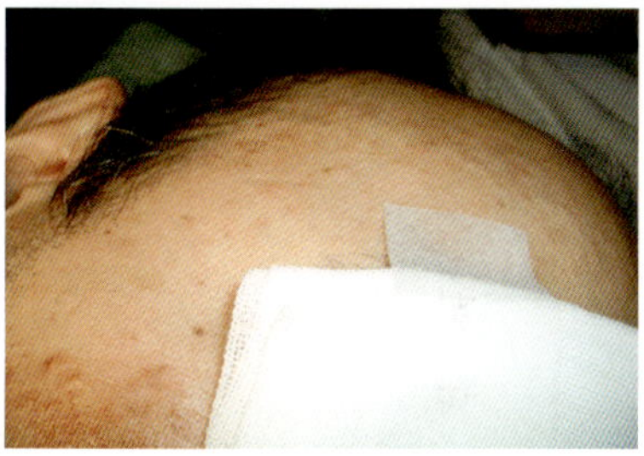

e

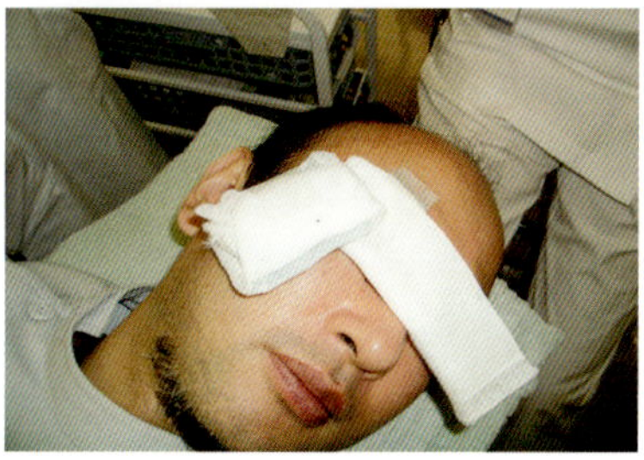

f

图 2.2.32　CO_2 激光治疗步骤

a. 将写有治疗后注意事项的书面材料交给患者，让患者理解并接受
b. 用冰袋冷敷治疗部位
c. 激光照射治疗
d. 用蘸有生理盐水的棉棒擦洗激光烧灼的部位
e. 确认完全去除了 SK 病灶组织
f. 治疗后继续冷敷片刻

（3）治疗后处理和愈合过程

这一治疗结束时的创面皮肤缺损在真皮最浅层，理论上来说即使不做任何处理，创面也会愈合，但实际上如果不做任何处理，可能会导致一些意外或较重的炎症性色素沉着，有时还可能由于真皮缺损而导致凹陷性瘢痕。如果表皮缺损面积较大，真皮就会出现“裸露”的状态(图 2.2.33a)，暴露在空气中造成正常的真皮出现部分干燥、坏死，形成痂皮（图 2.2.33b），之后在这种痂皮下形成新的表皮（图 2.2.33c）。相当于激光治疗造成了比烧灼部分更深的损伤。相对于这种干燥的愈合过程，如果采用湿润法封闭该真皮缺损部位，就不会造成进一步的真皮干燥坏死，而在表面形成新的表皮（图 2.2.33d），可以使真皮的缺损降到最低（图 2.2.33e）。所以，CO_2 激光治疗后对创面使用维持湿润状态的“封闭疗法”是很重要的。

由于治疗后的创伤是比较表浅的，一般经过封闭疗法后 7 ～ 10 天就完全上皮化了，此后该部位会非常敏感，所以要指导患者在洗脸和化妆的时候不要反复刺激（如摩擦）患处，要牢记这一时期的刺激是导致激光治疗后色素沉着的主要原因。

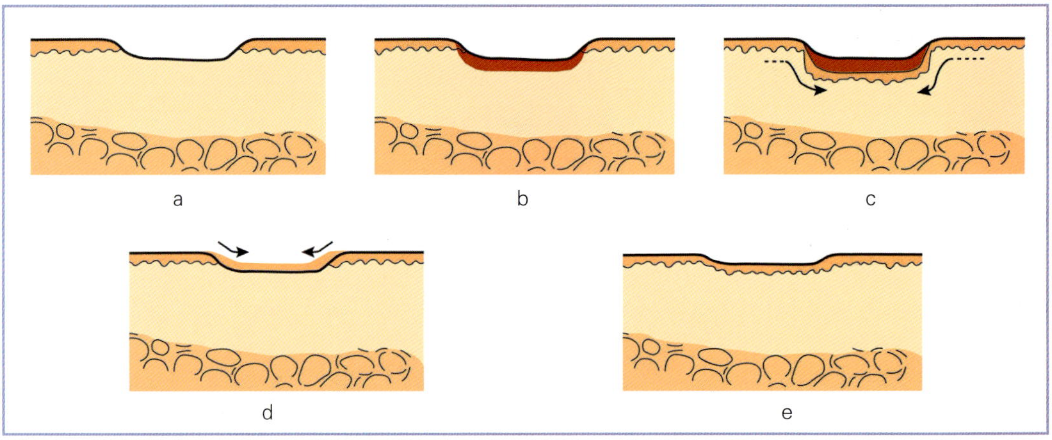

图 2.2.33 CO_2 激光治疗后处理和愈合过程

a. CO_2 激光治疗后形成的表浅的真皮缺损
b. 残存的部分真皮干燥并形成了痂皮
c. 在痂皮下方形 成了新的表皮
d. 采用封闭湿润法，在残存表皮的上方形成新的表皮
e. 使创面的凹陷降到最低程度

（4）治疗时的注意事项

CO_2 激光治疗 SK 的本质是使用激光对病变组织实施“削除”，初学者往往担心自己能否达到“高水平的平坦的削除效果”。由于 CO_2 激光束的焦点功率密度较大，即使稍稍延长一点点照射时间，也会导致组织出现“深挖”效果，所以初学者总是试图使用弱一点的输出功率，慢慢地照射。受到这一心理的影响，他们会将手柄稍稍远

离皮肤，将光斑增大，实际上是使用了非焦点照射。这样一来，会出现很大的问题，肉眼看上去，治疗区域似乎是平坦了，但深层的真皮会有较大的热损伤，治疗后炎症和色素沉着的风险就增大了，甚至还可能出现真皮坏死，导致凹陷性瘢痕。如果采用这种方法治疗，治疗区域深部的真皮不是白色的，而是黄色的，这是一个危险的信号（图 2.2.34）。所以在治疗时，不应把手柄拿远，而应该快速移动焦点，再配合脚踏开关不断踩下和松开，使激光间断发射，如此可以得到一个平坦的烧灼区域①。

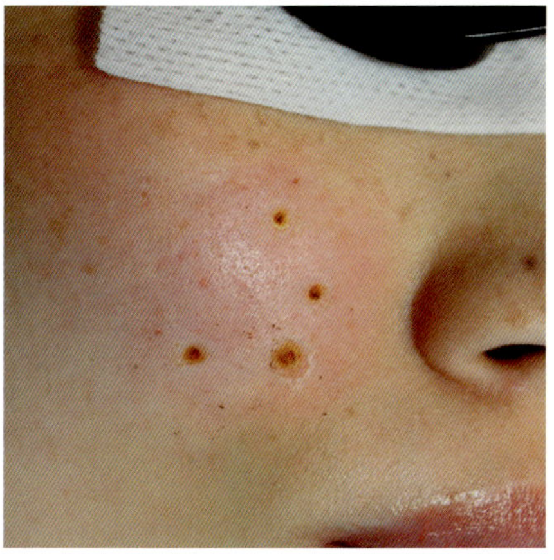

图 2.2.34　黑子和 SK 使用 CO_2 激光仔细地进行过长时间照射导致真皮出现大面积热损伤的案例，本来白色的真皮变成了黄色（笔者的朋友 S 医生提供）

	推荐度	强弱	效果	危险度
3. CO_2 激光联合 Q 开关红宝石激光治疗	＋95	强	＋95	3

如前所述，笔者分别使用 Q 开关红宝石激光（QSRL）和 CO_2 激光治疗平坦或隆起的老年性色素斑。但是在临床上，基本平坦但合并局部隆起的 SK 病变很多，在这种情况下，可组合应用 CO_2 激光和 Q 开关红宝石激光，隆起的部分使用 CO_2 激光治疗，平坦的部分使用 Q 开关红宝石激光治疗。

两种激光的使用顺序如下：由于 CO_2 激光治疗后需要擦抹治疗部位，如果先使用 QSRL 治疗，擦抹的时候就会伤及 QSRL 治疗后形成的痂皮，而这种痂皮是有助于治疗后的炎症快速愈合的，是有益的。此外，由于 CO_2 激光治疗后有可能会有少量的病灶残留，还可以使用 QSRL 稍微点缀一下，所以先用 CO_2 激光治疗比较好。

① 译者注：CO_2 激光烧灼治疗时，如果真正使用焦点照射，由于焦点非常细、功率密度极高，对组织会产生“切割”效果，即使快速移动＋间断发射，也难以达到平整的烧灼效果，很可能会在治疗区域产生“犁地”状的条痕。对于组织而言，只要功率密度高于该组织的炭化程度，就不易对深层产生热损伤。所以，译者建议可以稍稍离开焦点，但要确保功率密度高于该组织的炭化功率密度，既可以避免灼伤深部组织，又可以扩大光斑面积，便于达到平整的治疗效果。译者曾经做过实验，猪皮组织的最小炭化功率密度约为 $200W/cm^2$（《中国激光医学杂志》1993 年第 2 卷第 2 期，90—94 页）。

大部分病灶仅仅在冰块冷却下就可以治疗了。首先，仔细观察病变，确定每一处病变的激光应用种类，此后按照上述 CO_2 激光的治疗方法，把所有高出皮面的病灶都去除。然后，对于残留的部分（包括 CO_2 激光治疗后色素残存的可疑部分）如前所述，使用 QSRL 治疗。治疗后的护理也一样，强调一定要在治疗后 10 天内使用封闭疗法，关键是此后不要刺激治疗部位，以避免炎症性色素沉着。

典型病例：55 岁女性患者，患有部分隆起的 SK（图 2.2.35a），计划使用 CO_2 激光和 QSRL 组合治疗。首先，在冰块冷却下使用 CO_2 激光治疗隆起的部分（图 2.2.35b），然后，同样在冰块冷却下使用 QSRL 治疗平坦的部分（图 2.2.35c）。手术后 10 天，上皮化完成（图 2.2.35d）。

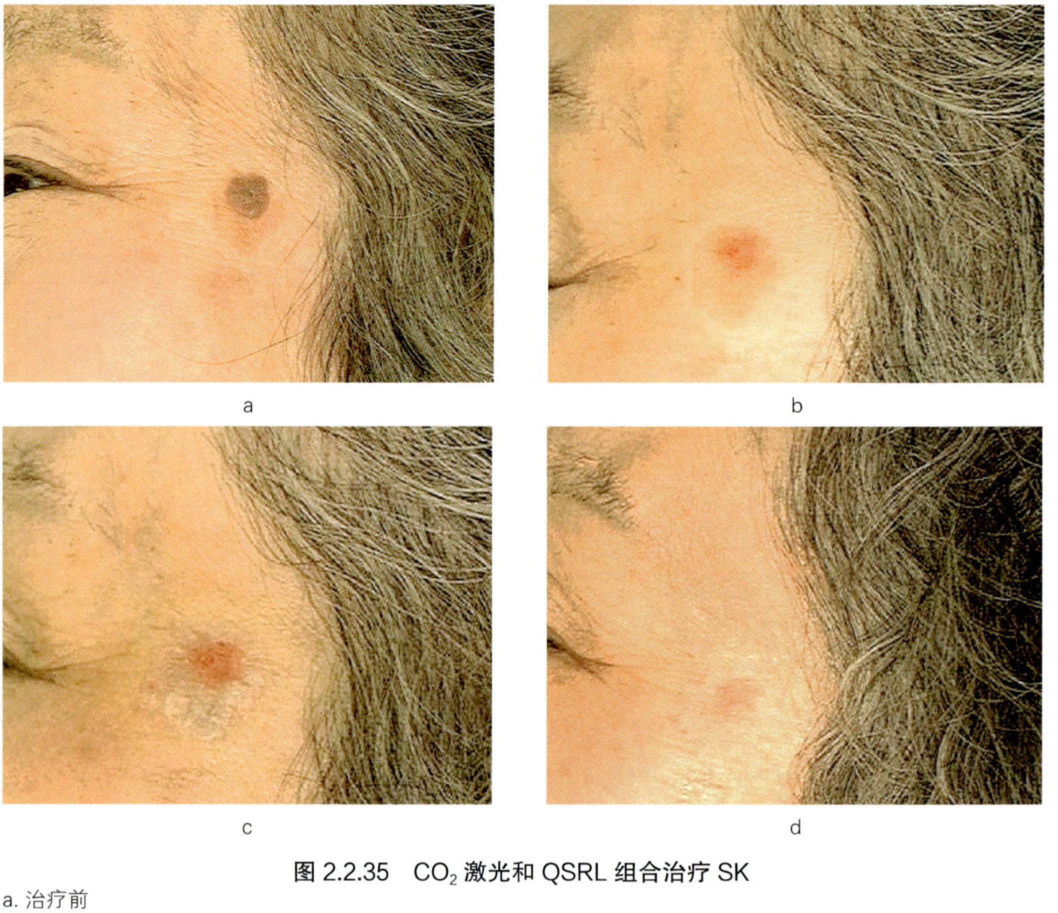

图 2.2.35　CO_2 激光和 QSRL 组合治疗 SK

a. 治疗前
b. 隆起部使用 CO_2 激光治疗
c. 平坦部使用 QSRL 治疗
d. 手术后 10 天，创面完全愈合

4. 铒（Er:YAG）激光治疗

推荐度	强弱	效果	危险度
＋95	强	＋95	3

虽然笔者一直以来治疗 SK 的金标准是：不隆起的使用 QSRL 治疗，隆起的使用 CO_2 激光治疗。但是由于 Er:YAG 激光在改良后治疗起来非常方便，所以笔者现在的策略已经改为：无论 SK 隆起与否，都使用 Er:YAG 激光治疗。

（1）Er:YAG 激光简介

Er:YAG 激光的波长是 2940nm，水对这个波长的吸收率非常高，所以当铒激光照射含水的人体组织时，表层组织会将其悉数吸收，从而产生高热而散发出来，而深层的组织基本上不会受到激光的作用。和红宝石激光不同的是，由于黑色素对铒激光没有特异性的吸收，所以 SK 的色素浓淡对于铒激光的吸收基本没有影响。

此外，病灶的厚度对铒激光的作用也没有影响，一次发射的激光去除一定厚度的组织，薄的病灶少发射几次，厚的病灶多发射几次就可以了。同一部位多次发射，只是去除的组织厚度增加了，深部的热损伤并不会增加，所以基本上不会因此造成色素沉着和瘢痕。

有很多厂家生产销售这类激光设备，笔者认为使用最方便的是德国 Aesclepion 公司生产的 MCL-30（图 2.2.36），以及美国 Sciton 公司生产的 JOULE（图 2.2.37）。

激光照射的时候，深部组织的热损伤较少，所以疼痛较轻，对于较薄的 SK，治疗时基本不需要麻醉。但烧灼后的创面并没有明显的热凝固，就像锐器切削过的组织一样，所以出血和渗出较多，这是它的一个缺点。

（2）Er:YAG 激光的操作步骤

1）彻底卸除治疗部位的化妆品，和患者沟通并确认需要治疗的病灶（图 2.2.38a）。

2）如果只是几个小的病灶，无须麻醉；如果病灶位于敏感部位或制动困难的部位（如眼睑部），使用局部麻醉比较好。

3）和 CO_2 激光治疗时一样，使用铒激光烧灼＋生理盐水棉棒擦拭，如此反复处理病灶部位（图 2.2.38b、c）。由于水对铒激光的吸收良好，所以必须注意应将创面的水分吸干（图 2.2.38d）后，再用激光烧灼。

4）确认病灶被完全清除后（图 2.2.38e），治疗结束。

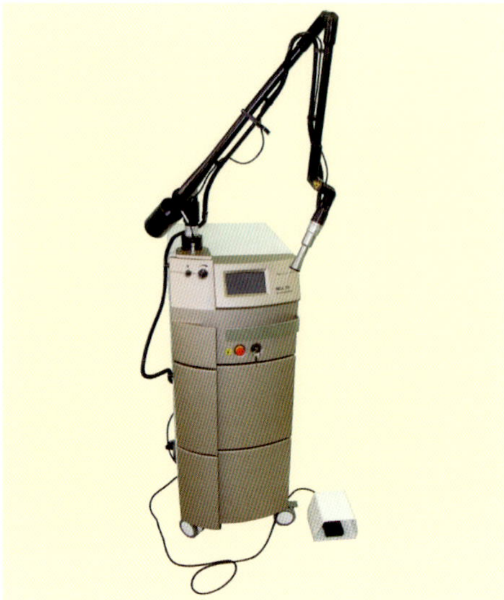

图 2.2.36 Aesclepion 公司生产的 MCL-30

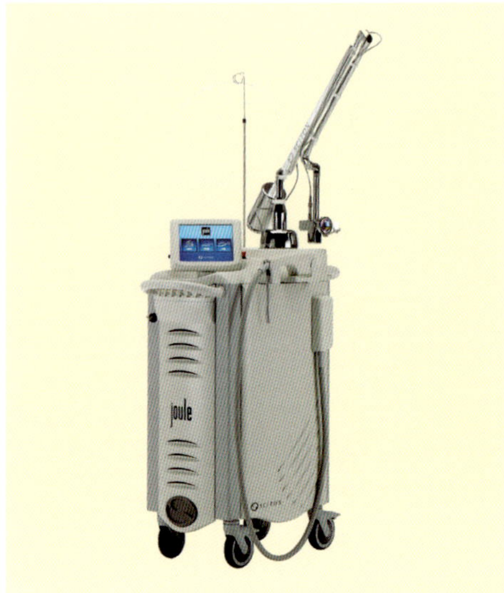

图 2.2.37 Sciton 公司生产的 JOULE

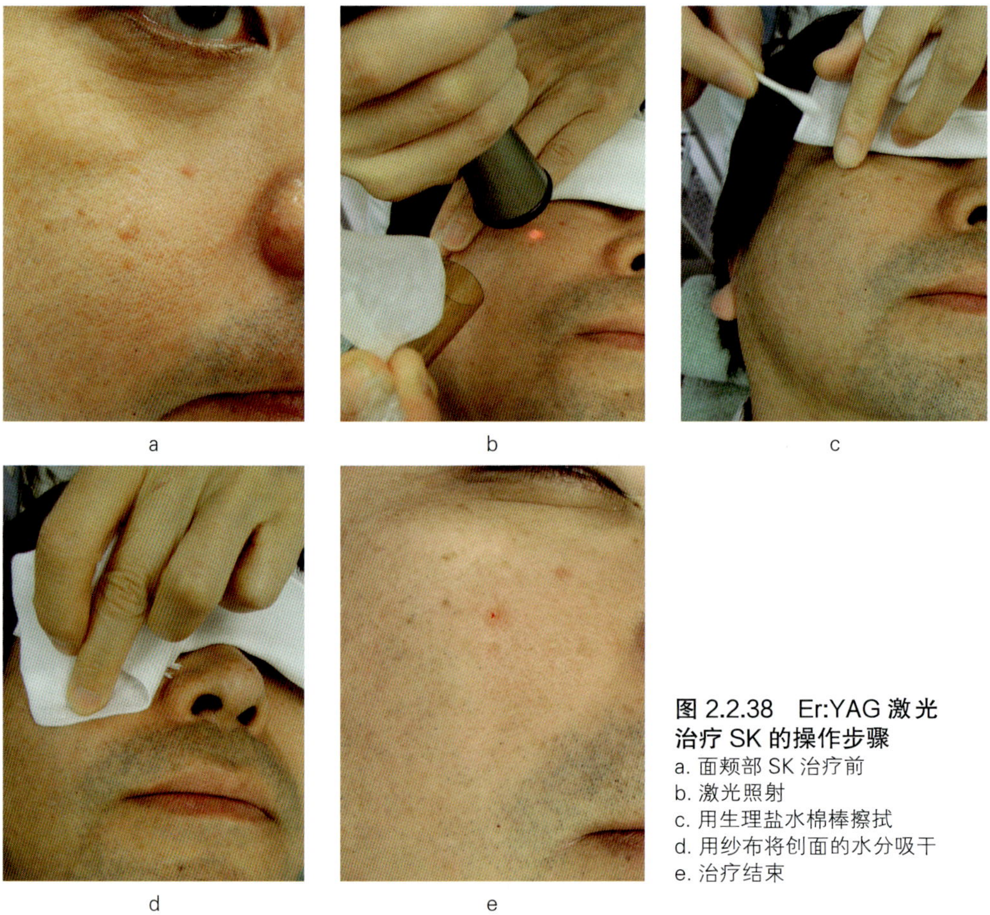

图 2.2.38 Er:YAG 激光治疗 SK 的操作步骤

a. 面颊部 SK 治疗前
b. 激光照射
c. 用生理盐水棉棒擦拭
d. 用纱布将创面的水分吸干
e. 治疗结束

（3）Er:YAG 激光的治疗后护理

激光治疗后，创面的表皮和部分真皮缺损（图 2.2.39），创面如果干燥处理，痂皮会加深缺损的深度，必须使用封闭湿润疗法（凡士林软膏＋带有薄膜的敷料），这一点非常重要。和 CO_2 激光相比，它上皮化的速度比较快，大约 7 天即可愈合（图 2.2.40）。

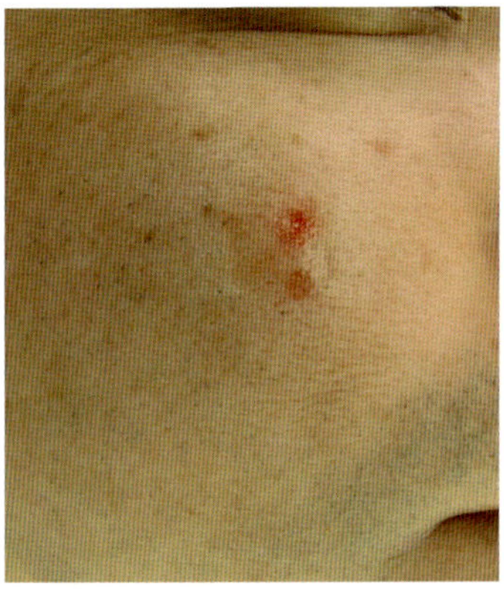

图 2.2.39　治疗后 1 天

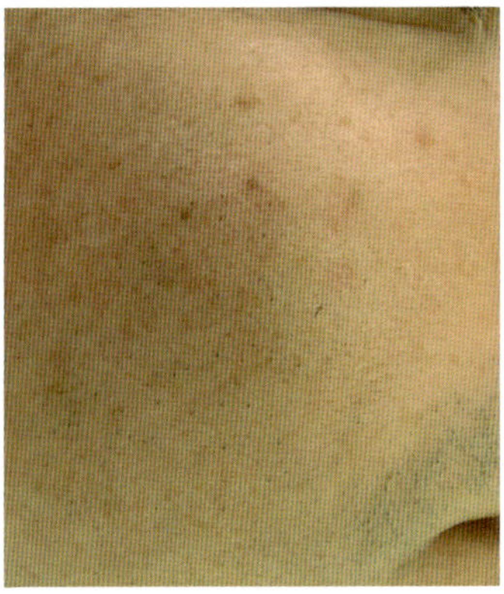

图 2.2.40　治疗后 7 天，基本上没有红色的治疗痕迹

（4）Er:YAG 激光治疗的注意事项

1）治疗基本不需要前处置。最好避免日晒，不然治疗部位可能会出现泛白的现象。

2）如果合并黄褐斑或皮炎，尽量将它们先治好之后再治疗 SK。如果强行治疗，可能会加重皮炎，出现色素沉着。

3）激光治疗后必须对患者进行封闭湿润疗法的指导。

4）上皮化完成后，还要继续对患处进行护理，直至红斑消退为止。

（5）患者知情同意

和 CO_2 激光相比，Er:YAG 激光治疗后深部组织的热损伤较轻，治疗后出现色素沉着的可能性较小，但需要向患者充分说明，治疗后是有可能会出现持续时间较长的红斑和色素沉着的。

5. Q 开关翠绿宝石激光治疗

推荐度	强弱	效果	危险度
＋70	强	＋70	3

和 Q 开关红宝石激光（QSRL）一样，Q 开关翠绿宝石激光（QSAL）对于平坦

的老年性色素斑也有很好的疗效。目前，进口到日本的 QSAL 比较有名的是 Syneron Candela 公司的 ALEX Ⅱ（图 2.2.41），波长 755nm，脉宽 80ns，光斑 3mm，最大输出可达 10J/cm²。Q 开关翠绿宝石激光可应用于治疗后天性真皮黑色素细胞增多症（ADM）、太田痣、异位性蒙古斑，机器性能可靠，非常有用。Cynosure 公司的 Acclade（图 2.2.42）有同样的激光输出，也是值得信赖的设备。

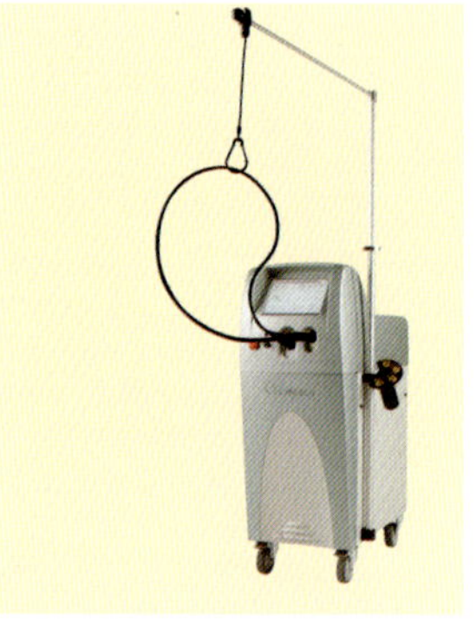

图 2.2.41 ALEX Ⅱ（Syneron Candela 公司）

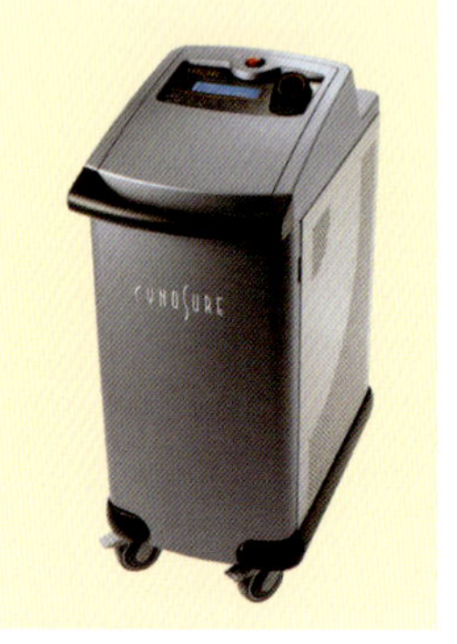

图 2.2.42 Acclade（Cynosure 公司）

对于平坦的 SK，QSAL 的治疗方法和 QSRL 大致相同（图 2.2.43），一般不需要麻醉，只要冰袋冷敷就可以了。根据 SK 病灶色泽的不同选择适当的能量，通常以"出现明显的泛白但没有表皮的飞溅"为标准，最好是没有遗漏地全面照射。术后需要使用含有软膏的敷料覆盖，大约 10 天后完成上皮化而愈合，此后在治疗部位红色褪去之前要避免刺激。要充分告知患者上述情况，防止色素沉着的发生。

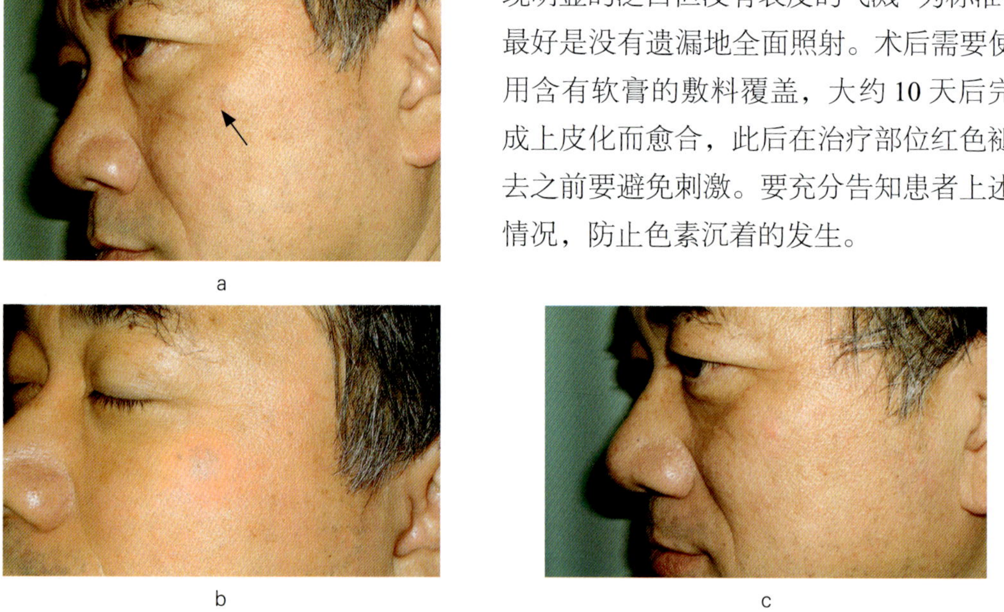

a

b

c

图 2.2.43 QSAL 治疗 SK

a. 治疗前
b. QSAL 治疗后即刻：可以看到即刻泛白现象
c. 治疗后 9 天：痂皮已经脱落

QSAL 既可以治疗表皮性色素病变，又可以治疗真皮性色素病变，具有一机两用的优点。QSAL 对于黑色素的选择性比 QSRL 要差一些，不过在机器维护方面比 QSRL 要简单（不易出现故障）。

专栏

关于封闭湿润疗法

笔者在本书中反复强调，激光治疗后的创面应该使用封闭疗法。这一疗法的目的是防止创面干燥，从而使其保持一个湿润的状态，并不是说要严格密封的意思。这是一个简单的操作，就是没有经验的患者也能轻易地办到。

（1）笔者的方法

笔者喜欢使用凡士林软膏、有孔薄膜敷贴（TELFA®，图 2.2.44a）、3M 医用胶布（Micropore®，图 2.2.44b）的组合。这个方法的优点是，只要使用薄膜使得创面保持湿润，就不会和敷料产生粘连，创面的出血和渗出也可以被充分吸收。这一方法也比较经济。无论什么激光治疗后，笔者都是用这个方法处理的，一般没有什么问题。患者在洗澡和洗脸的时候不用揭掉敷料，洗完之后自行更换新的敷料即可。揭掉敷料再洗也不会有太大的问题，原则是不搔抓治疗部位。鼻子周围等皮脂腺丰富的部位，还是每天揭去敷料洗 1 ～ 2 次比较好。

也可以使用一些类似构造的成品材料，比如 NICHIBAN 公司的 Chushavan®（图 2.2.44c），原先是应用于采血、静滴等操作后的敷贴，有 3 种不同大小规格，都是正方形。

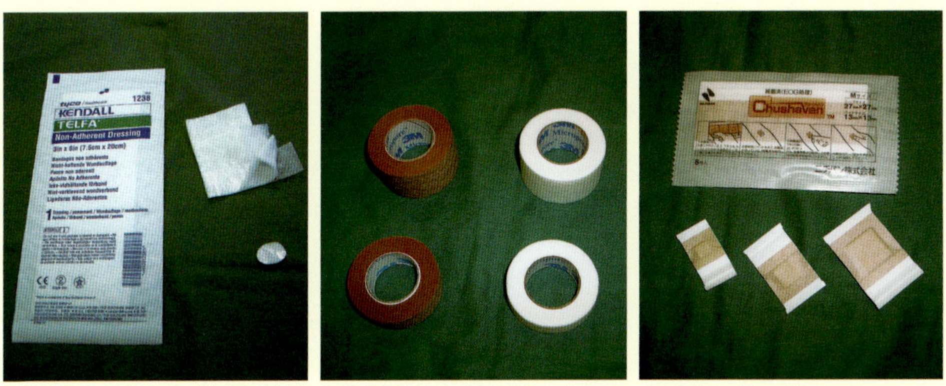

a　　b　　c

图 2.2.44　封闭疗法中使用的各种敷料

a. TELFA®（Covidien 公司）是由有孔的薄膜和纤维性的薄片黏合而成的，如果觉得太厚，可以把纤维薄片撕掉后使用

b. Micropore®（3M 公司）

c. Chushavan®（NICHIBAN 公司）

虽然笔者建议使用这种方法，但并不是说非用此法不可，读者可以根据自己的经验来处理激光治疗后的创面，或者在此基础上进行改良。下面对各种方法进行比较观察。

（2）软膏＋干纱布＋胶布

笔者过去曾经使用这个方法很长时间，使用这种方法会较多地吸收创面的水分，使创面比较干燥。有时候纱布还会黏附在创面上，撕下来的时候会破坏新生的上皮。但是，对于感染创面和坏死组织较多的创面，这种方法反而可以起到清洁肉芽组织的作用。

（3）软膏＋软膏纱布（*ソフラチュール®等）＋干纱布＋胶布

笔者经常使用这个方法。和仅仅使用干纱布的方法比较，具有“不容易黏附到创面上”的优点，但有时候敷料和创面粘连之后也不容易剥脱。

（4）软膏＋创可贴

最好不要使用这个方法。由于外层的尼龙胶布透气性很差，内层的敷料始终处于一种渗出液造成的潮湿状态中，潮湿的敷料容易变成感染的温床。笔者的方法只是保持创面湿润，这种湿润仅仅是在创面和薄膜之间，从薄膜渗出的水分可以经微孔胶布挥发掉而保持干燥，因而不容易感染。

（5）水胶体敷料类

使用水胶体（hydrocolloid）敷料类敷贴的方法，对于保持创面湿润来说，是非常理想的。水胶体敷料类的防水性也很好，即使碰到不干净的水也没有关系，且贴上去以后不需要经常更换。缺点是价格比较贵，并且在出血或渗出较多的情况下可能形成大的积液，造成患者恐慌。但总的来说，这个方法还是不错的。

（6）海藻酸盐＋聚乙烯薄膜

海藻酸盐敷料具有很强的止血作用，使用聚乙烯薄膜（Polyethylene film）覆盖在外层又有很好的防水性，是一个有用的方法。缺点是如果治疗区域在面部，则外观欠佳。

* 译者注：ソフラチュール®是一种含有硫酸新霉素（fradiomycin sulfate）软膏的敷料。

专栏

冰袋的制作方法

本书中提到过，在色斑的治疗过程中，需要使用小塑料袋包装的冰袋，当病变比较浅的时候，冰袋完全可以代替麻醉。治疗后也可以使用冰袋。有时间的话，可以制作很多小冰袋，保存在冰箱内，治疗的时候拿出来用，非常方便。

在此介绍笔者诊所内冰袋的制作方法。制作的要点是：大小为几厘米，以便于使用；即使融化了，水也不会流出来；里面没有空气。此外，使用尽可能薄的塑料袋。

家庭用的薄塑料袋，用剪刀剪开铺平（图 2.2.45a）。

冰箱的制冰机里的冰块，特意融化一点，因为硬角和边容易划破塑料袋（图 2.2.45b）。

在水中转动冰块，用准备好的塑料薄膜包裹带着水的冰块，稍微带一点儿水可以防止空气进入（图 2.2.45c、d）。

用事先准备好的胶布绕住开口（图 2.2.45e），擦干周围的水迹，放入冷冻柜内再次冷冻（图 2.2.45f）。此时，空气向上集中，所以要把有胶布绕裹的一面向上放置。

这样就可以从冰箱内取出使用了（图 2.2.45g），冷冻柜内的温度一般是 −20 ～ −10℃，如果立即使用，可能会造成皮肤冻伤，应该在室温下放置几分钟，当用手感觉冰块温度在 0℃左右（图 2.2.45h）时再使用，这点比较重要。

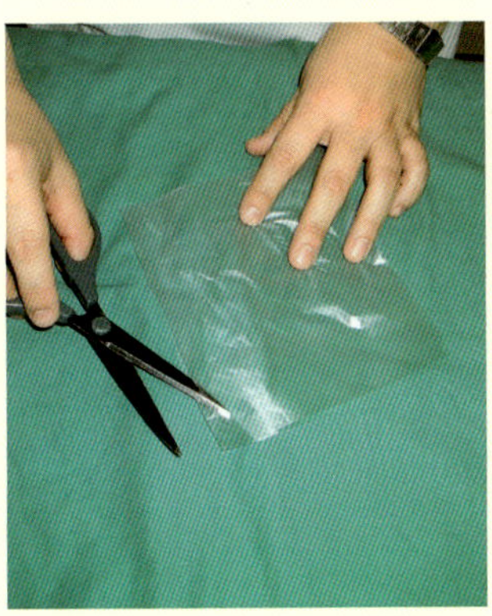
a

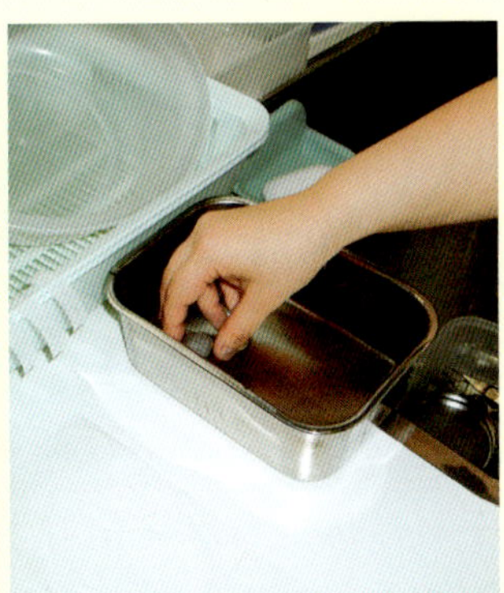
b

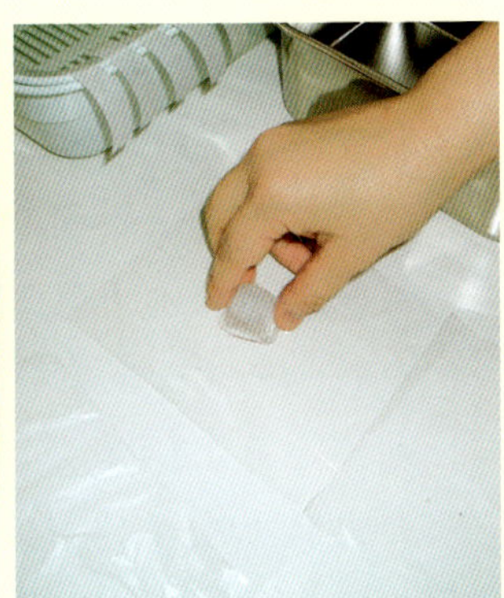
c

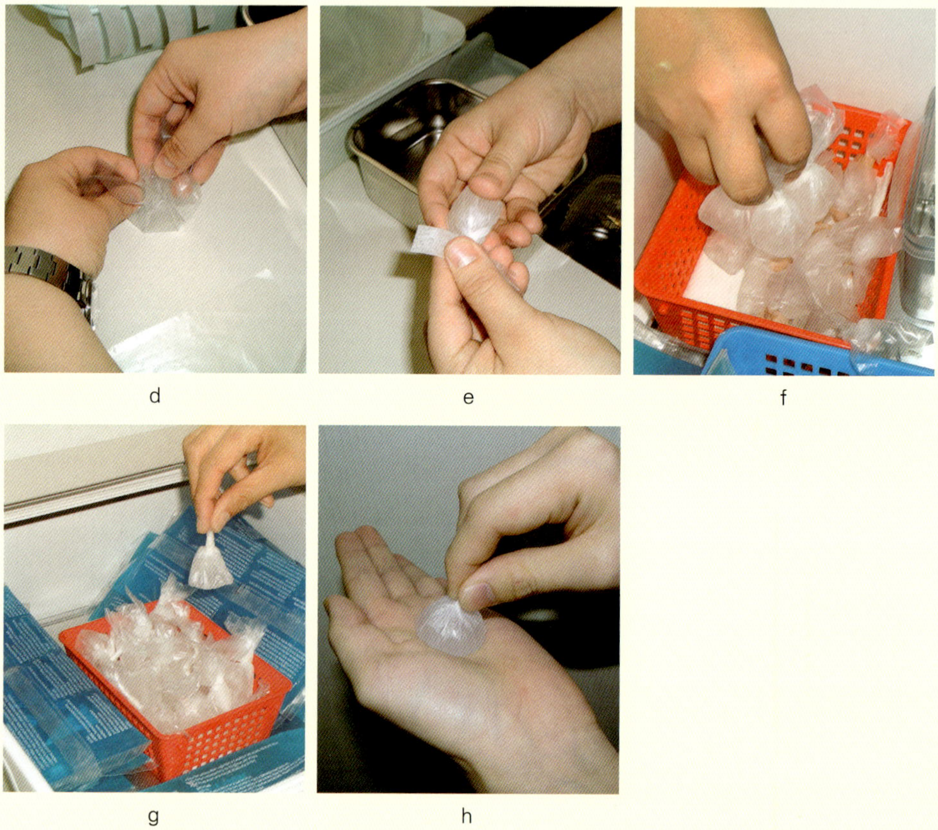

图 2.2.45　冰袋的制作方法

专栏　新增

新产品——皮肤冷却棒

笔者在使用 QSRL 治疗 SK 时，常常使用冰袋冷却的方法，但是冰袋不仅没有固定的形状，在冷敷时还可能会漏水。

METRAS 公司研发了一种冷却棒，使用塑料包裹铝制的金属棒，用于皮肤表面冷却（图 2.2.46a、b）。从卫生角度考虑，笔者会在实际使用时用塑料袋包裹一下接触患者的部分（图 2.2.46c）。在冰箱里预备数个这样的冷却棒（图 2.2.46d），使用起来非常方便。从冰箱内取出后可以立刻放在患者的皮肤上冷却，并在冷却部位进行激光治疗（图 2.2.46e、f）。虽然还有一些问题，例如使用一次就要重新冷却几个小时，在患者多的诊所，需要准备数个这样的冷却棒，并且无法确定冷却的准确温度，但这确实是一个很有用的辅助工具。

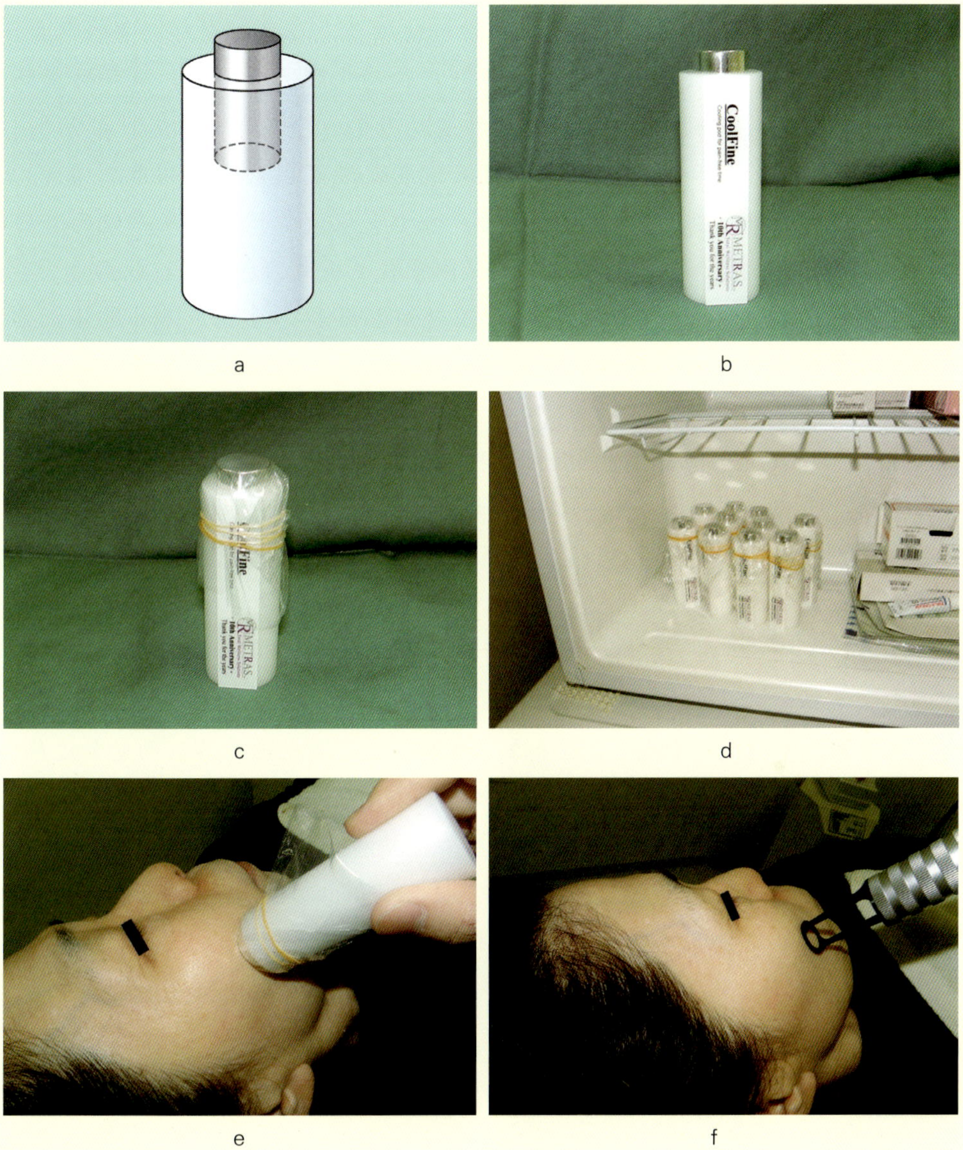

图 2.2.46　皮肤冷却棒

专栏

激光治疗后是否需要避光

使用激光治疗色斑之后，有人认为需要严格避光。笔者认为，激光治疗后的部位无须特别避光，但并不是说治疗部位持续日晒也不要紧。

紫外线是皮肤老化的主要促进因子，可能引起日光性弹力纤维病（solar

elastosis），以及伴随这类情况出现的皱纹增多，还可能引起老年性色素斑、日光性癌变、毛细血管扩张症等各种皮肤老化现象。所以，从预防皮肤老化的角度出发，不论何时何地，保护皮肤不受紫外线照射都是很重要的。

关于紫外线和色斑的关系：紫外线是促进黑色素产生的重要因素，对于色斑部和非色斑部皮肤黑色素的产生都有促进作用，结果导致两者的黑色素都增加，色斑部和非色斑部的黑色素之差增大，色斑的症状加重。

总的来说，紫外线可以导致所有色斑的症状加重，但是如果终止紫外线的影响，黑色素就会回到照射前的正常水平，紫外线并不会导致色斑的本质变化（各种色斑都有其不同的发病原因）。

本书中反复论述了色斑的不同种类，它们各自有不同的发生机制，重要的是正确地判断其病因，从而制订正确的治疗方针。

各种色斑都有其相应的发病原因，激光治疗后的色素沉着是激光导致的皮肤炎症的延续。激光治疗后的色素沉着是一种严重的炎症性色素沉着。从这一点上考虑，预防激光后色素沉着的重点并不是防止日晒，而是尽量减少炎症的发生，以及尽早消除炎症。具体步骤是：①尽可能地减少对病变周围正常组织的损伤，“选择性”地治疗；②激光治疗后创面愈合过程中，使用各种手段尽可能地防止炎症的产生；③上皮化完成以后，指导患者不要刺激治疗部位，以免引起炎症，可以尽快愈合。

结论是日晒并不是激光治疗后色素沉着的根本原因，但不可否认的是，紫外线可以使症状加重，是皮肤老化的首要促进因子。

6. 倍频 Q 开关 Nd:YAG 激光（532nm）治疗

推荐度	强弱	效果	危险度
＋75	强	＋70	3

目前市场上的 Q 开关 Nd:YAG 激光（QSYL）一般都不仅仅是 1064nm 波长的，有很多机型都具备通过变频技术得到 532nm 的第二波长。Q 开关 Nd:YAG 激光 532nm 波长激光（QSYL-532）可以有效治疗平坦型的 SK。

在具体的治疗操作上，和 QSRL 及 QSAL 一样，在冰袋冷却或者局部麻醉下，使用 QSYL-532 没有遗漏地照射整个病灶，使其达到“确切泛白但是没有表皮飞溅和出血”的程度，形成薄薄的痂皮，然后指导患者自行使用软膏和敷料换药，一般 7 ～ 10 天后脱痂。

可能出现的并发症是治疗后的炎症性色素沉着，对于比较敏感的皮肤来说，外界的刺激是治疗后最可能使之加重的因素。一般治疗后 10 天能够达到完全上皮化，在此期间需要使用软膏和敷料换药，此后在洗脸和化妆的时候都“不能摩擦”患部，这对于预防色素沉着非常重要。

这一治疗方法对没有增厚的平坦型 SK 疗效最好，效果稳定，是一个良好的治疗方法。如果一定要找不足之处，就是由于这种激光对黑色素的选择性过高，即使病灶稍微高出皮肤表面，也仅仅对表面起作用，其深部病灶依然残留，并且如果照射到黄褐斑的部位，就会留下严重的炎症性色素沉着。其实这种情况并不是激光造成的，而是治疗选择上的问题。QSYL 和 QSRL、QSAL 比较起来，机器比较稳定，价格比较便宜，对于那些准备从现在开始尝试激光治疗色斑的医生来说是一个很好的选择。

专栏

笔者的 QSYL-532 治疗历史

笔者从 1992 年夏天在日本最早进口使用 QSYL，此前都是使用 CO_2 激光、普通模式的红宝石激光、手术削除法等治疗 SK。经过各种各样艰苦的尝试，后来发现 QSYL-532 对于没有增厚的 SK 效果超群。1993 年以后，就形成了使用 CO_2 激光治疗增厚的 SK、使用 QSYL-532 治疗平坦的 SK 这样一种公式化的治疗方案。按照这个方案，笔者治疗了大量的患者，即使在现在看来，这也是一个很好的方案。

此后，大约在 1997 年，笔者使用 Q 开关红宝石激光（QSRL）代替 QSYL-532 治疗所有平坦的 SK 病灶，理由如下：

以往的 QSRL 的调整比较困难，输出一直不太稳定，但在各个公司的技术人员的努力下，其输出逐渐稳定起来，特别是东芝的 QSRL，使用了名为“万花筒”的三棱镜式的特殊装置，可以得到非常满意的光束模式。虽然每星期都要进行机器的分解和维护，但是可以得到非常稳定的功率密度。此后，这一技术被转让给了 JMEC 公司，他们改良出品了“The Ruby Z1”型号的新机器，于 2005 年开始销售。

笔者从 1992 年以来一直喜欢使用机器型号为“HOYA-Continuum Medlite”的 QSYL-532，总计购买了 6 台同样型号的机器同时使用。在当时 Q 开关激光机普遍不稳定的情况下，这是一款难得的输出稳定和故障率低的机器。但在出现了可以稳定输出的 QSRL 之后，QSYL-532 的不稳定性就逐渐暴露出来了。同一产品的不同机器间输出功率各有不同，光斑大小也不一样。此外，同一台机器的光斑大小根据当天的机器状态也会有所不同。诸如此类的不良情况已是家常便饭。激光机上的输出显示也是根本靠不住的，总是要按照病变照射时皮肤的反应来调节激光的输出。笔者一个人操作治疗还勉强可以，如果几位医生同时使用几台机器，无论怎样都很难做到正确地记录治疗参数或重复使用相同的治疗条件。对于操作者来说，在开始治疗前总是担心“今天这台机器会不会输出正常”，非常紧张不安。所以，笔者就下了彻底用 QSRL 来代替 QSYL-532 的决心。

此后，笔者诊所内的公式化治疗方案变成了：增厚的 SK 使用 CO_2 激光治疗，平坦的 SK 使用 QSRL 治疗。这一方法延续至今，没有发现什么不妥之处。当时和现在的不同情况主要是机器性能造成的，即使现在也很难说 QSYL 比 QSRL 差多少。

专栏 更新

笔者的 QSYL-532 治疗后续

正如前面的专栏介绍的，虽然笔者使用 QSYL-532 治疗 SK 基本上可以得到较好的效果，但是自本书第 1 版至今 8 年以来，笔者的诊所内一例都没有用过。使用 QSYL 治疗的 SK，经过数年或十几年后，有很多患者出现了复发。复发的类型各异，有和原来形状完全相同的、有多处复发的、有外圈复发的，各种各样，无论如何，“没有做干净”的情况是确实存在的。

最近十年，笔者在治疗 SK 之前，先使用皮肤镜仔细观察病灶，发现了一个重要现象：肉眼看上去平坦的 SK 病灶，在皮肤镜下观察，也可见到相当厚的突起。这就解释了治疗后复发的现象，532nm 波长的激光，不但穿透性很弱，而且黑色素对其吸收很好，所以激光都被表层的 SK 病灶吸收了，无法达到深层组织，从而造成病灶的残留而复发。

所以，后来笔者就不再使用 QSYL-532 治疗 SK 了。

7. Q 开关 Nd:YAG 激光（1064 nm）治疗

推荐度	强弱	效果	危险度
0	强	＋5	3

Q 开关 Nd:YAG 激光（1064nm：QSYL-1064）一般不适合治疗表皮性的色素斑，这个激光对组织的穿透性较深，对 ADM 的治疗很有效，但对于黑色素的选择性不够高。表皮性的色斑有时候对这个激光反应较差，很难说效果如何。笔者也做了一些尝试，有些颜色深的 SK 可以去除，但是需要将激光输出能量调高，但是高能量的激光可能导致真皮内出血而出现一些并发症。如果使用具有倍频功能的 Q 开关 Nd:YAG 激光（QSYL），则使用 QSYL-532 的效果明显比 QSYL-1064 好。

8. 大功率长脉宽激光治疗

推荐度	强弱	效果	危险度
0	强	＋60	5

在 Q 开关激光上市以前，色素性疾病只能使用长脉宽红宝石激光（CO_2 激光除外）治疗，其机制是红宝石激光对于黑色素有很高的选择性。在当时，它取得的一些治疗效果已经令人非常满意了，故一直用于治疗色素性母斑和其他一些色素斑。但是其光束较"钝"，对于一些颜色较浅的病灶不能完全去除。此外，由于脉宽较长，对周围正常组织的损伤较大，治疗后有色素沉着的倾向。此后出现了 Q 开关激光（3 种），这类激光的光束相对比较"锋利"，而色素沉着的发生率也较少，所以目前已经很少使用长脉宽激光来治疗色素斑了。

结论是，大功率的长脉宽激光是可以尝试用来完全去除色斑的，其效果也是确切的，但是不如 Q 开关激光好。

专栏

关于激光治疗后的色素沉着

已经记不清是什么时候的事情了，应该是 1992 年底的时候吧，对于一例面部多发性的色斑（典型的老年性色素斑），笔者使用普通模式的红宝石激光进行了治疗。现在笔者一般不会初次治疗就一次性照射多个部位的，可在当时，对于红宝石激光治疗色斑过于自信和自以为是的笔者，把患者所有的色斑一次性都治疗了，即使用普通的红宝石激光治疗了全面部散在的所有色斑（60 个左右）。

现在就很容易想象到会有什么结果，不出所料，患者出现了严重的色素沉着，带着红宝石激光正方形的光斑留下的马赛克状色素沉着，在笔者的面前抱怨："脸搞成这个样子了，都不能出门了！""害怕紫外线照射，白天都躲在拉着窗帘的房子里，每天流着泪过日子。"笔者只能解释说："原来的色斑已经完全消除了，现在的颜色是激光治疗后的色素沉着，一定会好起来的！"总算是把患者劝回去了，可过了半年又来了，比上一次是好了一些，可面部依然像花瓷砖一样布满了无数正方形的色素沉着，就连笔者也感到"这可真是糟糕透了"，战战兢兢地询问患者有什么要求。"并不是想要赔钱什么的，只是希望把这些治好。"对于患者急切的要求，真的想帮她做些什么，可是无能为力。患者不停地流着眼泪诉说着，笔者也陪着落泪。已经等了半年，怎么激光治疗后的色素沉着还是这么严重，到底是为什么呢？一般来说，半年时间，无论是什么样的色素沉着，至少消退一半以上，可这个患者仅仅消退了一两成。笔者都开始怨恨"激光的神明"了，虽然不知道有没有这样的"神明"存在。仔细询问后得知，患者在没有日晒的情况下待在家里半年多，还使用了各种美白制剂，都没有效果。笔者一点都不怀疑患者说谎，因为观察患者的皮肤立刻就能看出，激光没有治疗的部位（正常皮肤）比半年前白了很多。但是，仔细观察患者的皮肤，是有很强的色素沉着倾向的偏黑的肤色，正是富士森医生说的那种"杂色干燥型皮肤[1)]"。在一个半小时苍白无力的谈话之后，患者沮丧地回去了。至今笔者仍然忘不了那个患者的样子。

事情已经过去很多年了，笔者还会时常想起那个患者。如果在现在，一定不会再出这样可怕的事情了，原因是：初次治疗的时候，无论是什么样的情况都是先治疗一两个地方，必须牢记无论患者的治疗心情多么急切，也不能连续治疗。然而，患者的体质，比如"色素沉着倾向"是无法逾越的，当时没有认识到这一点的笔者，一个接一个地治疗那些色斑，导致了那位患者的不良情况。

那个患者后来究竟怎么样了呢，是否至今脸上还是花瓷砖样呢？应该不会了吧，比普通人多几倍的时间（5～8 年），色素沉着应该慢慢消退了吧？现在，那时的色素沉着大概已经完全消除了吧？就算是这样，没能预见到这样的色素沉着情况的笔者所犯的错误也是不会因此消除的。

笔者从那时起才认识到皮肤性质的重要性，带着对患者皮肤性质的兴趣，开始认真观察，至今已经试着对皮肤的性质做了分类，发现了很多相关的现象。但是，这些发现也许只是沧海一粟而已。

9. 小功率长脉宽激光治疗

推荐度	强弱	效果	危险度
＋40	弱	＋20	2

最近流行尝试使用一些主要用于脱毛的长脉宽激光（如翠绿宝石激光、半导体激光、Nd:YAG激光等）来治疗表皮性的色素斑（主要是SK）[2, 3]，他们的理论依据几乎完全和光子治疗一样：由于SK部位的黑色素比正常皮肤多，所以对于相同能量的光可以吸收更多，产生更高的热，且只在该部位产生轻度的热损伤，使SK在痂皮化后脱落。他们认为这一方法的优点是对周围的正常组织热损伤很轻，产生色素沉着的危险性也很低。

该法将减少并发症和副作用作为前提，在此基础上尽量提高治疗效果，相比于在使用激光治疗完全去除色斑（如SK）的同时，尽量减少并发症和副作用的产生的传统想法来说，是一种出发点上的转变。

还有人认为这种治疗并不仅仅除去了SK，还激活了真皮的成纤维细胞，改善了皮肤的弹性[2, 3]。笔者认为宣称具有这种神奇的效果是没有依据的，需要等待将来的研究成果来证实，但目前来看还不能说是完全错误的。正如秋冈医生说的那样[3]，很多诊所没有能力购买皮肤年轻化（rejuvenation）的专用激光，但至少拥有脱毛用的激光，对于这样的诊所来说，能使用这种脱毛激光治疗色斑也是很不错的。但是，对于岩城医生关于这种方法可以治疗黄褐斑的说法[2]，笔者是不同意的。真正的黄褐斑是一种过度刺激导致的炎症性色素沉着，使用激光这样的外界刺激是不可能治愈的。但是，如果是黄褐斑合并SK的情况，使用这种刺激较轻的方法治疗，是有可能在黄褐斑没有加重的基础上减轻SK的症状的。如果指的是这样的情况，笔者是完全赞同的。

总之，“激光治疗”等于“需要治疗后休假的强治疗”、“光子治疗”等于“无须停工的弱治疗”这样的看法已经过时了。正确的观点应该是：无论激光还是光子，如果是高能量的治疗，就可以取得更好的效果，但是需要休假；如果是低能量的治疗，效果就会相对较弱，但不需要治疗后休假。大家应该转变思维方式。

推荐度	强弱	效果	危险度
＋50	弱	＋20	2

10. 强脉冲光（光子）治疗

和激光不同，强脉冲光（intense pulsed light，IPL）又称光子，它的输出波长范围较宽，照射面部以后可以起到年轻化的效果，最近应用得非常广泛。各个公司把不需要的波长用滤镜滤除，配以皮肤表面的冷却装置，使之具有各自的特长而推向市场。这种治疗方法受欢迎之处是无须包扎敷料，不影响患者日常生活和工作。此外，它对于雀斑和散在性的老年性色素斑有确切的疗效，是一个非常有效的治疗手段。

但是，笔者认为对于属于表皮良性肿瘤的 SK（老年性色素斑、脂溢性角化病），无论怎样，使用光子都是不能完全去除的。很多情况下可以达到部分好转，使症状有所改善，但是存在容易复发的问题。这种良性肿瘤的治疗原则应该是完全去除。从这一点上考虑，激光治疗应该更好一些。如果病灶属于难以使用激光治疗的多而散在的类型，如果患处敷贴困难或者需要同时做改善皮肤弹性、毛孔或泛红等多角度的治疗，光子是很有用的方法。

（1）原理

光子机发出的光和照相机闪光灯类似，和单一波长的激光不同，光子机所发出的光是有一定波长范围的，脉冲时间一般是毫秒级的。其治疗色斑的原理是，由于含有黑色素较多的组织对光的吸收较多，导致发热而使含有色素的组织变性、脱落，从而达到治疗效果。还有人认为，不只是黑色素，血管内的血红蛋白也会对光产生较多的吸收，从而起到去除过剩的毛细血管的作用。还有说法认为，真皮内吸收光子之后可以刺激成纤维细胞产生胶原，能有各种其他治疗效果。

（2）各机种的特征

1）IPL（NatuLight®，Lumenis 公司）：导致目前光子机盛行的是美国的 Lumenis 公司，其代表机种见图 2.2.47。其历史性的创举是于 1990 年在原光应用于脱毛的光子机上加设了表面冷却装置和凝胶，并开发出了 3 种滤光装置。如此使得初学者也能很容易地使用这种机器了，此后经过广告部的努力，将其命名为吸引人的“PhotoFacial”，全世界皮肤科历史上第一次把“疗法”成功地做成了品牌。在这一事件的带动下，此后很多企业开发和销售了很多种类的光子机。历史性的代表机种是具有冷却装置的 34mm×8mm 水晶治疗头，最大功率 35J/cm^2，涂抹凝胶后进行照射，使皮肤烫伤的危险性降至最低（图 2.2.48）。

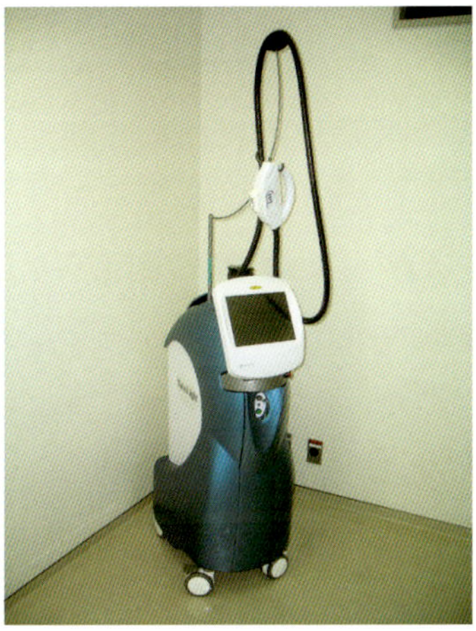

图 2.2.47　NatuLight® 光子机

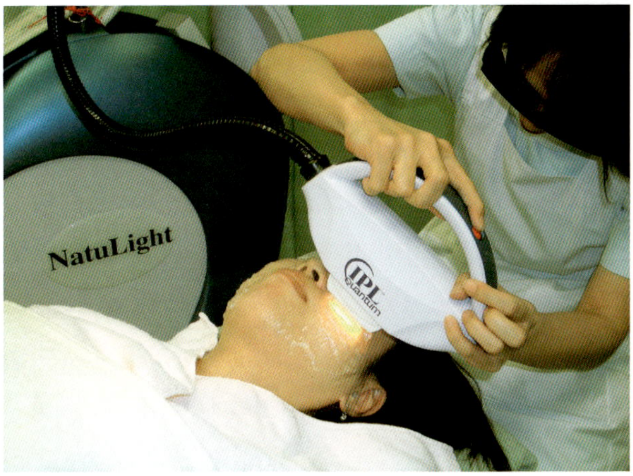

图 2.2.48　“PhotoFacial”治疗情景

专栏

IPL 治疗的相关报告

2001 年，Negishi 等人发表了日本人接受 IPL 治疗的有关论文[4]。在此文发表之前，关于光子治疗的有效性都还只是一些“传说”，这篇论文首次证实了当时缺少学术内涵支持的光子治疗的有效性，意义非常大。当时使用的机器并不是现在流行的 NatuLight，而是其前期型 VascuLight，所得到的良好效果即使和现在比也毫不逊色。该论文描述详细，指出了治疗和白人不同、肤色较深而且容易出现色素沉着的日本人，需要有充分的知识和熟练的经验。

此后，Kawada 等发表论文报道了用 IPL 治疗日光性黑子（SK）和雀斑[5]，结论是这种治疗方法对于小而散在的色素斑效果很好，真的是完全正确。笔者个人认为，最适合光子治疗的是雀斑和 SK，和该论文的结论完全相同。该论文的作者有着扎实的理论基础，才写出了如此优秀的论文。

到了 2002 年，美国的美容皮肤科大师 Weiss 等，发表了他多年使用 IPL 的所有经验体会[6]，指出此法可以有效治疗白人中多见的伴随日光性老化出现的毛细血管扩张和散在的 SK。此外，还证明了这种效果是可以持续很长时间的。对于白人，面部的色斑几乎都是 SK，这与总是混合发生黄褐斑和 ADM 的日本人比起来，是完全不同的。这篇文章的发表，可以说是提出了一个世界性的光子治疗标准。

至2004年，前面提到的Negishi等人首次提出了“潜在性黄褐斑”的概念[7]。肉眼难以辨别这类黄褐斑的色素变化，只有使用紫外线照相机才能拍出。有一些患者患有很轻微的黄褐斑，这些患者在IPL治疗后容易出现热损伤和色素沉着等，一定要注意。他们使用“强治疗法”治疗并观察了大量的患者，具有丰富的经验，使IPL发挥出了最高的水平。笔者也完全同意这一治疗方法。但是笔者在本书中强调的是，黄褐斑的本质是一种慢性过度刺激造成的炎症性色素沉着。Negishi等人所说的“潜在性黄褐斑”只是表现型的差异（颜色较淡），其本质依然是慢性过度刺激的状态，这种状态并不是潜在性的，可以说就是一种典型的黄褐斑。也就是说，他们所说的“潜在性黄褐斑”，光子治疗后各种并发症出现的原因并不在于颜色的浓淡，其实还是过度刺激状态。

2）Aurora（Syneron公司）：Aurora机型（图2.2.49）的最大特征是，在普通的24mm×8mm的光子头上，插入了两片可拆卸的金属电极（图2.2.50），从那里可以同时发出光子和射频。射频的特性是可以顺利进入阻抗（impedance）较低的部位，并且相同部位组织温度高的部分阻抗较低。所以，如果光子和射频同时作用，就会产生下述现象：皮肤表面由于冷却，射频电流通过困难，而对于光子吸收较强的吸收体（黑色素或其他色素等），对光的吸收较多，之后温度上升，此部位会进一步受到射频的治疗。这样，在表皮受到保护的同时，真皮的血管、色素、毛根部组织等可以得到选择性的热破坏[8]，就可以获得比单纯光子治疗更好的效果[9]。现在，这款机器在销售时的名称已经改为“e-light”了。

3）Opus系列（Opus Cutera公司）：Cutera公司现在是日本光电设备的顶级制造商，很受欢迎。其设备技术含量高，使用同一个机身，配置多个治疗头，适用于不同的用途（图2.2.51）。对于SK的治疗，可以使用小光斑（6.35mm）、短波长（500～635nm）的AcuTip治疗头；而LimeLight治疗头的光斑比较大（10mm×30mm），波长范围广（520～1100nm，如果使用滤波片，还可以将波长范围缩窄），除了治疗色斑外，还具有面部年轻化的作用；还有用于脱毛的ProWave治疗头、用于红外线紧致皮肤的Titan治疗头等。此外，这台设备还可以配置长脉宽的Nd:YAG激光，在临床上很受欢迎。

同一台机器配置多个治疗头，可以达到广泛的使用目的，是目前比较流行的做法。

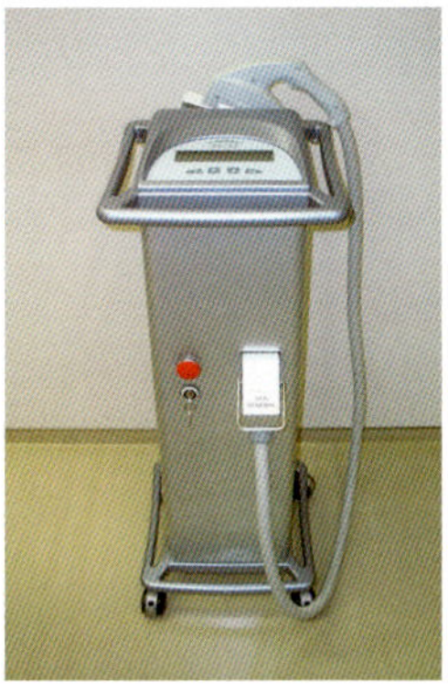

图 2.2.49 Aurora 光子机

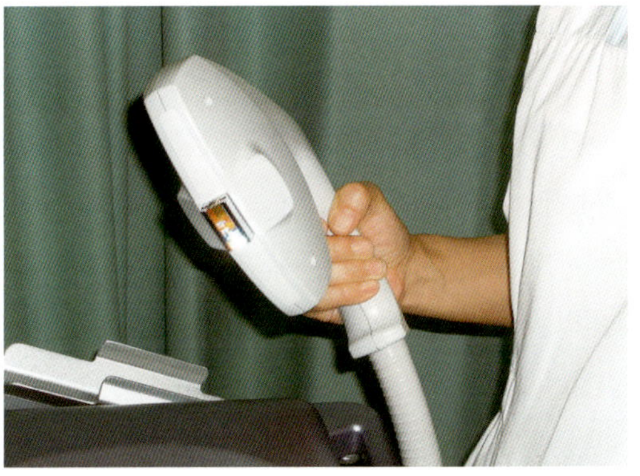

图 2.2.50 Aurora 光子机的治疗头

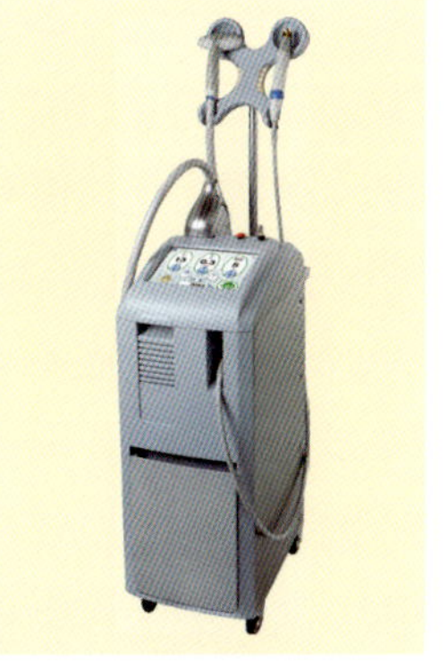

图 2.2.51 LimeLight 光子机和 Nd:YAG 激光复合机

4）I²PL⁺（Ellipse Flex，Ellipse 公司）：本机种（图 2.2.52）和 Xeo 类似，使用普通的氙灯作为光源，通过两重滤镜滤除过长和过短的波长，只取中间一段需要的波长用于治疗。该机器有 4 种治疗头可供选择，主要使用的治疗头“VL ＋”的波长是 555 ～ 950nm。由于加入了 500nm 的后半部分，对于血管性病变也有效果，所以其治疗效率提高了，比通常的光子治疗次数更少、效果更好。其治疗头较大，为 48mm×10mm，从而提高了治疗效率。其热损伤的危险性较低，所以无须涂抹凝胶。Bjerring 等人认为，此机型是普通光子机的进化，称其为第二代 IPL[10）]。但是，这篇论文中作为病例所展示的黄褐斑图片似乎是 SK，讨论部分说的“使用这一方法治疗了 4 次以上但效果没有提高”“为了除去真皮的色素，必须使用更长波长的光”等，理论叙述上比较混乱，期待能有更加正确客观的对机器的评价。

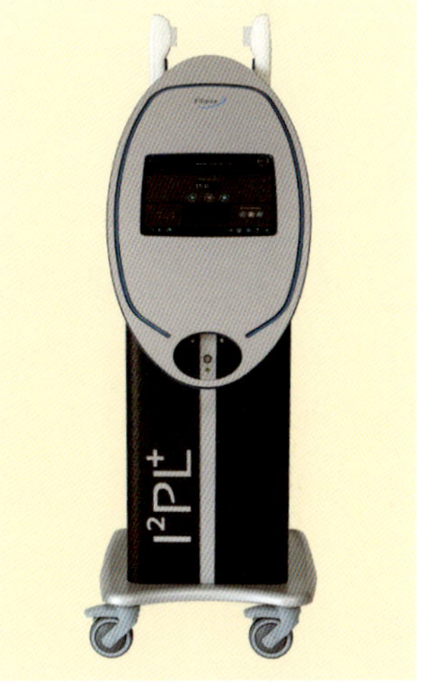

图 2.2.52 I²PL⁺光子机

5）BBL（Broadband Light，Sciton 公司）：Sciton 公司的 Er:YAG 激光设备 JOULE 治疗平台，搭载了 BBL 治疗设备。该设备的特点是：治疗头的光斑面积从小到大可调节，最大照射面积为 15mm×45mm，非常方便；具有 7 种滤光片，可以调节光的波长；脉冲的宽度也是可以准确调节的。虽然进入日本国内时日尚短，但相信今后还会有更好的发展。

（3）实际操作

光子治疗 1 次是不能达到 100% 的效果的，通常需要间隔 2 ～ 4 周，数次反复治疗。虽然可以不停地重复治疗，但一般以 5 次治疗作为一个疗程，此后根据疗效再考虑进一步的治疗方案。

每次治疗的时候，先让患者卸妆，然后对治疗部位（通常是全面部）全体无遗漏地、逐一光斑地照射。在眼睑周围照射的时候，有两种情况：①需要照射整个上下眼睑时，要使用眼球接触保护器；②当上睑不需要治疗时，可以使用小板或薄膜遮挡，然后对下睑进行照射，可以照射到睑缘附近。后一种情况比较多见。患者在治疗后无须特别处理，可以正常化妆。

基本的治疗参数一般会预先设定好。虽然有些医院喜欢对所有患者采用千篇一律的照射条件，但事实上每个患者的状态和病情的程度都是不同的，应该根据患者的状态调整治疗方案。

治疗的终点是色素斑的周围有轻度发红，这个判断是比较微妙的。实际操作的时候，一般先使用比较弱的输出治疗，在确认没有副作用的情况下，逐渐加大剂量，这样比较安全。当技术和经验比较丰富之后，就可以根据患者的情况作出正确的选择和判断了。

（4）治疗后的处理和恢复过程

治疗后无须特殊处理，色斑的颜色会变得稍微深一些，之后会形成薄痂皮（microcrust），经 1 周左右脱落，脱落后色斑会变得淡一些。此期间不得进行按摩、换肤等刺激皮肤的皮肤护理操作。

专栏

凝胶和薄痂皮

光子治疗的时候，有的厂家说："在治疗头和皮肤之间需要涂抹凝胶，以降低热损伤的危险性，提高治疗的安全性。"也有厂家说："本公司的产品根本不需要使用凝胶。"这究竟是怎么回事呢？我们从光子治疗使用凝胶的作用上来分析一下：

首先，凝胶在光学上是一个透光体，实际光能量的衰减测定显示，几毫米厚的凝胶几乎不会造成光能的衰减，大量的凝胶也只能使光能衰减几个百分点。其次，从涂抹凝胶之后皮肤透光性的变化来看，由于短时间治疗过程中使用的凝胶几乎不会透入皮肤内，所以对于透光性也没有什么影响。反之，从某种程度上讲，由于皮肤表面的漫反射减少，进入皮肤内的光可能会轻度增加。总之，使用凝胶之后，在光学方面几乎没有影响。

下面从热力学的角度来看一下。照射到皮肤表面的光，具有反射、散射等变化，最后那些被吸收的光，从光能转变为热能而消失。此时产生的热能对机体产生怎样的作用，决定了其临床效果。哪里的热能产生得多，就说明光在哪里吸收得多。而组织对光的吸收多少取决于光的波长和吸收率。和单波长的激光有所不同，光子是由多个波长的光复合而成的，所以情况比较复杂。一方面，皮肤有黑色素、血红蛋白、胶原等几种主要的光吸收体，其中最主要的是黑色素，大部分光是被皮肤内的黑色素吸收的。另一方面，皮肤内的大多数黑色素都存在于表皮内，从这一点出发，光子治疗的时候，产热最多的是皮肤最外层的表皮部分。

再来看看皮肤吸收的光转变为热能以后的变化。这些热能一部分用于化学性变化的能源消耗，这种能量全都是向周围组织传导扩散的。到达真皮的光在什么位置吸收并转变为热能的，要从真皮的立体三维结构中来分析。光在真皮内发生传导和扩散作用，在真皮外层覆盖的表皮内产生的热量，只有向其下方的真皮内传导或向外散去两个出路。从空气的热力学特性考虑，和水等液体比较起来，空气的热传导率非常低，这也就是为什么在冬天穿着含有空气的衣服很暖和的原因。那么，在不涂抹凝胶的情况下，由于皮肤的一侧由空气覆盖，光照后在表皮产生的热量大部分会扩散到真皮内；如果涂抹了凝胶，由于凝胶的热传导率接近皮肤，表皮产生的热量就会向皮肤和凝胶两个方面传导。结论是，表皮产生的热量在涂抹凝胶的情况下，热量进入真皮是不涂抹情况的一半。

光子治疗后在色斑部位会产生薄薄的痂皮，1 周左右脱落，色斑就会变浅。由于这种痂皮薄得还够不上称作伤口痂皮的程度，所以就叫薄痂皮。这种薄痂皮形成的原因是，在相同的光子能量作用下，含有黑色素较多的细胞吸收了更多的光，产生热能，发生了凝固坏死。如果色素较多的“色斑的细胞”全部痂皮化，就像诸如 Q 开关红宝石激光照射后一样，会形成广泛痂皮；而如果只有一部分痂皮化，就会形成薄痂皮。也就是当含有色素较多的表皮细胞达到了坏死的临界温度（大约在 60℃）时，这些细胞死亡后就会产生薄痂皮。如前所述，和使用凝胶比起来，不使用凝胶的时候，表皮产生的热能无法从表皮侧扩散，容易使温度上升，所以不使用凝胶的光子机种（Ellipse Flex 等），即使用低能量的治疗参数，也很容易形成薄痂皮。

总的来说：①使用凝胶的方法，发生表皮升温过高而导致热损伤的危险性较小；②不使用凝胶的方法，会使得表皮的色素部分温度升高，容易形成薄痂皮，治疗表皮色素的效率较高。这是两个重要的结论。在各种不同型号光子机的选择过程中，要牢记上述两点。

专栏

激光治疗 SK 的效果比光子更好

典型病例：初诊时 22 岁的女性，诊断是右颊部太田痣。初诊时，在右颊部到颞部有广泛的太田母斑（图 2.2.53），计划使用 QSRL 治疗。此后，分别间隔 3、3、5、7、8 个月，使用 QSRL 共计治疗了 6 次，完全去除了太田痣。患者在 26 岁时再次来就诊，主诉：和治愈的白皙的右侧面部比较，没有使用 QSRL 治疗的左侧面部和鼻部较黑，小的色斑逐渐增多(图 2.2.54)。确实，两侧面部色泽的差别较大。

处理方法：首先采用针对黄褐斑的保守疗法，从整体上改变色素沉着，

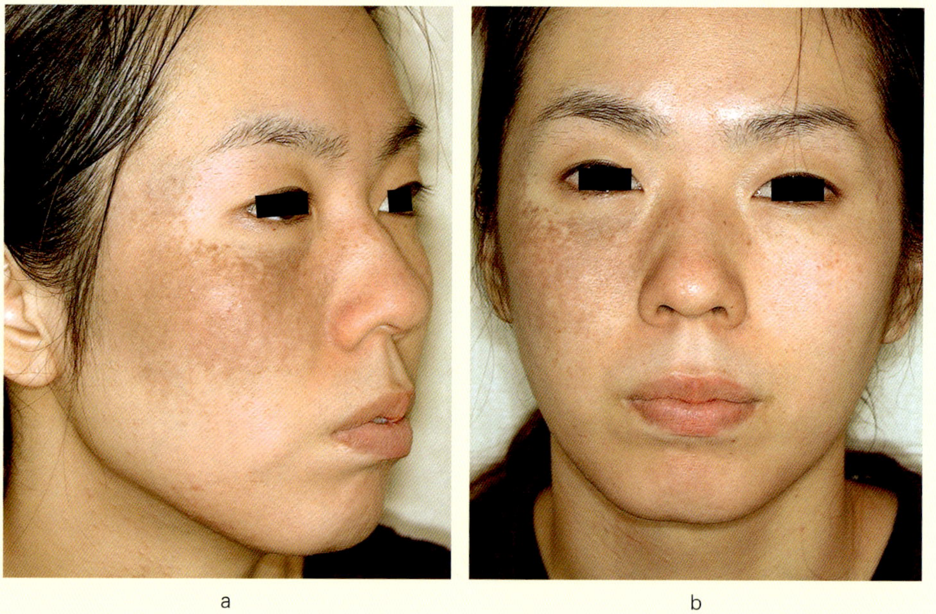

a　　b

图 2.2.53　22 岁女性患者

右颊部至太阳穴太田痣

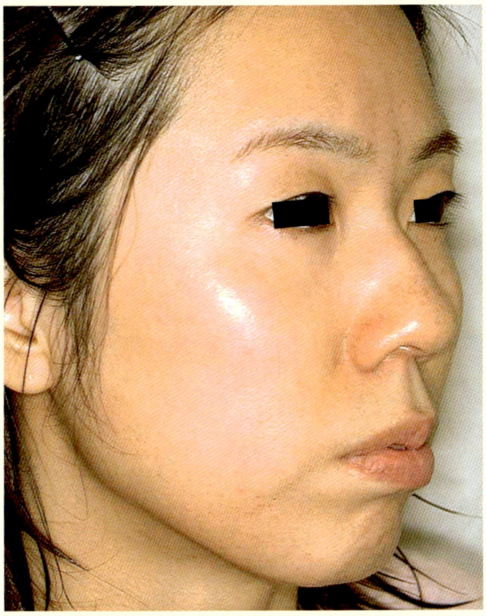

a

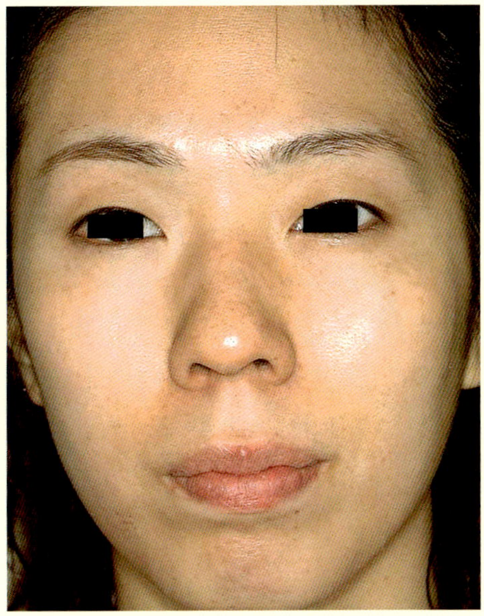

b

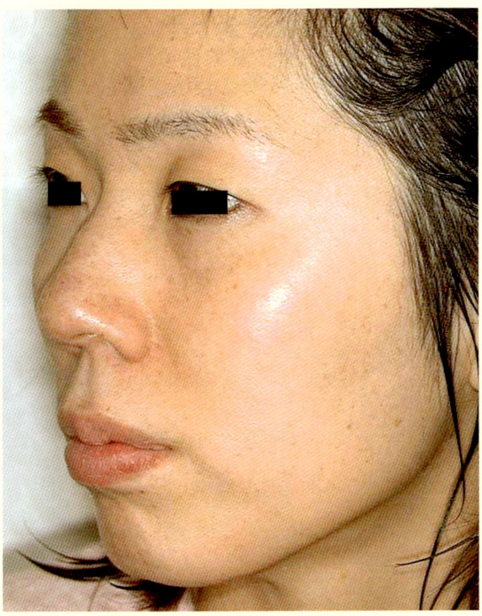

c

图 2.2.54　QSRL 治疗 6 次后 2 年
太田痣完全去除。26 岁的时候，主诉和右颊部治疗区域的白皙程度相比，左面部和鼻部等显得有色斑

等肤色也变白后，残存的散在性色素斑（SK）反而会变得比原来明显。对此，为了使全面部的色斑全体淡化，使用 Aurora（光子＋ RF）治疗 4 次，两次之间间隔 1 个月，色素斑明显好转。虽然效果很好，可是 Aurora 治疗 4 次后 3 个月，色斑又慢慢变深了（图 2.2.55）。此后，使用 QSRL 对残余的色斑分 6 次治疗，结果所有的小色斑都完全去除了（图 2.2.56）。

全性（低风险性），这种方法称作“弱治疗”。虽然治疗效果要差一些，但是风险降低了，这正是光子治疗的优点之一，笔者也是认同这一点的。但也不要因为治疗比较舒适，就没有节制地重复治疗。

让我们来看看目前日本的美容医疗状况。使用“强光子治疗”的机构大约占三成，使用“弱光子治疗”的机构大约占七成，笔者并不想评论哪一种方法是对的或是错的，每一种方法都有其充分的理由。但是，听到“某某机器对色斑治疗无效”“不对，你错了，效果很好啊”这样的争论时，如果不知道讨论者采用的光子治疗的手法（是强治疗还是弱治疗），就会十分迷惑。

以前的观点是，激光是一种治疗效果比较好但是风险也较高的“强治疗”，光子是一种治疗效果较差但是风险也较低的“弱治疗”。然而，必须注意到现在这个观点已经逐渐变得不正确了，就像“小功率长脉宽激光治疗”中所叙述的那样，即使是使用激光，也可以做到不需要“休假”的治疗；反过来说，即使是使用光子，如果治疗参数是高输出数脉冲反复照射，虽然可以得到近似Q开关激光的作用，但会产生厚痂皮，达不到无须“休假”的程度。这种机器在使用时的“分寸”是相当微妙的。

专栏 新增

关于光子治疗SK的相关思考

笔者以往的主张是：“对于SK的治疗，激光比光子效果更好，所以建议使用激光。”大约从5年前开始，观点改变为：“SK是一种良性肿瘤，所以必须完全去除（激光治疗），将它治愈，而不是部分去除（光子治疗）。”

在此，有人认为讨论色斑在医学上是否属于疾病的范畴，就像评价西装面料的花纹是否时髦一样，似乎是一个哲学层面的问题。但是，笔者的立场永远是：色斑在医学上就是一种疾病，所以应该从根治疾病的角度出发考虑问题。

举个例子，某位胃癌患者，如果能够早期发现，一定会实施根治性的完全切除；可是如果他的癌症进行到了Ⅳ期才发现，已经无法完全切除了，此时从维持患者生活质量（quality of life，QOL）的角度考虑，只能进行部分切除和姑息治疗。最不该做的是：可以完全切除的早期胃癌，却采取了姑息治疗，从而错失治愈患者的机会。对于可以选择根治方法治疗的疾病，却没有实施根治，相当于剥夺了他治愈的机会，我认为这在医学上是一种错误。

然而，面部年轻化的治疗稍微有所不同：因为人体的老化就像是一种无法治愈的疾病，至今为止也没有一个有效的治疗方法。就像Ⅳ期癌症一样，是没有彻底治愈的方法的，此时姑息治疗就很重要了。就算没有好的效果，光子治疗等其他各种疗法的意义也能够体现出来。

所以，光子治疗如果用于面部年轻化，作为“姑息治疗”是有意义的。而SK是可以用激光彻底去除的，如果仅仅给患者部分切除，那就剥夺了患者治愈的机会，我认为这是不可以的。

不过，如果还是认为色斑并不是“疾病”，而是如同连衣裙的花纹一般，色彩浓烈也好、淡雅也好，甚至是无花纹的，都可以“穿”，认为这是一个“时尚的问题”，那和笔者的论点就完全说不到一块儿了。

11. 削除法切除

推荐度	强弱	效果	危险度
＋30	强	＋95	4

25年前，笔者在引进 CO_2 激光之前，是使用电灼治疗SK的，常常发生伤口愈合延迟和色素沉着的问题，使笔者相当烦恼。反而使用手术切除，可以在1周之内愈合，也不会发生色素沉着，当然，手术后的切口痕迹是一个比较大的问题，这就使得在治疗的选择上进入了一个两难的境地。有一天，笔者在做组织学检查的时候学习了病理学的书，了解了一个重要的知识：SK无论表面有多么隆起，其深度都不会超过真皮乳头层，侵入非常浅，这对于一个经验丰富的皮肤科医生来说是简单的知识，而对于当时还是一个往来于门诊和病房之间的住院医师的笔者来说，却是一个令人惊奇的新知识。在同一时期，美国的皮肤外科杂志又发表了一篇关于用于皮肤肿瘤活检的可调换的双刃剃刀（现在已经很少见了）的论文，那时，在笔者的桌子上刚好放着厂家提供的创面覆盖材料的样品，此时，笔者就想尝试一下一个当时日本教科书上没有提到过的新方法。

这个方法的原理非常简单，使用剃须刀片或者11号手术刀片削除组织学上很浅的SK，然后使用创面覆盖材料换药一直到上皮生长愈合，仅此而已。和电灼比较起来，它既不会有炭化的组织残留在创面，又不容易发生炎症和感染。此外，不会引起周围组织的热损伤，手术后也不会出现发红或色素沉着。在直视下可以看清楚病灶，可以确认是否彻底地去除了病灶，避免产生去除过多或者去除不足的现象。笔者第二天就在门诊手术的时候尝试了这个方法。

手术步骤如下，不论 SK 的厚薄如何（图 2.2.57a），手术方法相同。

1）在局部麻醉下，捏住病灶四周将病灶向外挤出，使用手术刀像小提琴的弓一样来回切割，削除病变组织（图 2.2.57b）。

2）判断患处有无病灶残留（图 2.2.57c），如果有残留，继续削除残留部分。

3）由于有点状出血，稍稍压迫止血，使用创面覆盖材料覆盖创面（图 2.2.57d）。

4）大约 7 天上皮化完成（图 2.2.57e）。

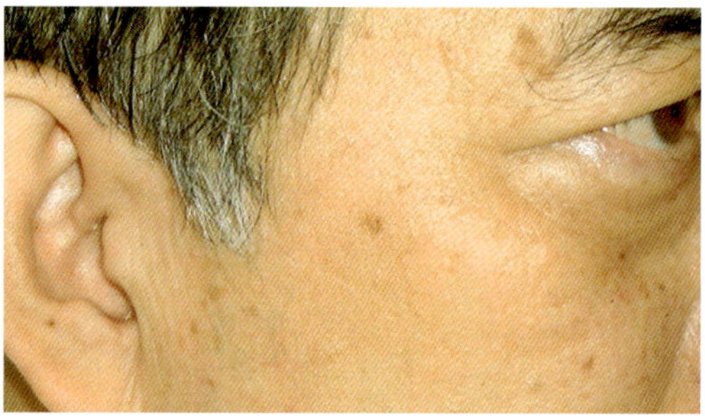

a

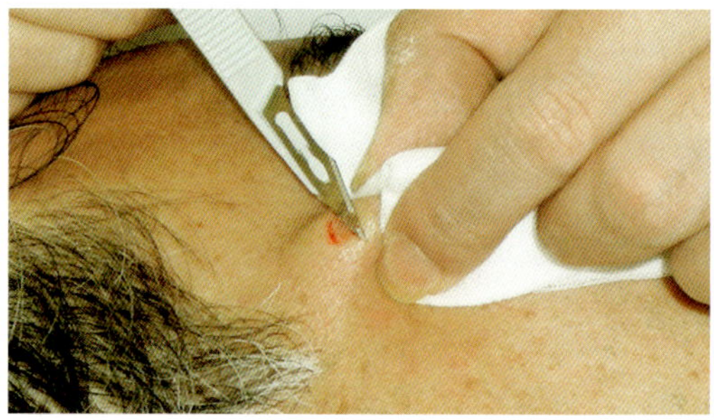

b

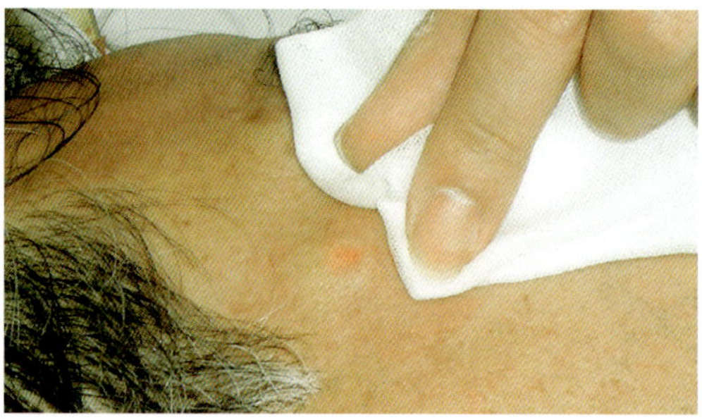

c

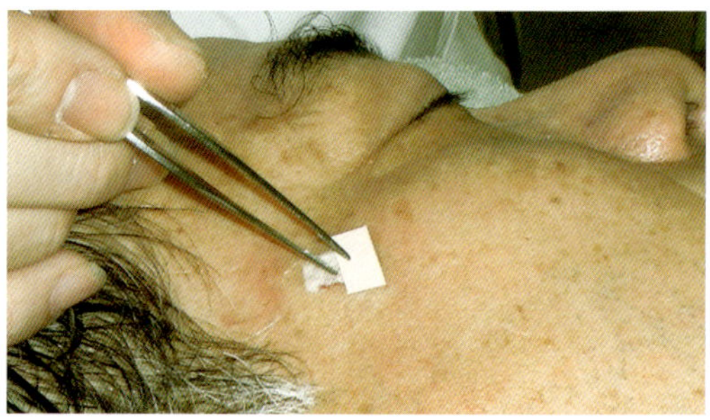

d

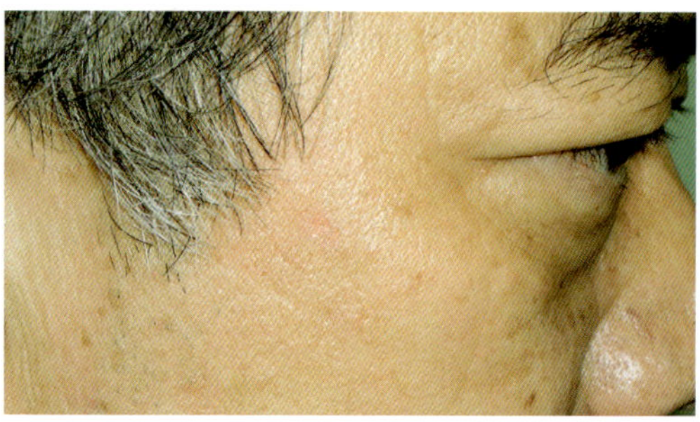

e

图 2.2.57　削除法切除 SK

a. SK（术前）
b. 削除法切除术实施中
c. 手术后即刻
d. 使用海藻酸盐材料敷贴创面，外面再使用聚乙烯薄膜覆盖
e. 术后 7 天，创面完全上皮化

这个方法虽然原理简单，但是开始操作的时候由于不够熟练，会遇到很多麻烦，

通过以下方法可以提高操作技巧。首先，局麻的时候尽量将麻醉液注入真皮内（皮肤较浅的层次），将真皮注射至膨胀发硬，以方便手术削除，无论是使用手术刀片还是剃须刀片，重要的是沿着直线削除，刀刃呈直线形来回切削，慢慢前进。为了防止万一切削过深而留下明显的瘢痕，切削的方向一定要和皱纹方向相同。创面覆盖材料可以使用猪的真皮或水胶体（hydrocolloid）类材料。由于削除法出血和渗出比较多，最好使用止血作用较强的海藻酸盐敷料。

这一方法是一个值得提倡的好方法，如果使用得当，其效果并不比激光法差，甚至可以得到比激光更好的效果，即使是现在也还有其存在的价值。此外，和激光法比较，切削下来的组织还可以做病理检查（图 2.2.58）。但是，笔者现在已经基本上不使用这个方法了，理由是：①手工操作技术上存在不稳定性，有时候操作顺利，有时候不顺利，缺乏重复性，由于操作精细，容易导致术者精神“疲劳”。对于初学者的教育比较困难，没有练习材料。②出血和渗出较多，手术后的管理和患者的指导比较困难。患者常常抱怨“出血了”“流水不止”等。好在有了强力止血材料海藻酸盐，这个问题基本上得以解决。

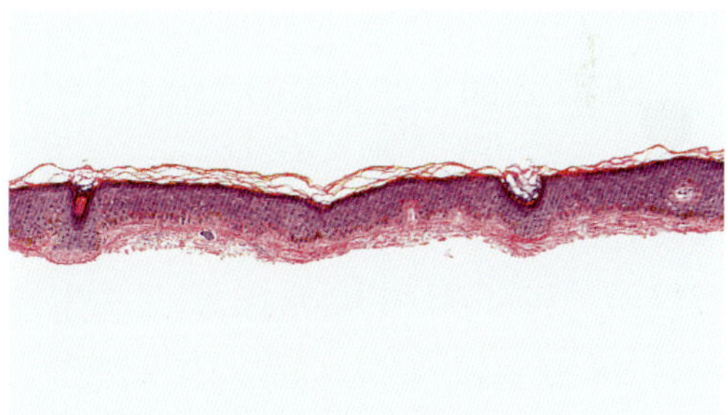

图 2.2.58　削除法切除术切取下来的 SK 组织
可以看到病变部分被完整地切除下来

总之，CO_2 激光治疗方法容易学习操作，此外还有更好的止血作用，可重复性强，操作的时候也很轻松，所以现在笔者仅仅在怀疑病灶有恶性的可能，需要做病理检查的时候，才进行切削治疗。当然了，如果很可能是恶性肿瘤的时候，最好还是全层切除更好一些。

12. 冷冻治疗

推荐度	强弱	效果	危险度
＋20	强	＋20	4

SK 治疗中最“古典”、最让人熟悉的方法是冷冻治疗。再小的皮肤科都必备的液氮当然是 SK 的有效疗法。使用棉签蘸取液氮涂抹在 SK 表面，使得 SK 表面冻结，病变部位会痂皮化，1 周左右脱落。治疗后无须特别处理，也不用高价的机器，既方便又有效。

这一方法的缺点是，很难根据病变的厚度来调节液氮的涂抹量和涂抹时间，治疗后色素沉着较常见。厚的病灶需要较多的液氮涂抹较长的时间，薄的病灶使用较少的液氮涂抹较短的时间。如果冷冻不足，病变就会有残留；如果冷冻过度，则会导致深部或周围组织冻伤，治疗后会产生色素沉着。此外，如果是特别小的病变，冷冻液向周围弥散，会形成比原来病变更大的色素沉着，导致患者抱怨。但是，如果能有效避免上述情况，达到恰当的冷冻效果，就可以很好地去除病灶，故而至今仍然是一个有用的治疗方法。

13. 电刀烧灼

推荐度	强弱	效果	危险度
＋30	强	＋60	5

20 世纪 80 年代皮肤科的治疗室内，除了液氮以外，另一个主要的治疗手段是电刀。治疗室内会配备 Hyfrecator 或者是 Ellman 的高频电刀装置。随着时代的变迁，即使是在目前高科技时代，这一方法依然有一定的效果。这一装置价格便宜，进入医疗保险（还可以烧灼寻常疣），是一个较好的治疗方法。在色斑类的治疗中，电刀烧灼对 SK 有较好的治疗效果。如果能够正确使用，可以去除大部分 SK。

电刀烧灼法（电灼法）的操作要点如下：在局部麻醉下（比较浅小的病灶冰敷下即可操作），将病灶彻底烧灼（无论深浅）。手术后一般无须特别处理，使用软膏换药也可以，痂皮形成后 7 ～ 10 天脱落，上皮化完成。

这一方法的不足之处是难以控制烧灼的深度。这一方法和 CO_2 激光一样，从皮肤表面将病变烧灼去除。激光烧灼时，烧灼的组织汽化了，而电灼时，烧灼的组织大多依然附着在深部组织上，所以在直视下难以确认烧灼的深度。操作者必须根据自己的经验来判断烧灼深度是否恰当。此外，在烧灼炭化组织的周围，存在一定程度的“热变性层”，坏死组织的范围要比实际烧灼的范围大一些。也就是说，由于存在这一扩大的部分，在烧灼的时候有必要适当地减少烧灼的范围，掌握这个度是需要一定经验的。这个度把握不好，以及病灶去除不完全等，可能造成色素沉着和凹陷性瘢痕，导致患者不满。另一个不足之处是，创面坏死组织的残留偶尔还会导致感染。

如上所述，CO_2 激光可以使烧灼的组织在直视下瞬间蒸发，周围组织的热变性最小，创伤愈合迅速，和激光的这些优点比较起来，电灼法处于劣势。但是如果在操作技术上能够克服上述不足，电灼法还是一个非常有效的治疗方法。如果已经有这样的机器，医生也具有相当的操作经验，可以重新考虑使用这一方法。

14. 手术切除

推荐度	强弱	效果	危险度
＋5	强	＋95	4

有一段时间，笔者喜欢使用手术切除的方法治疗 SK，手术后 5 ～ 7 天愈合，优点是不会出现发红或色素沉着。但手术总是有些粗暴，故笔者现在已经很少使用了。组织学证实病变仅仅局限于真皮浅层的病灶，完全没有必要全层切除。当然，手术切除如果操作熟练，可以不遗留明显的瘢痕，并可以彻底地去除病灶。如果熟练地使用激光治疗方法，也能够完全去除病灶，效果非常好。如果像下述这例患者一样需要做病理切片，可以考虑全层切除的方法，还能顺便消除皮肤松弛，患者会感到更加满意。当然这是一个特例。结论是，手术切除的方法适用于需要做组织病理学检查的病例。

专栏

笔者提心吊胆地治疗，结果却很好的病例

66 岁男性，因“希望去除上睑色斑”而来院就诊（图 2.2.59），笔者按照 SK 处理，局麻下使用 QSRL 治疗，过程顺利，“色斑”干净地被去除了。26 个月之后，患者因“色斑复发”而再次来院，笔者竟然还是不假思索地认为是“QSRL 治疗不充分”，在局麻下使用 CO_2 激光治疗，过程顺利，“色斑”再次被干净地去除。15 个月之后，患者因“色斑再次复发”来院（图 2.2.60），这时，就连笔者也觉得“可疑”了，建议他做手术切除和病理检查。患者以往做了两次简单的激光治疗，这次也想再做一次激光治疗，笔者告诉他“万一是恶性的话就麻烦了”。他听从了笔者的建议，答应手术。其实，

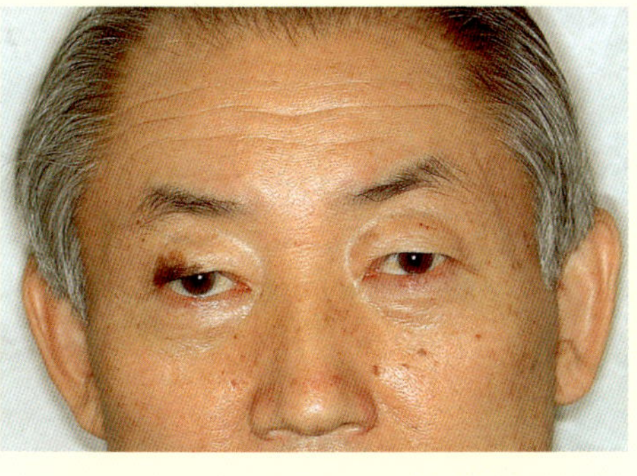

图 2.2.59　上睑外侧确认有褐色的病变

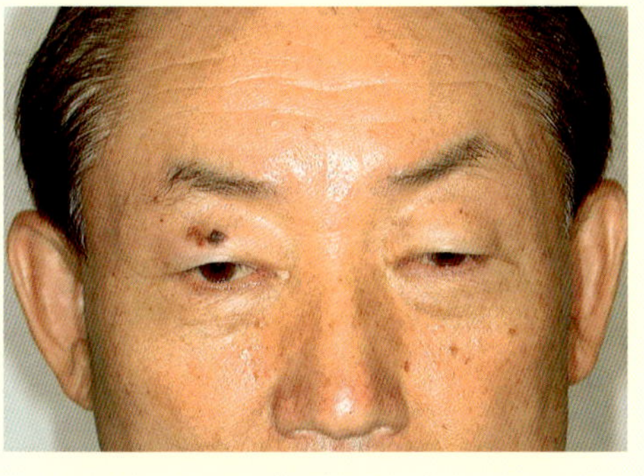

图 2.2.60　比原来的色斑更小一点的病变，部分病变颜色更深

笔者当时推测恶性的可能性在一成以下。

做了活检之后，病理检查的结果是“恶性雀斑样痣”（lentigo maligna，LM），见图 2.2.61，特殊染色也支持这个结果［keratin（－），vimentin（＋），S-100 蛋白（＋），CEA（－），Malt/Melan（－）］。这个色斑实质上是恶性雀斑样痣，虽然不能排除在治疗的过程中发生了恶性雀斑样痣的可能性，但应该是在初诊时就是恶性雀斑样痣了，但笔者把恶性雀斑样痣误诊为 SK，并且做了两次激光治疗。为了进一步证实是否有误诊的可能，笔者复习了初诊时患者的照片（图 2.2.59），病灶确实是浓淡相差很大而且外形不整齐，应该考虑恶性雀斑样痣的。笔者感到很后悔，当初患者说“把这个色斑去除掉”，笔者居然想当然地认为这个就是色斑，真是相当的愚蠢。得知是恶性病变之后，必须要扩大切除。需要考虑的是，究竟需要扩大切除到什么程度，以及使用什么方法重建缺损区域。笔者最后切除了患侧大部分的眼睑皮肤，切除部分对侧松弛的上睑皮肤移植到患侧（图 2.2.62）。手术后 18 个月没有复发，恢复良好。参见手术后 11 个月的照片（图 2.2.63，

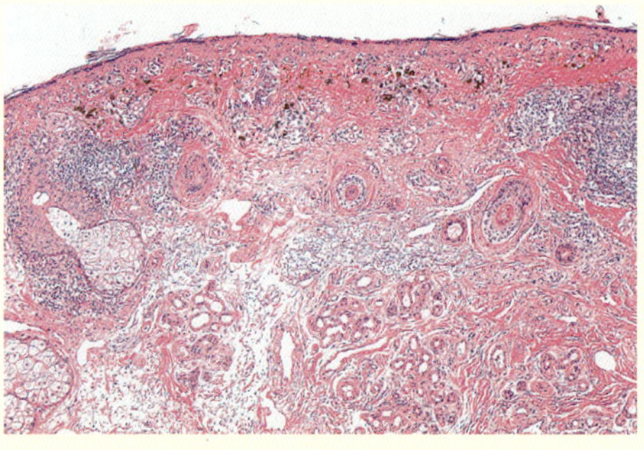

图 2.2.61　HE 染色
可见异型黑色素细胞

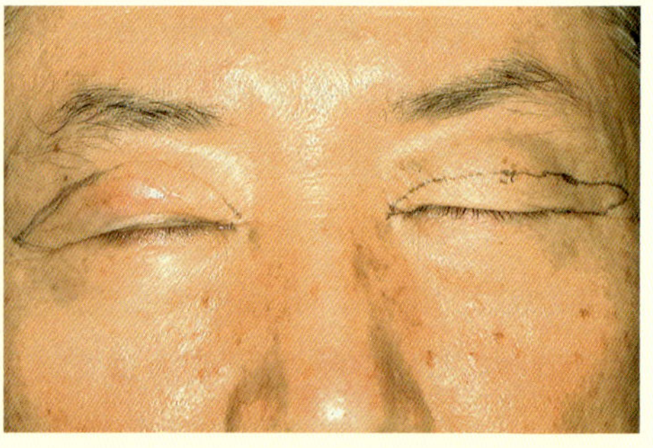

图 2.2.62　右上睑皮肤的切除范围以及左上睑的取皮范围

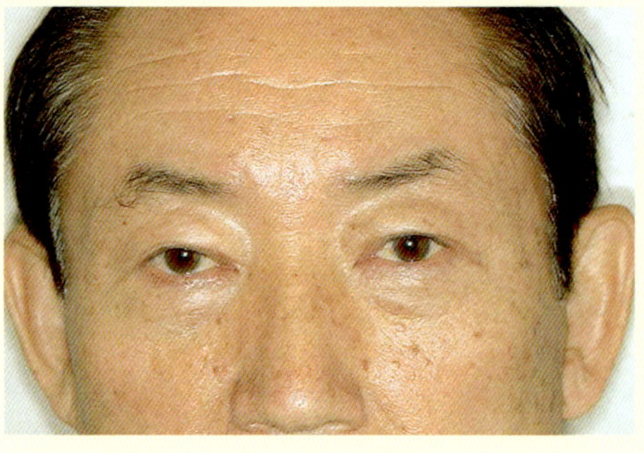

图 2.2.63　扩大切除手术后 11 个月（睁眼）

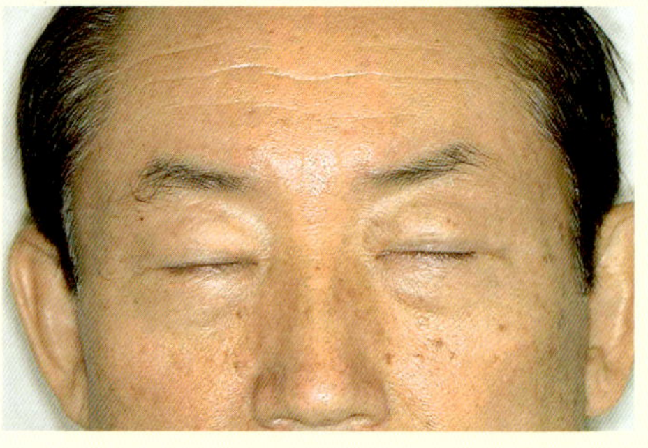

图 2.2.64　扩大切除手术后 11 个月（闭眼）

图 2.2.64），图 2.2.63 和图 2.2.59 比较，并不仅仅是病变去除了，同时患者松弛的上睑也得到了纠正，获得了良好的美容效果。但是，把恶性雀斑样痣误诊为 SK，笔者的责任重大，只要在初诊时稍微多一点点考虑，就能避免这样的情况发生。虽然最后的结果还不错，但这是一个值得深刻反省的病例。

专栏 更新

这例恶性雀斑样痣患者的后续情况

上面专栏中记载的这位恶性雀斑样痣患者，后来都很顺利，没有特别的不适。在术后半年来我院复诊过一次，在病变正下方的部位，睫毛的根部，有一处小小的褐色斑。由于持续观察并没有增大，就没有做任何处理。

在扩大切除后 7 年，患者说褐色斑有一点增大，笔者观察后发现，褐色斑有明显的增大（图 2.2.65），由于有点担心，所以还是做了切除，并做了病理检查，结果如下：S-100 蛋白（＋），HMB-45（＋），MART-1（＋）。诊断为恶性雀斑样性黑色素瘤（lentigo maligna melanoma，LMM），Ⅱ级，0.42mm，属于复发性的。切除病检和扩大切除的时候，看到在病灶的睑缘侧存在少许正常的皮肤边缘，这也许是第一次激光治疗时残余的部分，从睑缘的睫毛根部出现的复发。治疗上理应是上睑全层切除的，但是需要复杂的重建，比如下睑反转皮瓣（Mustard 法），这样手术就很大了。此时患者 72 岁，和他商谈的结果是，可以接受术后少许眼睑缺损和少许睫毛缺失。所以就采用了较深的切除，只有睑板前层的缺损，使用对侧的上睑皮肤植皮修复。

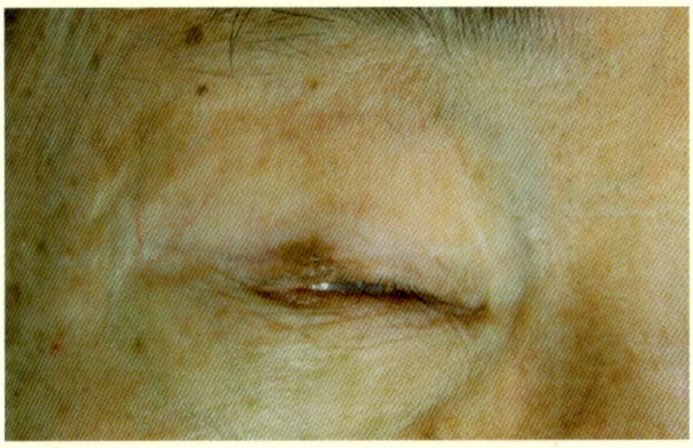

图 2.2.65　扩大切除术后 7 年

手术获得了成功，虽然存在少许外形的不佳，但没有功能上的问题，恢复良好。后来患者依然每半年会来院随访。

恶性雀斑样痣是一个可怕的疾病，但好在这种疾病的发展比较缓慢，没有太大的破坏性结果，所以也不必过分紧张，只需认真仔细地随访，在适当的时候做病理检查，还是可以掌控的。

专栏 新增

关于恶性雀斑样痣的思考

通过对上述专栏中提及的患者的诊治，笔者对于恶性雀斑样痣（LM）进行了深入的思考。LM 是恶性黑色素瘤（malignant melanoma，MM）的一个分型，也就是恶性雀斑样性黑色素瘤（LMM），属于上皮内癌。LM 随着疾病的进展会转变为 MM，因此确实属于上皮内癌，是很严重的疾病，绝不可以漏诊，采用合适的处理方法进行治疗是医生的职责。如果接诊医生自己一个人无法处理，最起码要给患者开具转诊到大学附属医院等专门机构的转诊单之后才能够放患者回去，不然可能还会有法律问题。不过就算把患者介绍到大学附属医院去，该院的接诊医生能否作出最佳的诊治，又是另外的问题了。

LM 这一疾病，虽然会危及患者的生命，但是进展很缓慢。所以，如果实施扩大切除术，效果是很好的。虽然彻底切除可能会给患者的生活质量（QOL）带来少许影响，但是绝对不能放任不管。正确的方法是，以最小的外形破坏为代价，及时实施切除＋病理检查，并且对患者持续随访。

在此，必须注意的是，要确保各项检查的精确性。

即使实施活检术，LM 的诊断也还是很难的；如果对检查结果（病理诊断书）囫囵吞枣，也是很危险的。病理科医生在很多情况下也是难以准确下结论的，他们在诊断 LM 的时候，要与单纯雀斑样的或是母斑细胞样的良性的黑色素细胞进行鉴别诊断。相反，我们临床医生对于 LM 和“痦子”的鉴别诊断不会很难，容易和 LM 混淆的是 SK 这类角质细胞类的病变。当 LM 和 SK 难以鉴别的时候，可以实施活检术，如果病理报告是痣这类良性的黑色素细胞病变的话，应该深思：“这会不会搞错了？”因为 SK 的黑色素细胞是没有异常的。此时应该电话联系病理科医生，告诉对方：“这个病灶看上去有点像 SK，但感觉不像是痣。”

还有一个有用的检查手段是皮肤镜，主要是观察组织的网状结构是否规则且对称。其实笔者在这方面也没有自信，感到不确定的时候，会把照片发给皮肤镜专家，请他们会诊，有时候甚至也会出现几个皮肤镜专家意见相左的情况。不管如何，皮肤镜的结果对于最后的诊断都是一个有力的佐证。

综上所述，对于 LM 的诊断和治疗，也许还没有一个统一的标准，我们对于患者的情况要持续随访、认真观察，同时辅以几项可靠的检查，并对检查结果作出合理的解释，在此基础上作出综合的判断。不仅需要充分尊重患者的意向，也要考虑到医学上的治疗原则。当然，这种医学上的诊治原则，并不是基于单个检查的结果，而是要综合多项检查的结果来作出最后的判断。在这种情形下，最重要的是：医生和患者之间具备良好的信赖关系，在充分告知患者的基础上，让患者看到医生真的是执着地为他考虑，“会采取最优的方法持续诊治患者”。

15. 口服氨甲环酸

推荐度	强弱	效果	危险度
＋5	弱	＋5	0

口服氨甲环酸对于 SK 基本没有效果。但是对于一些合并黄褐斑的患者，可以针对黄褐斑起到治疗作用，等黄褐斑减轻之后再进行激光、光子治疗，对于治疗之后的色素沉着有减轻的效果。在治疗前或者治疗中口服氨甲环酸都可以起到很好的作用。

16. 全反式维 A 酸或对苯二酚外用

推荐度	强弱	效果	危险度
＋3	弱	＋5	3

从很久以前开始，全反式维 A 酸（Tr）、对苯二酚（HQ）等外用药物就是用来治疗色斑的，但是对于属于原发性表皮肿瘤的 SK 来说，这类药物没有什么很好的效果。除了下面提到的东京大学式综合治疗方法以外，一般没有什么显著的临床疗效。

17. 全反式维 A 酸和对苯二酚联合治疗（东京大学方法）

推荐度	强弱	效果	危险度
＋50	弱	＋70	3

东京大学的吉村医生等人，应用 Tr 促进表皮代谢的作用，以及 HQ 对皮肤的漂白作用，研发了独特的治疗 SK 的方法[11)]，将迄今为止或是单独使用或是作为混合剂

使用的 Tr 和 HQ，更系统、更强力地使用，从而对 SK 产生很有效的治疗效果。其要点如下：

首先，使用浓度比较高（0.1% ～ 0.4%）的 Tr，并且使用水凝胶基质调制，仅涂抹于 SK 局部数周。水凝胶基质的制剂比油性基质的制剂容易吸收，所以 Tr 的药理效果可以充分表达，患处皮肤在几周内发生变化，形成粗糙的炎症性皮肤，黑色素较多的组织脱落，新的表皮形成。此时，停止使用 Tr，替换成 5% 的 HQ（使用乳酸或维生素 C 调制）软膏，涂抹全面部 2 ～ 3 个月。这一方法根据患者病情可以反复使用数次。治疗 SK 的有效率达到 82.2%，治疗黄褐斑的有效率达到 70%。

这一方法的优点是，根据各个药物的机制，按顺序合理使用，最大限度地发挥药性。将至今为止虽然都有效果，但在临床上并不算很有效的药剂，通过他们发现的，能够最大限度地发挥药剂作用的方法来使用，达到了更好的疗效[12, 13, 14]，值得称赞。然而，这种治疗方法是一种很强力的“药物涂抹”方法，甚至可以达到与激光等“外科治疗”相似的效果，这一点是需要注意的。如果治疗得当，可以获得较好的疗效，不过需要根据患者皮肤反应的个体差异对药物的浓度等进行调节。该法的一个不足之处是，Tr 在治疗过程中会产生令皮肤变得粗糙的炎性反应。通常，为了抑制这种皮肤炎症，很多学者在使用 Tr 和 HQ 时会混合使用激素[15]。然而，吉村等人认为激素确实可以抑制皮肤的炎症状况，但也同时抑制了药物的效果。这值得引起喜欢把很多种作用机制不同的外用药物混合起来使用的日本皮肤科医生的重视。不管怎么说，对于过去只有使用外科方法才能去除的 SK，现在仅仅使用外用药物涂抹治疗就能够治愈，这是具有划时代意义的。

专栏

笔者不使用东京大学 Tr ＋ HQ 方法的理由

东京大学 Tr ＋ HQ 方法对于 SK 的治疗来说是具有创新意义的，但是直到现在，在笔者的诊所里仍然没有使用这种方法进行治疗，理由如下：

第一个原因是，SK 可以使用 Q 开关红宝石激光（QSRL）或者 CO_2 激光完全去除。有人认为激光治疗后需要创面敷贴护理，需要 10 天左右的恢复时间。但即使是东京大学 Tr ＋ HQ 方法，在治疗的过程中，皮肤也必然会出现炎症状态，也不能说完全不需要恢复时间。此外，有人认为激光治疗后容易产生色素沉着，但如果正确地进行治疗后的创面护理，出现色素沉着的可能性很小，即使不慎出现了这种情况，一般几个月之后也都会消退。总之，药物疗法也有一定的风险，并且治疗时间较长，和激光治疗比起来并没有什么明显的优势。

第二个原因是，对于 Tr 的反应，个体差异很大，为了确定每一位患者的最佳用药浓度需要花费时间。而笔者已经习惯于激光治疗，只需观察一下患者的病变程度，就可以决定治疗的参数，而且几乎所有患者都使用同样的治疗操作。药物治疗时，需要每周请患者来看门诊，说明药物的使用方法，调节药物的浓度等，比较烦琐。此外，这也和医生的性格有关，对于一个皮肤科医生来说，根据病情的变化随时精心调整药物的用量和浓度，只是日常工作，说不上艰苦，也许还是自己擅长的工作之一。无论怎样，药物治疗的好处是即使没有昂贵的激光设备，也可以治愈 SK。

18. 化学剥脱治疗

推荐度	强弱	效果	危险度
＋20	弱	＋10	1

在日本，提到“化学剥脱”（chemical peeling），通常是指用果酸对全面部进行非常轻微的剥脱治疗。这种剥脱非常微弱，面部即使存在 SK，也难以将其变薄。此时需要对 SK 病变部位使用三氯乙酸（TCA）一类的强酸性剥脱剂，才可以取得良好的效果。

对于这种情况，应该针对不同厚度的病变，实施不同的治疗方法。此外，如果使用“强剥脱”，一定要注意预防治疗后的炎症性色素沉着。

专栏

“Blue peel”

“Blue peel”（蓝色换肤）是一种特殊的化学剥脱，基本原理是使用 TCA 剥脱。操作过程中，患者整个面部涂抹得像纽约的音乐剧 Blue Man 里的人一样，满脸都是蓝色的。这种令人震惊的面容，使人过目不忘、印象深刻。其实混入蓝色色素仅仅是为了使 TCA 剥脱的作用深度可以很容易用肉眼观察。TCA 可以作用于真皮层，所以对皮肤有一种提紧（tightening）作用。当然，由于其将表皮完全去除了，所以 SK 也被去除了。

化学剥脱后上皮化过程需要 1 周时间，在此期间患者的面部肿胀，在痂皮脱落之前是不能出门的，这是一种需要恢复时间的治疗。间隔几年时间治疗一次，可以保持面部没有小的皱纹和色斑。现在，这种“Blue peel”的治疗盒在市面上有出售，只要购入这种药物，配齐治疗所需的各种器械，马上就可以进行这种治疗。由于这是一种累及真皮的治疗，所以在治疗后可能会出现皮肤发红或者色素沉着的现象，但是会逐渐消失，无须顾虑。但如果化学剥脱时作用时间（作用深度）错误，可能会导致瘢痕形成，这一点需要引起足够的重视。

三、雀斑

（一）雀斑的概述

1. 雀斑简介

同义词	· ephelides · freckles · 雀卵斑
鉴别诊断	· 老年性色素斑、脂溢性角化病 · ADM

雀斑的本质是体质性色素失调症。

雀斑是学龄期发病（这一点和其他色斑不同），一至数毫米大小的褐色斑散在性地分布于两颊、下睑、鼻根部，也有患者累及上睑、前额、鼻、口周，甚至广泛分布于全面部。其多见于白色干燥性皮肤者，有家族性，但还不能肯定是否为遗传性疾病。女性多见，青春期症状明显，至中年转为不明显。此外，由于在妊娠期间症状加剧，所以强烈提示雀斑可能和女性性激素有关。

日晒可以导致病情加重，激光、光子等对其治疗非常有效，且长时间后通常复发，至今为止还难以找到根治的办法。

本病的组织学图像报道很少，主要显示表皮的黑色素细胞活动亢进导致表皮的黑色素增多。

因此，雀斑的本质是维持颜面部色调一致的机能失调，可以说是体质性的色素失调症。

雀斑的治疗有各种方法，光子和激光比较容易操作，治疗后不容易产生色素沉着，这也许是因为大多数患者皮肤较白。但是，由于雀斑的本质是体质性色素失调症，所以复发率很高，治疗后的护理（防晒霜使用等）非常重要。

评论

遗传性对称性色素异常症（DSH）

笔者在这里详细说明一下为什么将雀斑的本质归为体质性色素失调症。

非常不可思议的是，雀斑患者通常黑子很少，此外多为肤色偏白且干燥的皮肤。可以说油性皮肤、面色发红的人极少患有雀斑。此外，有一种很少见的先天性疾病与雀斑有些相似，叫作遗传性对称性色素异常症（dyschromatosis symmetrica hereditaria，DSH）[1)]。笔者也仅见过几例。这是一种以两上肢为中心的多发性小色素斑，在青春期快速增多、扩大，年轻的患者手背和前臂就像老年人一样都是色斑。很多患者是母女俩一起就诊，母亲往往担心“这个孩子以后会不会病得像我一样”。虽然经过激光治疗后可以好转，但是几年后会逐渐复发。这种患者也是干燥而色白的皮肤，和雀斑患者很相似，日晒后病情亦会加重。

反复使用Q开关激光治疗的难治性的扁平母斑、文身等患者中，偶尔会出现像雀斑一样的色素斑（详见后述），时间久了以后会逐渐淡化，但是一般难以完全消退，这一类患者也多是干燥的肤质。

根据上述现象可以推测，包括“老年性皮肤”在内的一系列色素失调症，都是皮肤对于紫外线、外伤等的防护因子（包括皮脂腺）不足所致，这种损害超过一定界限之后，“保持皮肤色泽一致”的机能就会失调而出现色斑。雀斑的形成可能就是这类因子在某些部位先天性不足，引起了局部性的色素斑。

近年来，DSH的致病基因在名古屋大学的研究小组得到了证实[2)]，其意义深远。但是，具有相同基因的不同患者，其临床表现相差很大，这考虑与紫外线等后天性因素也有很大的关系。相信不久后雀斑的致病基因也会得到明确。

专栏

后天性雀斑

这是一个非常罕见的病例，使用Q开关激光治疗之后的胎记患者，出现了和雀斑一样的色斑（图2.3.1，图2.3.2）。在笔者的诊所中，调查了使用Q开关激光治疗的太田痣患者，1581例中出现6例，其发病率为0.38%[3)]，患者均为接受多次激光治疗的干燥肤质的儿童。笔者对于这种现象的理解如下：

“这类患者先天性的颜面部保持皮肤色泽一致的机能较弱（容易被破坏），在治疗前皮肤色泽尚处于正常状态，但是在治疗母斑的过程中，使用

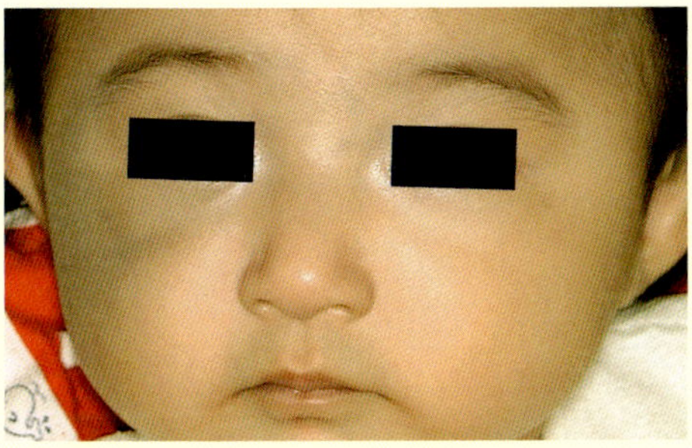

图 2.3.1　5 个月的女患儿，右颊部太田痣

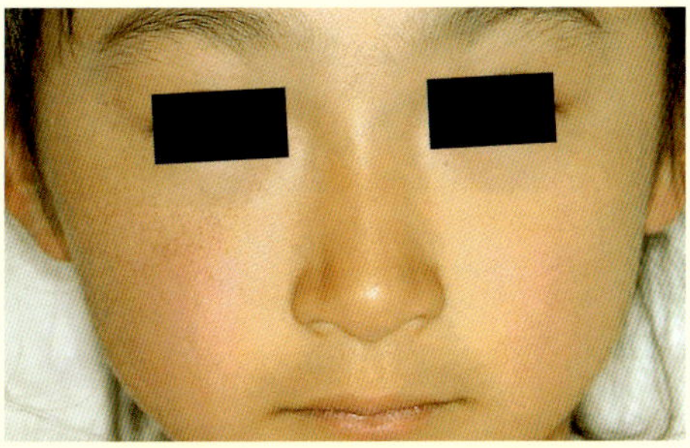

图 2.3.2　Q 开关红宝石激光治疗 3 次后 5 年
太田痣完全治愈，没有复发，右颊部出现雀斑样色斑

通常情况下不会损伤皮肤的 Q 开关激光治疗数次之后，破坏了保持皮肤色泽一致的机能，故而出现类似雀斑的色斑。”

这类色斑在临床表现上和雀斑完全一样，对于激光和光子治疗反应良好，日晒较多的孩子常常很快复发，难以找到根治的方法。要注意防晒，可以选择对苯二酚外用。

2. 雀斑的诊断

◎ 3 岁以后出现的颜面部色斑，1 ～ 5mm 大小的色素斑匀称地分布在面部。

○ 女性多见。

◎ 分布范围以下睑、颊部、鼻根为主，也有分布在上睑、前额和口周等其他部位者（图 2.3.3 ～图 2.3.5）。

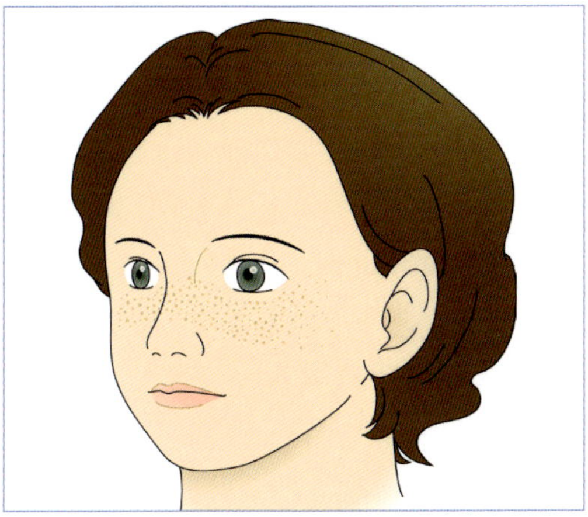

图 2.3.3　典型的雀斑

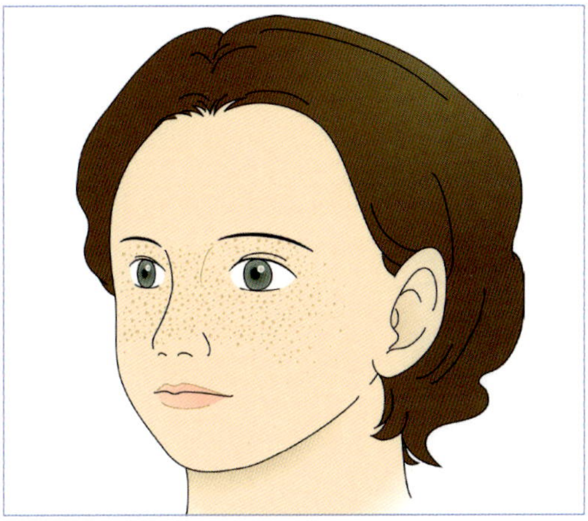

图 2.3.4　较大范围的雀斑（累及上睑和鼻子）

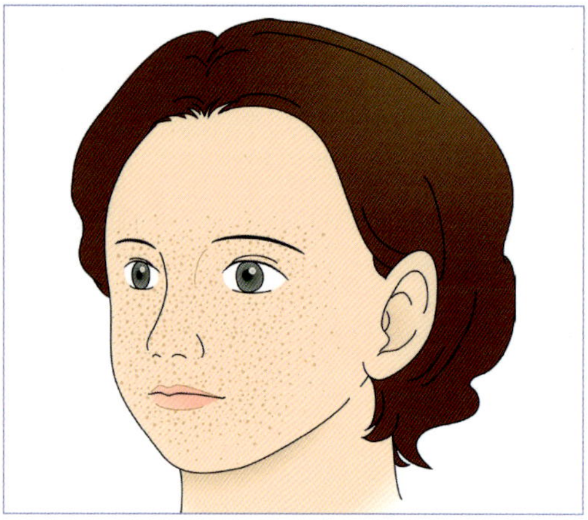

图 2.3.5 超大范围的雀斑（累及大部分面部）

○ 多数情况下左右对称。

◎ 侧面部以及毛发生长部位少发。

○ 日晒和妊娠时症状加重。

◎是必要条件，○是重要参考条件。

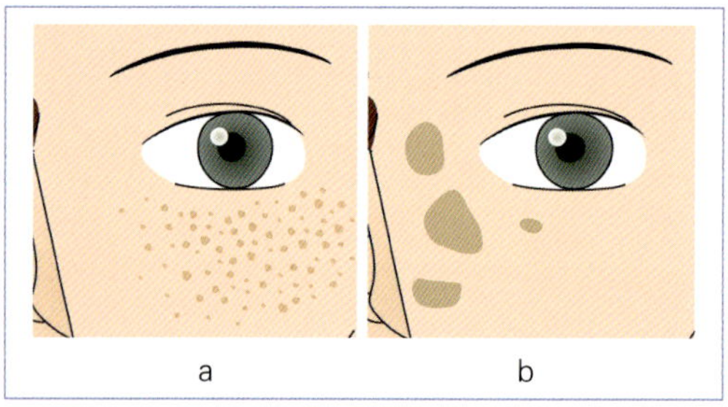

图 2.3.6 雀斑（a）和 SK（b）鉴别诊断一

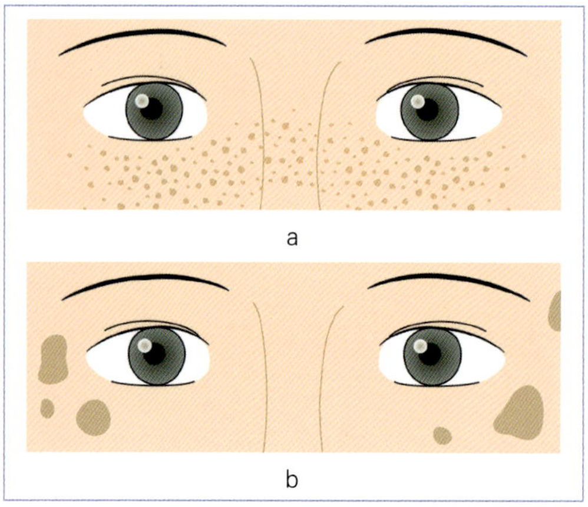

图 2.3.7 雀斑（a）和 SK（b）鉴别诊断二

3. 雀斑和 SK 的鉴别诊断

雀斑需要和多发性 SK 进行鉴别诊断，日本以外的文献还没有这方面的详细报道。虽然从治疗的角度出发，两者是非常相似的，但笔者认为从疾病的本质上来看是不同的。此外，治疗后的长期预后也有所不同，因此将两者作为不同的疾病对待比较妥当。

首先，病灶的大小不同，雀斑的大小比较一致，没有表面炎症性增厚的情况(图 2.3.6a)；而 SK 的病灶大小不一致，外形也不一，有时候还伴有皮肤的炎症性增厚(图 2.3.6b)。从病灶的分布上来看，雀斑一般是以鼻根部为中心的，左右对称（图 2.3.7a）；SK 是无规则散乱分布的，侧面部比面中部稍多（图 2.3.7b）。

4. 雀斑和 ADM 的鉴别诊断

雀斑有时候需要和 ADM 进行鉴别诊断，可以按照下述两条进行综合判断。

色调：雀斑是淡黄色配以鲜艳（亮度较高）的褐色，而 ADM 是淡灰色配以较暗（亮度较低）的褐色，严重的 ADM 有时会呈现浓褐色、黑色和蓝色。

分布：ADM 的分布有点类似雀斑，也是鼻根、下睑、颊部，但其病灶较大，边界不清，分布不匀（病灶的分布有些部位较密，有些部位较疏）；雀斑的分布相当一致（密度均匀）。

5. 雀斑的组织学改变

有关雀斑的组织学报道比较少，除了公认的表皮基底层黑色素较多以外，缺少进一步的组织学了解[4,5]，主要原因可能是雀斑的活检机会很少。此外，欧美国家称为“freckles”的疾病，是否就是日本的“雀斑”还有待考证。他们所谓的“freckles”可能是我们所说的“雀斑”和“多发性老年斑”的总称。所以，笔者在国外演讲的时候，为了区别“雀斑”和“多发性老年斑”，特意使用“ephelides”来表述纯粹的雀斑，这一微妙的差别也不知道是否能把意思准确地传达给听众。至今为止，由于没有标本可以使用，所以笔者还没做过一例雀斑的活检。

6. 雀斑的临床表现

雀斑是表面平坦的、1 ～ 4mm 大小的圆形褐色斑点不规则地分布于面部的常见病(图 2.3.8 ～图 2.3.11)。大多在学龄期开始发病，青春期病情加重，老年期症状缓解。病灶分布以鼻根部和面颊部为多，左右对称。根据病情不同，有时也可见于鼻下部、上唇、下唇，也有累及上睑和前额的情况，在侧面部和毛发生长的部位较少出现。有家族倾向，多见于白色干燥皮肤的个体，在白人中多见于红色毛发的人。紫外线和妊娠会使雀斑加重。很多治疗都对其有良好的效果，但是长时期后复发较多。

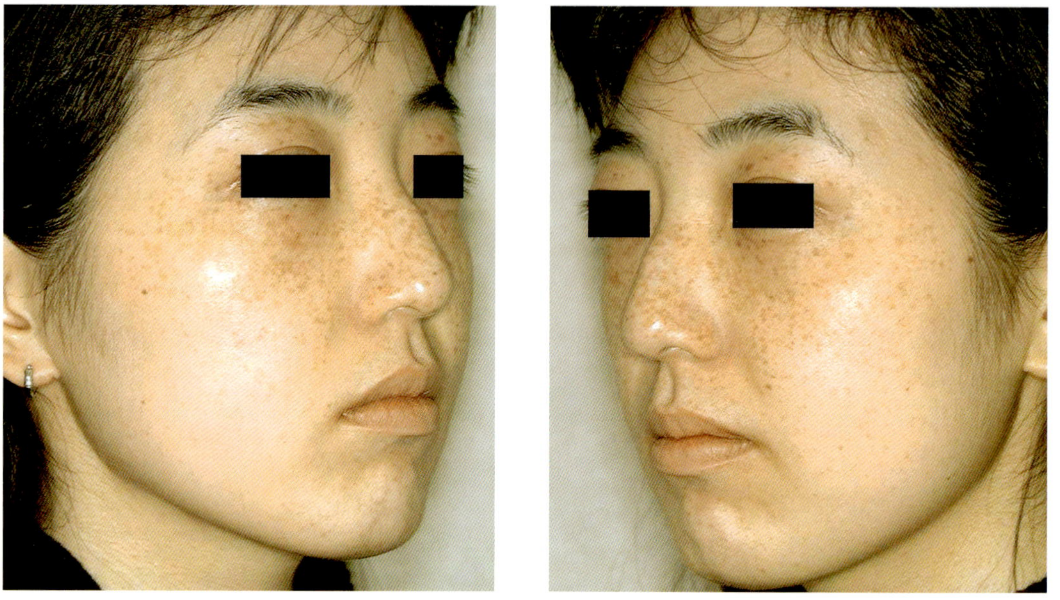

a b

图 2.3.8 29 岁女性患者，典型的雀斑

以鼻子、面颊部为中心，波及上唇和上睑，耳前发际区未累及

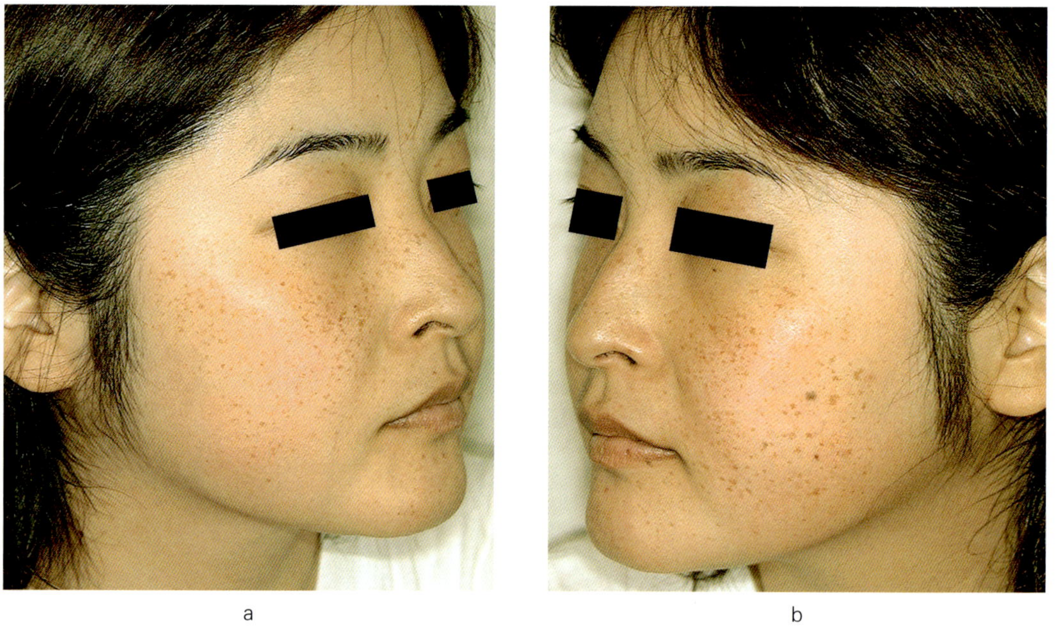

a b

图 2.3.9 25 岁女性患者，较大范围的雀斑

以鼻子、面颊部为中心，波及上、下唇和部分前额部

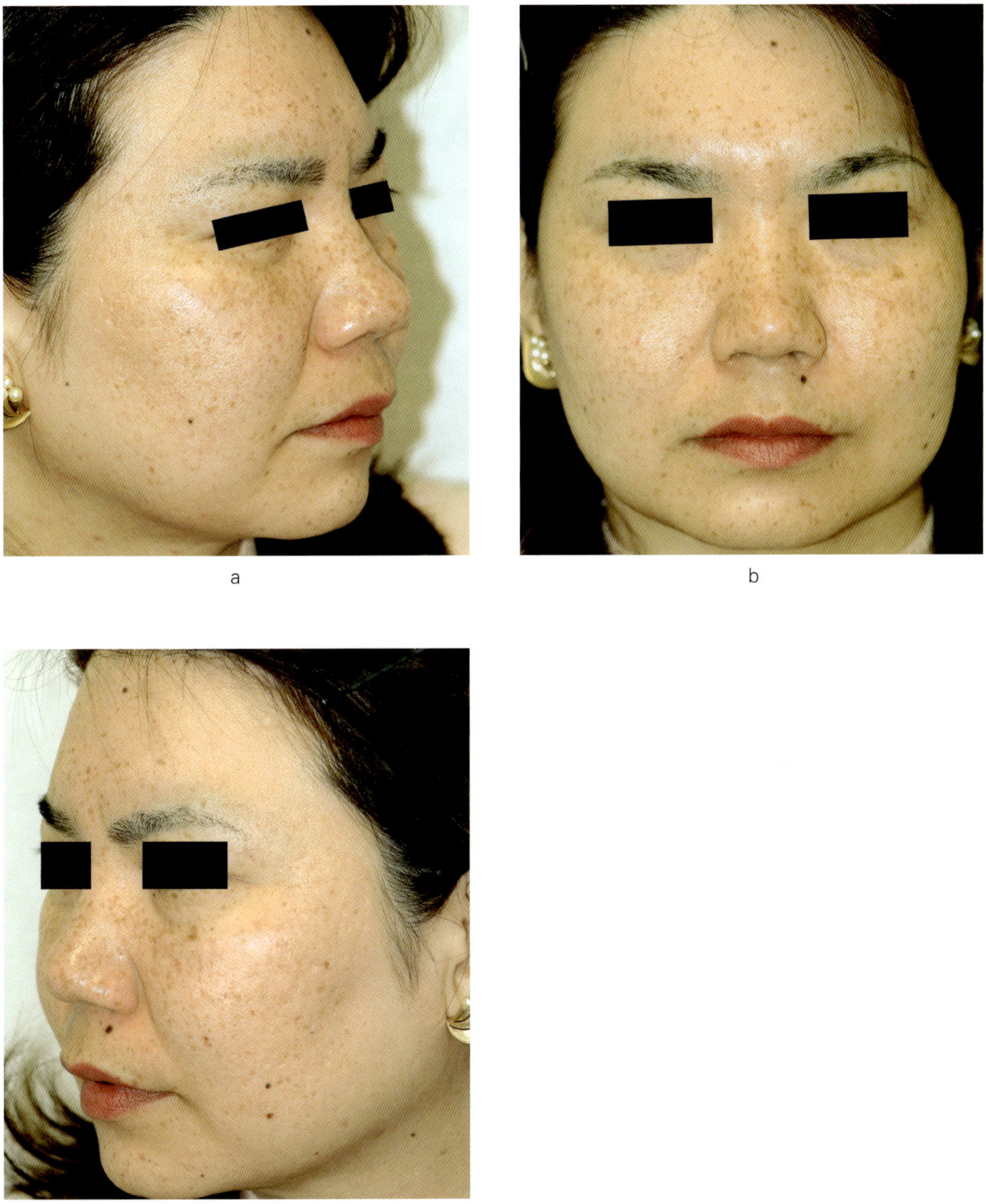

a　b

c

图 2.3.10　36 岁女性患者，全面部雀斑

需要和散在的 SK 进行鉴别诊断。以鼻子为中心、颜面部正中为主地分布，一个个斑点大小一致整齐地排列，在耳前、太阳穴部位也有，侧面部较少，这些特点均符合雀斑的诊断。本例患者还合并了轻度的颧骨部位的黄褐斑。此外，有几个比较大的色斑应该是老年斑

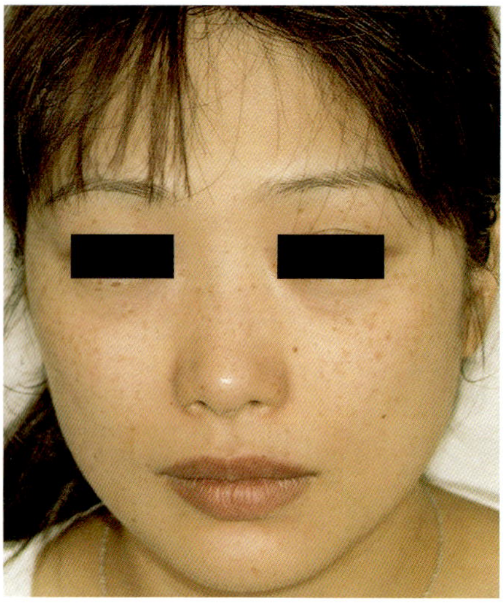

图 2.3.11　34 岁女性患者，较低密度的雀斑
累及鼻子、颊部、上睑，需要和 ADM 进行鉴别诊断。该患者病变色斑较小，鼻根部病变散在，上睑病变并不是以外侧为主，下睑病变是散在性的，均支持雀斑的诊断

7. 雀斑和日晒伤

大家都知道雀斑在日晒后色泽会加深，但是并没有证据显示紫外线照射后雀斑的症状会恶化。笔者认为雀斑之所以日晒之后色泽会加深，是因为所有的色斑（如黄褐斑、老年斑、雀斑）都有这样的非特异性表现，是黑色素产生亢进的结果。应该认识到"日晒之后雀斑色泽会加深，但是日晒伤愈合之后雀斑会回到原来状态的"。因此，雀斑在容易日晒的学龄期儿童多见，而在注意防晒的成年女性中发病率减少。

专栏 新增

前来就诊的雀斑患者比想象中少

雀斑和多发性老年斑的鉴别是非常困难的，即使在国外有名的杂志上刊登的医学论文中，也存在将两者混淆的情况。甚至还有人认为，反正两种疾病都是用同样的方法治疗，不需要鉴别。而笔者认为，这两种疾病虽然治疗方法类似，但是疾病的本质、治疗预后区别还是很大的，应该将两者区别对待。由于这两者的鉴别对于皮肤科的专科医生来说都相当困难，患者自己搞不清楚是理所当然的，也可以说患者是不可能搞清楚的。老百姓的口头禅是"XX 可以有效治疗色斑、雀斑"，他们常使用两个名词来代表同一种东西。

"小的时候就有雀斑，最近增多了"，这是笔者诊所中常见的患者主诉。

其实这种认知是错误的，真实的情况应该是："原来有雀斑，在亚健康状态及进入中年之后，老年斑逐渐增多，达到了引人注目的程度。"从治疗上讲，无论是雀斑还是老年斑，都是使用 IPL 或者是 Q 开关红宝石激光（QSRL）治疗的。对于雀斑来说，本书中已经讲解过了，首选 IPL 治疗；而对于那些声称自己"最近雀斑增多了"的情况，大多数情况下，应该使用 QSRL 治疗。

真正的雀斑患者，来医院治疗的很少。细思其缘由很有意思，对于 ADM 和 SK 患者，如果在意其影响容貌，可以加厚化妆来遮盖，色斑并不会产生变化；而黄褐斑如果也使用同样的手段，则会由于反复刺激而加重；然而，只有雀斑是相反的情况，加厚化妆遮挡了光照后，雀斑会逐渐淡化。因此，雀斑对应的是如下循环：日晒后雀斑加重→因为影响容貌而加厚化妆→遮光之后雀斑减轻→不影响容貌。

此外，人往往是这样的，和疾病的严重程度相比，对疾病恶化的"变化率"更敏感些。对于一直存在的老年斑、雀斑等，人们并不会非常在意，而对于这些色斑突然加重，哪怕是突然有轻微的加重都反应敏感。因此，虽然雀斑的发病率依旧很高，但其突然加重的情况很少，还存在通过化妆可以减轻症状的因素，这样一来，前来医院就诊的患者自然就少了。

专栏 新增

关于雀斑分布的思考

关于雀斑的分布，也许对于治疗是没有什么重要性的，仅仅是一点思考。雀斑这种色斑，一眼望去似乎是在面部无序分布的斑点，但其实其分布是随着时间推移而发生改变的，这一点，在以往的文献中也没有记载。

笔者认为雀斑分布发生改变的原因有以下三种可能性：①雀斑在患者面部的分布，就像天上的星座一样，是不变的。明亮的星星（一等星）非常耀眼、微弱的星星（二等星、三等星）通常比较暗淡，没有星星的位置，永远也没有亮光。在天气好、大气透明度高的时候，可以看到大部分的星星；而情况不好的时候，只能看到明亮的星星。如果从在色斑部位的表皮细胞存在先天性基因的异质性来考虑，这一解释是最有可能的。②雀斑在面部的分布像夜空中星星的数量和位置一样是基本不变的，但星星本身的明亮度各自发生着改变。有的斑点在一定时期内是明显的，某一个时段却又淡化了，而此时可能恰好其他斑点颜色加深了。笔者多年持续观察同一个患者的脸的时候，总觉得色斑的位置发生了变化，这一假说也许可以说明这种现象。③雀斑的分布并不像星座那样恒定，而是像水池上漂浮的落叶，自己会移动位置也说不定。就好像许多其他皮肤病，在治愈和再发的过程中，病变部位和病变形状是会发生改变的，这也许暗示了雀斑也会移动的可能性。

如果能够把这些事搞明白，也许能发现现在还无法根治的雀斑的新的根治疗法，笔者对此表示期待。

（二）雀斑的治疗

各种治疗方法的比较

	治疗方法	推荐度	强弱	效果	危险度
1	口服氨甲环酸	＋20	弱	＋5	0
2	光子治疗	＋95	弱	＋60	2
3	Q 开关红宝石激光治疗	＋80	强	＋95	3
4	Q 开关翠绿宝石激光治疗	＋70	强	＋80	3
5	Q 开关 Nd:YAG 激光（1064 nm）治疗	0	强	＋1	3
6	倍频 Q 开关 Nd:YAG 激光（532 nm）治疗	＋75	强	＋80	3
7	强长脉宽激光治疗	＋20	强	＋60	4
8	化学剥脱治疗	＋40	弱	＋10	1
9	离子导入治疗	＋20	弱	＋5	0
10	全反式维 A 酸外用	＋10	弱	＋5	3
11	对苯二酚外用	＋15	弱	＋10	3

雀斑是颜面部皮肤局部性的黑色素增多，所有对于 SK 有效的治疗方法都可以用来有效地治疗雀斑。但是，雀斑和 SK 的发病原因及疾病本质是不同的，其治疗的基本方针也应该有所区别。SK 是表皮的原发性肿瘤，可以使用激光等将其完全去除，完全去除之后不会复发，如果没有完全去除则会很快复发。而雀斑是体质性的色素失调，即使将病变完全去除也不能解决疾病的根源，随着时间推移一定会复发。按照这个思路，最好不要承诺患者可以完全治愈雀斑，应该本着提高生活质量的目的，选择不影响工作的光子治疗。由于不能避免今后的复发，最好告知患者“如果雀斑又加深了，可再来治疗”。

1. 口服氨甲环酸

推荐度	强弱	效果	危险度
＋20	弱	＋5	0

虽然对口服氨甲环酸是否能够治疗雀斑尚有不同意见，但是可以在其他治疗前先试用一段时间。理由一，这是一种没有副作用的安全的治疗方法；理由二，即使该法对于雀斑没有效果，但是对于合并的黄褐斑有效果，可以使皮肤全面性美白，而且在使用激光或光子治疗雀斑之前先改善合并的黄褐斑，其意义也是重大的。

反之，对中等以上程度的黄褐斑合并雀斑的患者，要充分注意那些当初被黄褐斑掩盖的雀斑，这些雀斑会在黄褐斑改善之后变得明显起来。此时再使用激光或者光子来治疗雀斑就可以获得很好的疗效。

2. 光子治疗

推荐度	强弱	效果	危险度
＋95	弱	＋60	2

笔者认为光子疗法最佳的适应证就是雀斑。治疗方法参见 SK 章节，治疗后雀斑的色泽会加深（产生薄痂皮），1 周左右痂皮脱落，色泽淡化。如果参数选择得当且治疗有效的话，一次治疗就可以取得良好的效果（图 2.3.12，图 2.3.13）。当然，一次治疗并不能完全去除雀斑，需要多次治疗才行。其要点是治疗参数逐渐递增，使得作用加大。光子治疗仅仅使黑色素增多的“色素部分”产生薄薄的烧灼，并不会产生其他的作用，也就是说，并不会产生“面部美白”的作用。一般的雀斑患者都是皮肤白皙者，病变部位和正常皮肤之间的色差（contrast）比较大，故光子治疗的效果比较好。随着治疗的进展，色差渐渐变小的患者，还有一些合并日晒伤和黄褐斑的患者色差也

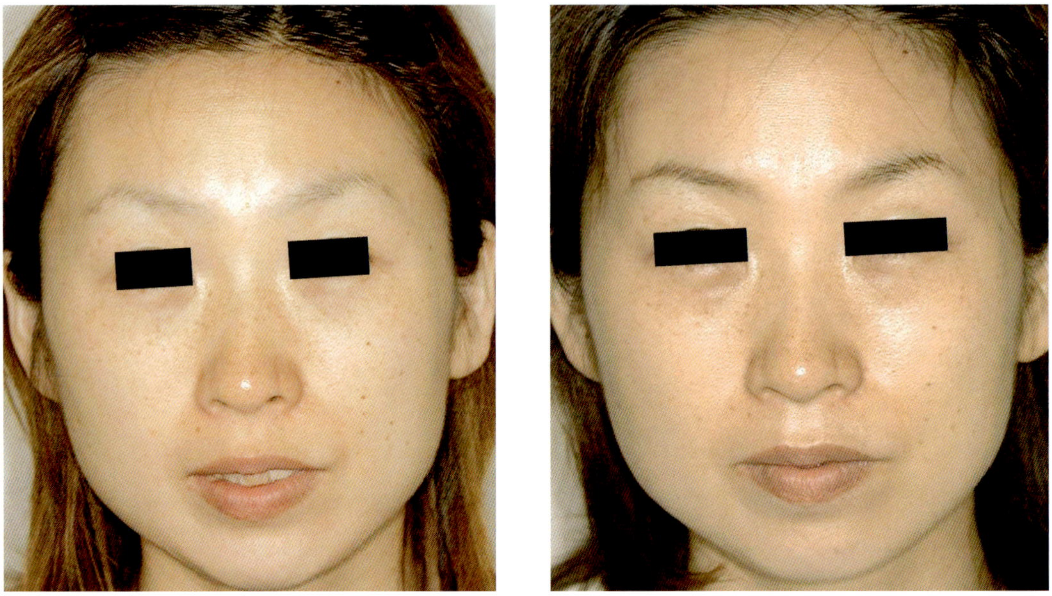

a b

图 2.3.12　36 岁女性病例

a. 36 岁女性患者，希望去除面部的雀斑
b. 光子治疗（NatuLight 光子机）1 次后 1 个月，症状显著改善

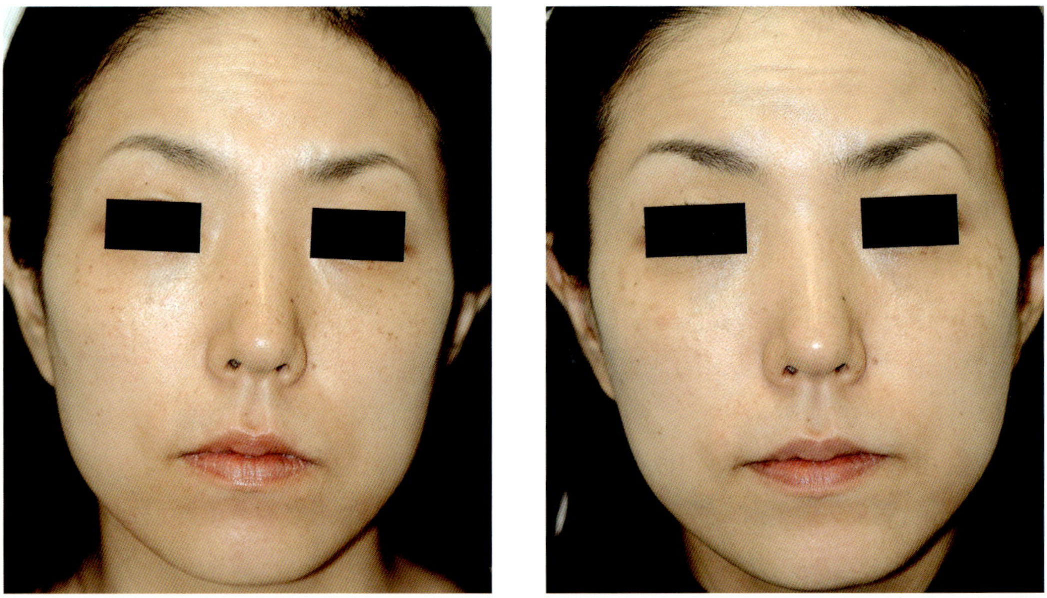

a b

图 2.3.13　37 岁女性病例

a. 37 岁女性患者，希望治疗雀斑
b. 全面部分 3 次进行 QSRL 治疗一个疗程后 1 个月，虽然出现了一些色素沉着，但是病变完全治愈

小，这些患者治疗效果就较差（图 2.3.14，图 2.3.15）。此时如果强行加大能量治疗，使得非病变的部位也产生变化，则很有可能会造成“严重的烧伤”。不要试想“加大治疗力度就会完全治愈”，最好不要冒险勉强治疗。比较保险的方法是“如果病变又明显了可以再次治疗”。光子治疗后色泽变淡的病灶事实上是“一部分病变残留”，要考虑到其复发的情况。“两天一夜的海水浴旅游后马上就会复发到原来的程度”并不是危言耸听，因此，光子治疗后要严格地避光。

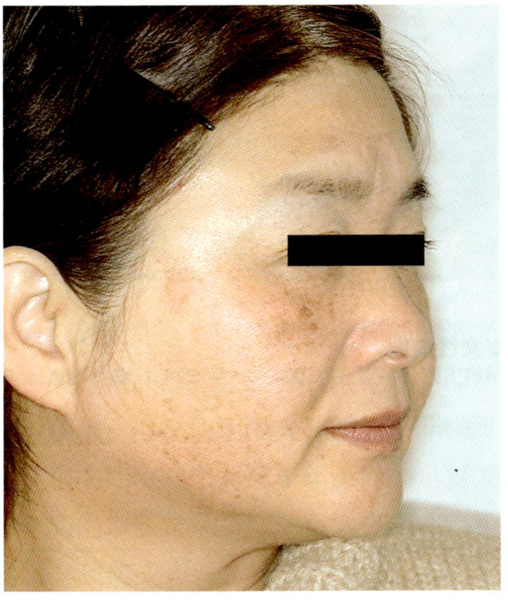

a

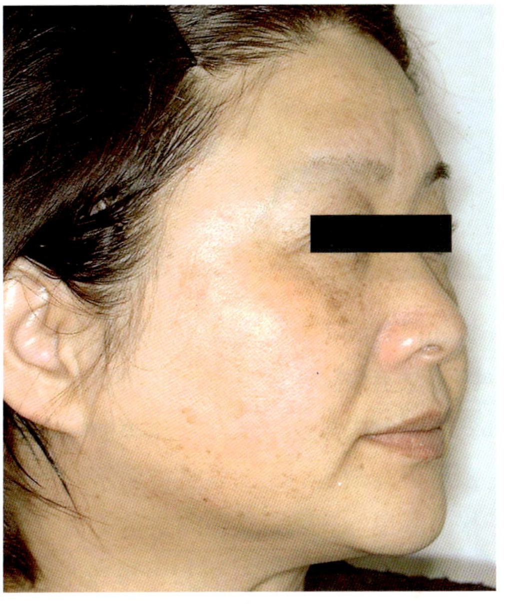

b

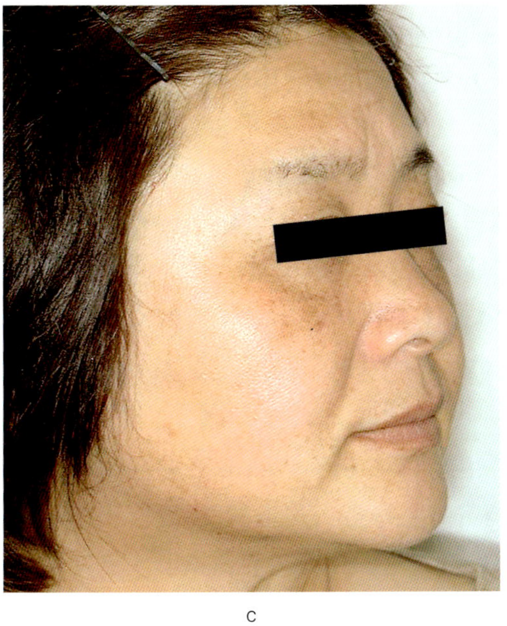

c

图 2.3.14　46 岁女性病例

a. 46 岁女性患者，雀斑（合并 SK 和黄褐斑）

b. 首先进行 6 个月的“保守治疗”，黄褐斑得到了明显的改善

c. 使用光子（Aurora 光子机）治疗 3 次后 1 个月，以面颊下半部分为中心的 SK 和雀斑显著改善，但由于日晒后导致了面部色泽的加深，且黄褐斑出现复发，全面改善的效果有所退步。如果继续进行光子治疗可能会有危险，所以再次进行“保守治疗”

8. 化学剥脱治疗

推荐度	强弱	效果	危险度
＋40	弱	＋10	1

化学剥脱的基本原理是使用各种不同药物，使得药物使用部位的表皮的厚度变薄（参见黄褐斑章节）。对于像雀斑一样的散在性色素病变，为什么使用全面部的化学剥脱之后会变淡呢？明明无论是病变区还是正常区域都发生了相同程度的变白，其色度差应该没有变化才对，实际上却有一定程度的改善，真是不可思议。其可能的理由是，雀斑部位和正常部位的黑色素确实是同样程度地减少，但是肉眼可以看得见的黑色素差变小了。试想一下，如果使用针对性的点状用药法，对细小的雀斑逐一用药，这样必然是会有效的；但是如果药物稍稍超出了病变的范围，就可能会导致正常皮肤出现白斑。综上所述，化学剥脱法可以使雀斑取得临床改善的效果，但是并不能改变其病变的本质。

9. 离子导入治疗

推荐度	强弱	效果	危险度
＋20	弱	＋5	0

有人认为维生素 C 和氨基酸等通过离子导入可以起到皮肤美白的作用。从全面部的美容角度考虑，这对雀斑患者没有什么坏处，但究竟能否起到治疗雀斑的作用还不得而知。

10. 全反式维 A 酸外用

推荐度	强弱	效果	危险度
＋10	弱	＋5	3

使用全反式维 A 酸外用治疗雀斑是较为困难的。首先，若用该方法治疗雀斑，需要针对病变进行局部较强力的治疗，必须每天使用全反式维 A 酸软膏不外溢、不遗漏地逐一涂抹所有雀斑，以达到剥脱和消除的目的。这对于雀斑这样多发且大小不一的病灶来说，几乎是不可能的。此外，若是利用全反式维 A 酸的弱作用来试图产生全面部的美白效果，由于雀斑患者的皮肤一般是干燥和敏感性的，可能会产生强烈的刺激症状，无法耐受治疗。因此，使用全反式维 A 酸治疗雀斑还是相当困难的。

11. 对苯二酚外用

推荐度	强弱	效果	危险度
＋15	弱	＋10	3

对苯二酚可以抑制黑色素的产生（参见黄褐斑章节），理论上讲其可以有效地治疗雀斑。由于这种药物副作用较少，可以考虑试用。但是，雀斑患者多为干燥性皮肤（皮脂腺分泌减少），很多患者皮肤的屏障机能低下，所以容易出现对苯二酚的刺激症状（粗糙、发红等），需要特别注意。

四、黄褐斑

（一）黄褐斑的概述

1. 黄褐斑简介

同义词

· melasma
· chloasma

鉴别诊断

· ADM
· 炎症性色素沉着
· 老年性色素斑、脂溢性角化病

作为一种疾病，黄褐斑毫无疑问是存在的，但是其定义尚不明确。尽管已经知道一些与其发病有关以及加重其症状的因素，但是根本的病因仍然不清楚。虽然开发了很多种治疗手段，但是缺乏一个有决定性效果的治疗方法。如何面对这种困难的状况呢？

十几年来，笔者在治疗色斑的过程中，注意到一种很有意思的倾向，开始时并没有过分留意这种倾向，然而经过仔细观察后终于确认了这是一个本质性的倾向，对黄褐斑的症状起到了决定性的作用。现在，对于黄褐斑症状的产生，可以说这种倾向已经转变为确信了，这个倾向就是“过度的慢性刺激（过度揉搓）造成了皮肤屏障的破坏”。黄褐斑患者的病变部位一定存在着这种屏障的破坏，而非病变部位就没有这种变化。当这种屏障的破坏减轻的时候，症状就会减轻；如果屏障的破坏加重，黄褐斑症状就会恶化。目前笔者确信这就是黄褐斑产生的本质。但是，笔者的这个推断仅仅是个人的观察结果，并没有科学证据。作为个体行医者，笔者无法胜任提供科学实验论据的任务，因为这需要耗费庞大的精力和时间。笔者的这个假说是否正确，留待后人评说，这也是出版本书的最大目的。

一般来说，黄褐斑和色素沉着型接触性皮炎的分布范围和临床表现有很多相似的地方，可能是由于它们的病因都是皮肤屏障的破坏。正因为如此，色素沉着型接触性皮炎并不是在所有病因物质涂抹的部位都会发生。黄褐斑的情况也一样，虽然有其特征性的病变分布范围，但是患者个体之间是有差别的。也就是说，屏障破坏的区域分布是有一定规律的，但个体间也是有微小差异的。如图 2.4.1 所示，所谓的黄褐斑是指狭义的黄褐斑，也称为慢性过度刺激性炎症性色素沉着症；而色素沉着型接触性皮炎，就可以称为慢性化学物质性炎症性色素沉着症。这两者病因上的共同点是，慢性过度刺激破坏了部分面部皮肤的屏障作用，这两者合二为一可以称作广义的黄褐斑。所以说，现在通过寻找并去除所有致病物质来治疗色素沉着型接触性皮炎，可以换一个角度来考虑新的治疗方法。有些部位即使涂抹了致病物质，也没有发生色素沉着。也就是说，如果能够治愈局部被破坏的屏障，也许就不一定非要除去致病的物质不可。这并不代表笔者否定了查出并远离致病物质这一治疗方法的意义。避免接触危险的致病物质确实是正确的，但是，黄褐斑（狭义的黄褐斑）是没有特定的致病物质的，所以避免接触也就无从谈起。对于黄褐斑来说，过度揉搓导致的屏障破坏以及过度刺激才是疾病的本质，除了消除这些原因以外，没有什么有效的治疗手段。

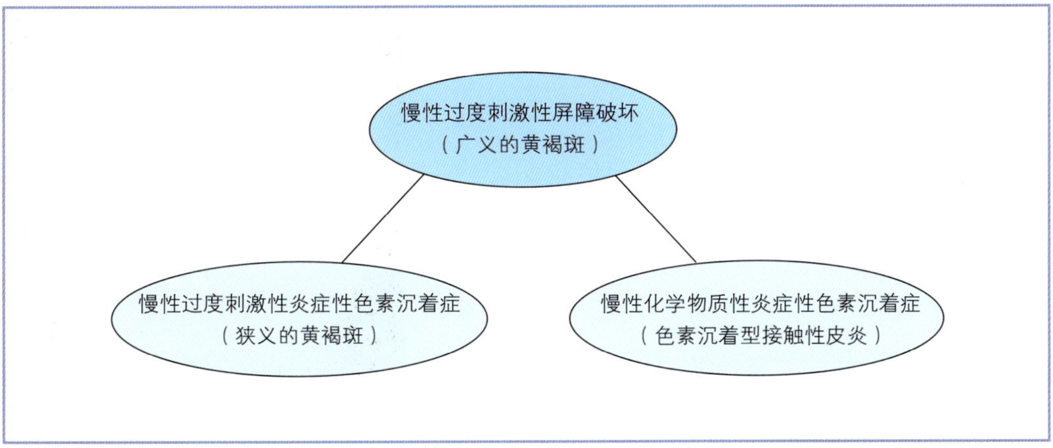

图 2.4.1　笔者对于黄褐斑和色素沉着型接触性皮炎的关系的考虑

按照上述的理论，再结合各种各样的情况综合考虑，就可以合理地解释一些以往不能解释的现象。

在色素沉着型接触性皮炎的范畴内，如果病因是汽油等强刺激物，则所有接触部位比如整个面部都会发病，而如果病因是化妆品内含有的一些弱化学物质，则即使涂抹整个面部，皮炎也仅仅在皮肤屏障破坏的部位出现。在这种情况下，即使使用比普通治疗药物更加温和的外用药，由于局部皮肤的屏障作用遭到了破坏，治疗药物也容易导致皮肤出现刺激症状。

黄褐斑的发病年龄集中在使用化妆品的年龄段，每天化妆后的卸妆就是破坏皮肤屏障的最大原因。在不使用化妆品的儿童和老年人中，没有黄褐斑的发生。患者由于想要去除黄褐斑或遮盖黄褐斑，通过各种各样的化妆和用药之后其颜色却越来越深，这主要是由于过度刺激皮肤后加重了屏障破坏。黄褐斑患者经常会出现斑疹、皮肤发红、脱皮等皮肤问题，这也是皮肤屏障受到破坏的证明。黄褐斑患者使用外用药物治疗是非常困难的，这是因为“无论涂抹什么药物都会持续出现皮肤刺激症状”。

综上所述，在这类疾病的病因当中，最重要的就是慢性过度刺激破坏了皮肤的屏障作用。因此，最有效的治疗是修复被破坏的皮肤屏障，但实施起来是相当困难的。

2. 黄褐斑的诊断标准

◎ 16 岁以后发病，后天性的面部色素斑，往往出现在颧骨部、前额部和口唇周围（图 2.4.2）。通常左右对称分布，偶尔也有例外。

◎ 褐色的弥漫性色斑，有时候呈网状。边界不清，但有时候也会在一些特定部位出现线状的边界（比如颧骨上缘和眶缘一致呈线状）。

○ 症状会有变化。

○ 女性多见。

○ 基本上没有外伤等诱因，但是有时候外伤性色素沉着会转化为黄褐斑。

○ 在有毛发的部位，比如发际、眉毛等处，一般不生长。

○ 80 岁以后，停止化妆后症状大多会减轻。

◎ 和下列疾病需要鉴别诊断：ADM、扁平母斑、炎症性色素沉着。

◎是必要条件，○是重要参考条件。

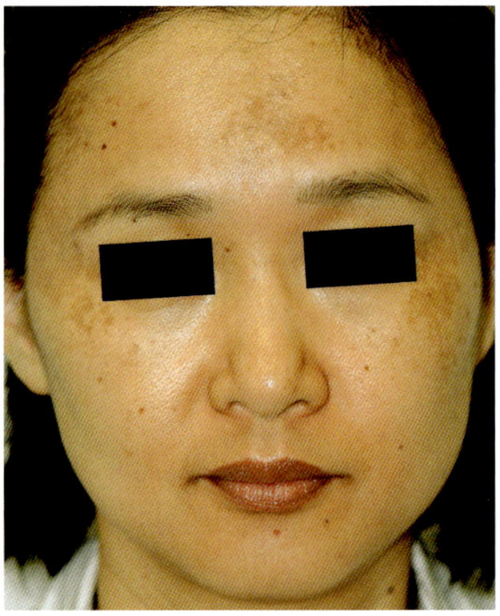

图 2.4.2　颧骨部和前额中央的黄褐斑
右前额外侧发际部的色斑考虑是 ADM

3. 黄褐斑和 ADM 的鉴别诊断

黄褐斑需要和 ADM 进行鉴别诊断，需要参考下列事项后进行综合判断，ADM

和黄褐斑合并发生（同一部位重叠发生）的情况很多。

1）前额部位的 ADM 好发在两侧，而黄褐斑以中央部位和眉毛上方为多发。此外，在两侧发际部位的病变，ADM 常常侵入有毛发区域（跨越进入），而黄褐斑一般不会（图 2.4.3）。

2）位于上睑外侧的病变，ADM 呈现为小斑点状，而黄褐斑呈现为沿眶缘分布的指甲大小以上的弥漫性病灶（图 2.4.4）。

3）位于颧部的病变，黄褐斑是弥漫性的，而 ADM 大多呈现为小斑状，有时重度 ADM 的小斑状病灶在愈合过程中也会显示出弥漫性（图 2.4.5）。

4）黄褐斑一般不会出现在鼻翼部位。

5）从颜色上来看，黄褐斑呈现出略带红色的黄褐色，而 ADM 大多是带有灰色的若隐若现的斑点。

6）一般来说，ADM 不太会随着时间推移而发生浓淡变化，而黄褐斑却会有变化。

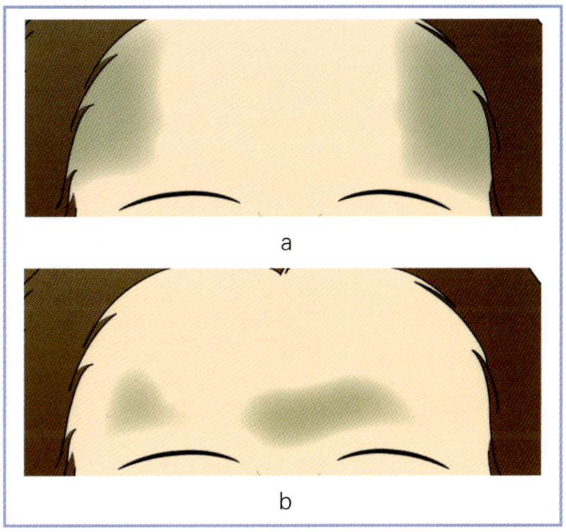

图 2.4.3　ADM（a）和黄褐斑（b）鉴别诊断一

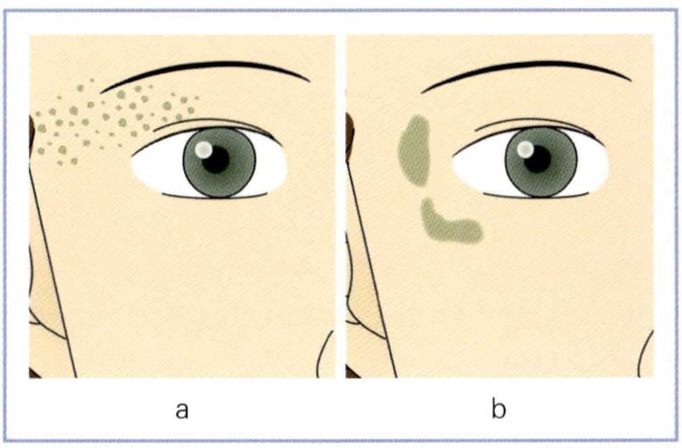

图 2.4.4　ADM（a）和黄褐斑（b）鉴别诊断二

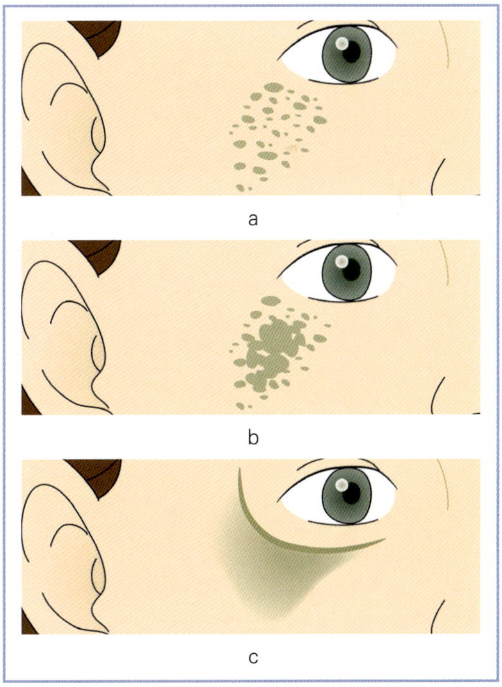

图 2.4.5　ADM（a）、重症 ADM（b）和黄褐斑（c）

4. 多发性 SK 和黄褐斑的鉴别诊断

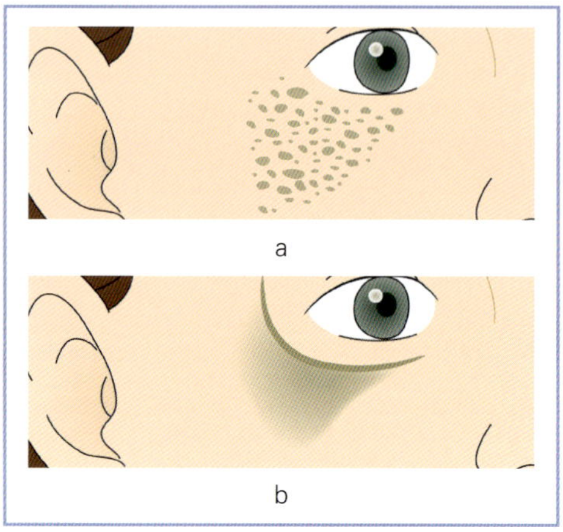

图 2.4.6 多发性 SK（a）和黄褐斑（b）

有时候会需要将多发性 SK 和黄褐斑进行鉴别，可以参考以下几项，综合地进行判断。

1）多发性 SK 分布在黄褐斑的好发部位时，容易被误诊为黄褐斑。对于多发性 SK，无论有多少病灶，病灶之间必然存在"间隙"。也就是说，病灶是不连续的。而黄褐斑的病灶正好与之相反，虽然有时边界不规则，但病灶整体是连为一体的（图 2.4.6）。

2）在黄褐斑与多发性SK合并的情况下，虽然多发性 SK 不会连成一片，但黄褐斑是连续成片的。

3）这个部位究竟是不是黄褐斑，要将整体颜色与面部其他部位（如下颌、耳前、额部）的肤色做对比，看其颜色是否更深。

5. 黄褐斑的组织学表现

黄褐斑的组织学特征是表皮基底层以及浅层的黑色素颗粒增加（图 2.4.7）。当然，其程度和黄褐斑的病变程度（浓淡）成正比。病变组织有时表现为色素细胞数量的增加，有时也可表现为单个色素细胞的增大，黄褐斑的病变是否和这种黑色素细胞的变化有关还不是十分清楚。其真皮的变化是弹力纤维的变性（光线性弹力纤维变性）和噬黑色素细胞的出现，前者是中老年人皮肤暴露部位的正常改变，后者是炎症性色素沉着的结果，并不是黄褐斑的特异性改变。

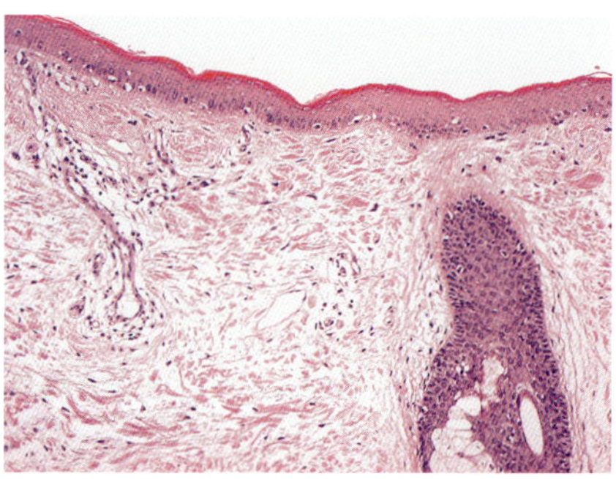

图 2.4.7 黄褐斑（中度）的病理表现（HE 染色）
可以看到表皮基底层以及浅层的黑色素颗粒增多。本例患者可以看到色素细胞有轻度增多，并且有一定增大。作为 31 岁的年轻患者，本例真皮内的光线性弹力纤维变性较少，炎症也较轻，噬黑色素细胞较少

评论

有关真皮性黄褐斑

黄褐斑有表皮性、真皮性和混合性几种。确切地说，黑色素增多有的是以表皮为主，有的是真皮内的增多（常常有人认为这是从表皮落入真皮的），也有的是表皮和真皮内都可以看到黑色素。然而由于并不能通过动态观察标本看到单颗黑色素颗粒逐渐地从表皮移动到真皮，因此笔者认为“从表皮落入真皮”这一说法是没有足够证据的。但当表皮和表皮正下方的炎症达到一定程度以上，且长时间持续之后，可以出现上述变化，所以这种说法也不是完全没有依据。但是这样一想的话，黄褐斑作为一种慢性过度刺激导致的炎症性色素沉着，达到一定的严重程度以上且长时间持续之后，黑色素的增多将不会仅仅局限在表皮内，自然会进入真皮，但其疾病没有发生什么本质性的变化。也就是说，将黄褐斑分类成表皮性和真皮性的意义不大。那些认为有必要将真皮性黄褐斑单独分开的人，其论据是表皮性黄褐斑可以使用化学剥脱等方法将“表皮剥离”来进行治疗。从某一方面来说这是对的，因为“落入”真皮深层的黑色素一般难以去除。然而笔者认为，相对于除去黑色素，抑制黑色素的产生才是最重要的。假设通过各种各样的方法，把表皮和真皮内过剩的黑色素全部去除了，但内因没有什么变化，还会产生黑色素，最终就会恢复到以前那种黑色素过剩的状况。笔者的意见是，要针对慢性过度刺激这一根本的原因来治疗，停止黑色素生成比任何其他治疗都要重要，这才是黄褐斑的治疗要点。如此治疗，黑色素的过剩自然会得到缓解。表皮的细胞周期大约是 1 个月，表皮中过剩的黑色素会从皮肤表面脱落。真皮内过剩的黑色素，也会通过噬黑色素细胞和淋巴系统排出体外。当然，经过上述途径仍然无法消除的黑色素，就需要用一些其他方法进行治疗。

综上所述，笔者认为真皮性黄褐斑，仅仅和普通黄褐斑有炎症程度轻重和病变时间长短的区别，没有必要特意将其分类。

评论

新增

黄褐斑和 ADM 合并出现的概率并不高

黄褐斑和 ADM 常被认为合并发生的概率很高。确实，如果将仅有轻微黄褐斑的情况也都诊断为黄褐斑的话，黄褐斑与 ADM 的合并发生率确实可以说是很高的。若为了掩盖 ADM 而使用厚重的化妆品遮盖，确实可能由于过度揉搓皮肤而导致黄褐斑的产生。但是，当我们在诊断对于患者来说造成最主要问题的色斑种类的时候，笔者认为黄褐斑与 ADM 合并发生的概率并没有那么高。

在笔者的诊所，对约 500 位 ADM 患者进行调查后发现，黄褐斑合并 ADM 的比例为 23%。这一数据如果与全国女性的黄褐斑患病率相比，也许略高一些，但并不能说黄褐斑与 ADM 的合并发生率很高。

专栏

真皮性黄褐斑和 ADM

究竟是否存在真皮性黄褐斑尚有待于明确（见前页），但从结果上看，深达真皮的黄褐斑（确实存在）和 ADM 是难以鉴别的。在最常发病的颧骨部，两者几乎是一样的，而且颜色也都是带有灰色的褐色，完全一致。如果发生在一些黄褐斑绝对不出现的部位（鼻翼、下睑睑缘附近、发际有毛发生长的部位等），就能很容易地诊断为 ADM；而如果发生在 ADM 好发的颧骨部，则难以和黄褐斑进行鉴别诊断，两者肉眼观察非常相像。

还有一点不得不考虑的是，暂且不论鉴别诊断如何，先看看这两种疾病的本质究竟有什么区别。从真皮浅层具有黑色素细胞以及噬黑色素细胞这点上来看，两者是非常相似的，都可以通过 Q 开关激光的治疗去除色素，都容易在激光治疗后产生色素沉着（当然有一定的差别），而且黑色素和黑色素细胞的分布也相似，说不定这两种疾病的本质就是相似的。

笔者确信黄褐斑的本质是皮肤屏障破坏引起的慢性过度刺激导致的慢性炎症性色素沉着，而对 ADM 的病因却全然不知，只能将其归类于不明原因的迟发性母斑类的疾病。实际上，笔者的内心还是有疑问的，说不定黄褐斑和 ADM 两种疾病就是相似的疾病，在颧骨的突出部尤其相似。一种假设是，黄褐斑是“揉搓”皮肤表面后产生的，ADM 有可能是对皮肤“按压（压迫）”刺激后生成的。按照这种推测，ADM 之所以在鼻根部呈现出一种独特的“领结”状，是因为对应了下方相同形状的鼻骨。ADM 之所以不发生在眉毛部位，是因为在化妆的时候一般不会压迫眉毛，而 ADM 的独特的鼻翼病变，可能就是因为用力涂抹粉底霜造成的。和“摩擦”皮肤造成表皮病变的黄褐斑相对应，ADM 就容易解释为“压迫”皮肤导致了真皮病变。

笔者上述的推测，确切地说是一种猜测，在学术上可能没有任何价值，只是在思考这种难治性色斑的神秘性时，出现的各种各样的想法。

专栏 更新

黄褐斑和 ADM 的后续

黄褐斑中表皮增多的黑色素掉落进入真皮时，与其称之为“真皮性黄褐斑”，不如单纯地描述为“因为黄褐斑的炎症较重、持续时间过长而导致色素落入真皮”。不仅如此，在笔者 2005 年初次写这本书时，坚信黄褐斑是炎症性色素增多症，并认为病因不明的 ADM 可能与压迫相关（见上一个专栏）。后来沟口医生将 ADM 描述为真皮的幼稚黑色素细胞由于刺激而活化[1]。这里说的刺激包括皮炎等炎症，笔者所说的“压迫”也可以算作一种刺激，这一理论进一步完整地说明了 ADM 的病因。

6. 黄褐斑的临床表现

黄褐斑是以颧骨部为中心的颜面部皮肤出现的界限不清、外形不定的淡褐色色斑。这些色斑多数情况下是左右对称的，可以出现在前额、口唇部，下颌骨的突出部位也容易出现（图 2.4.8，图 2.4.9），眉毛、头发等有毛发的部位少见。患者中女性占

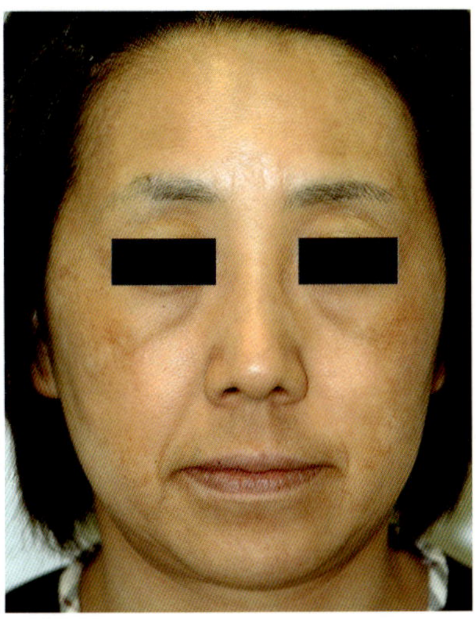

图 2.4.8 颊部和前额部的黄褐斑
不累及前额部发际和眼睑部（没有骨骼的部位）

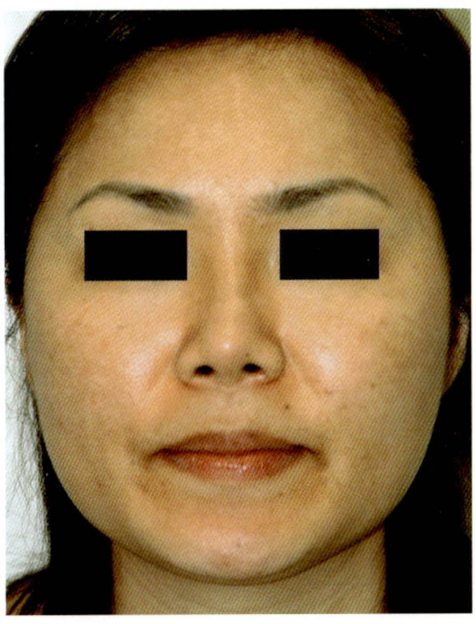

图 2.4.9 颊部、额部和口唇部的黄褐斑
虽然色调比较浅，但和眉毛、眼睑处的皮肤相比，还是有明显区别的

绝大多数，男性偶发。发病年龄在 20 ～ 40 岁。妊娠和日晒会使病变恶化，这是颜面部色斑的共同现象，并不是黄褐斑的特异性表现。其症状会随时间的变化而变化（色斑会出现变浓或变淡等变化）。

专栏

日晒伤和黄褐斑

有人认为日晒会加重黄褐斑[2]，笔者对此持反对意见。如前所述，黄褐斑的本质是慢性过度刺激引起的（屏障破坏），伴有炎症性色素沉着，其本质和日晒无关。虽然黄褐斑在和紫外线近直角照射的部位比较明显[1]，但如果是这样的话，在颧部黄褐斑的上缘出现的正常皮肤的边界又该如何解释呢（笔者的解释：颧骨的上缘少见揉搓）？还有，鼻子上少见黄褐斑也难以解释（笔者的解释：鼻子部位是软骨，少见揉搓）。

实际上，日晒对所有的色斑都有加重的作用，会使色斑“看上去更深”而已。只要避免日晒，就会恢复到以前的状态。日晒并没有改变任何黄褐斑的本质性病因，但也并不是说按照笔者的理论就可以对黄褐斑患者说“即使日晒也没有关系”。对于人类的皮肤来说，紫外线无疑是最大的促老化因素，最好不要日晒的理论是正确的，但是日晒和黄褐斑的本质是没有任何关系的。

专栏

精神紧张和黄褐斑

很多相关的报道认为精神紧张和黄褐斑有关系[2]，笔者在原则上对此持反对态度。也许精神紧张会导致人体神经、内分泌功能发生变化，进而引起黄褐斑加重，但如果真是这样，为什么单单令“病变部位”的皮肤色泽加深呢？这一点无法解释。笔者认为，精神紧张不会对黄褐斑病变部位的皮肤产生直接的影响，可能会因为精神紧张导致患者的生活习惯发生改变，从而引起黄褐斑的变化。也就是说，精神紧张之后，患者会对皮肤进行不必要的过度“揉搓”，损伤皮肤，从而导致黄褐斑加重，如此解释比较合理。

专栏

性激素和黄褐斑

黄褐斑多见于生育年龄的妇女，故而有人怀疑其和女性激素有关联[2)]。此外，还有人认为它和生理周期以及女性性激素周期的紊乱（比如更年期）有关。确实，妊娠期、口服避孕药以及更年期期间有黄褐斑加重的情况。但是，笔者还是不认为黄褐斑和性激素有关。其理由如下：一是在那些由于妇科疾病摘除了子宫和双侧卵巢而又没有补充性激素的女性中，仍然有黄褐斑患者；二是虽然非常罕见，但也存在患有严重黄褐斑的男性患者。此外，在那些喜欢女性穿着的“异性癖”中也常见黄褐斑患者，并且与是否接受了睾丸摘除以及雌激素的补充没有什么关系。而且这些男性和“异性癖”患者的黄褐斑和普通的黄褐斑一样，对后述的“保守治疗”反应很好，治疗效果很好。因此，也许和日晒一样，性激素也不是黄褐斑加重的特异性因素，只是一个非特异性的色斑加重因素，会引起所有的色斑加重。

专栏

回想笔者实习医生时代的松永医生

笔者在本书中多次和松永佳世子医生等前辈创立的“日晒是黄褐斑的发病原因”的学说意见相左。笔者关于“日晒会引起所有的色斑症状加重，但和黄褐斑的发病无关”的学说也许难以马上被大家所接受，但是笔者决心和日本皮肤科领域的权威“战斗到底”，直至这个“新学说”成为“学术界公认的学说”，虽然不知道这最终能否成功。推翻“学术界公认的学说”是一件非常困难的事情，笔者现在的目标是请松永佳世子医生改写她主编的《皮肤科大全》中书写的相关内容。

笔者和松永佳世子医生没有特别的交情（特别是作为代表日本最高水平的皮肤科大教授，和我这样小小的个体医生有着截然不同的地位和立场），也许至今她也不知道有笔者这样一个人的存在。笔者对松永医生是有着特别记忆的，现在想起来已经是20多年前的事情了。在一次学术会议欢迎晚宴之后的二次酒会上笔者遇见了她，那时是笔者作为整形外科实习医生的第二年。那天会议的主题已经不记得了，但是松永医生演讲的“氨甲环酸（妥塞敏）治疗黄褐斑”让人耳目一新。酒会上笔者借着酒意，厚着脸皮坐到松永医生的对面，面对着从未谋面的大教授提问：“老师，妥塞敏真的可以治疗黄褐斑吗？”松永医生总是亲切耐心地对待任何一个素不相识的实习医生，对于每一个问题都仔细地作出回答。“为什么会有治疗效果啊？”“应该服用几颗比较好啊？”“有没有无效的病例啊？”……当时对皮肤科知之甚少的笔者，对于面部的色斑可以使用内服药物治疗感到非常吃惊，此前笔者一直认为面部颜色或形态的异常只能通过外科手段进行治疗。那天晚上对笔者来说是一个巨大的冲击，至今依然记得那晚兴奋得久久不能入睡。面对“黄褐斑”这样强大的敌人，笔者终于拥有了一个可以使用的武器，这一切都应该归功于松永医生。

对于贯穿本书始终的笔者“新学说”，实际上笔者最想让松永医生听一听。这一“新学说”究竟会变成“学术界公认的学说”，还是会被认为是一文不值的“奇谈怪论”，笔者将拭目以待。

专栏 新增

黄褐斑发病率的地域差异

笔者于 1992 年在大阪市内开办了诊所，当时还惊讶于女性黄褐斑患者的比例之高，但最近该比例已经降低了很多，应该是与化妆品公司意识到“不揉搓”的重要性并开始宣传这一点有很大关系。

20 世纪 90 年代后期，如果去上海或北京的街边转一转，可以见到一些患有严重黄褐斑的女性。这些女性并不是白领，而是中国农村来的观光游客。现在回想起来，她们很有可能是刚开始化妆的人。

印度或孟加拉国的农家妇女就没有在脸上涂化妆品的习惯，当然也不涂防晒霜。她们肤色偏黑，色斑和皱纹都比较多，但不可思议的是黄褐斑很少见，这很有可能是因为她们没有化妆的习惯。

再来看一看日本国内，地域差异还是十分明显的。笔者从大阪去东京出差，在乘坐地铁时观察女性乘客的脸，发现黄褐斑很少见，还是 SK 多一些，这很可能是由于“化妆文化”的差异所造成的。

在东京的中产阶级女性之间，“那个人的妆很浓”是带有贬义的一句话，给人“太花哨”“没品位”“像陪酒女”的印象。与之相对的，她们觉得“自然的”“看不出有没有化妆”“近乎素颜的”“淡妆”更高级，更值得推崇。但在大阪正相反，人们认为在人前没有“好好地”“认真地”化妆的女性是“难为情的”，会在背地里评论说：“化着这么淡的妆怎么好意思见人呢。”

因此，对于化妆的看法（文化背景）的差异，使得大阪黄褐斑患者较多、SK 患者较少，而东京黄褐斑患者较少、SK 患者较多。

7. 黄褐斑类似疾病

（1）人中嵴型色素沉着

这一病变的症状是上唇部从鼻孔底部到红唇缘有两条纵形的条带状色素沉着。这真的是十分奇特的症状，好像至今为止在书籍和文献中都还没有记载，在这里暂时先称之为“人中嵴型色素沉着”。笔者询问过一些皮肤科的老医生，大多数回答是“曾经看到过 1 ～ 2 例”。笔者认为，实际上肯定是存在一些这样的患者的。笔者至今为止看到过 12 例这样的患者。考虑到患者都是 30 ～ 50 岁的女性，而且大多伴有皮肤炎症（发红），笔者推测这也是一种慢性炎症性色素沉着。但为什么会发病在“这个部位”、呈现出“这种形状”，完全不得而知。其病程往往可以持续多年，由于后述的“保守治疗”有一定的疗效（图 2.4.10），所以其可能是一种类似于黄褐斑的疾病，但详细情况不清楚，长期的预后也完全不清楚，有待于今后进一步研究。

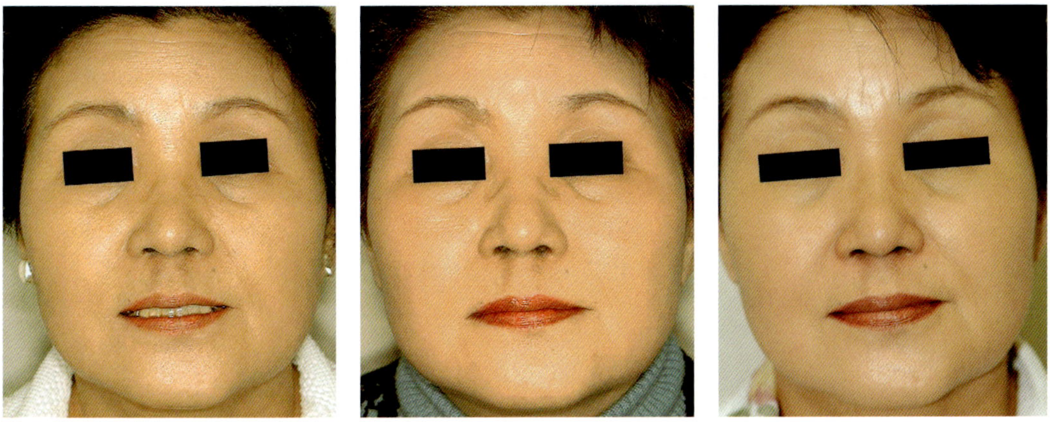

a　　　　b　　　　c

图 2.4.10　人中嵴型色素沉着

a. 59 岁女性患者，治疗前
b. 保守疗法治疗 5 个月后，有所改善
c. 保守疗法治疗 13 个月，进一步得到了改善

（2）颊外侧型色素沉着

黄褐斑大多表现为颧骨缘最浓，越向外侧越淡，而此类患者的色斑以耳前部（鬓角的前方和稍上方）到侧颈部为主，呈现为显著的色素沉着。患者多为 30 ～ 50 岁的女性，伴发皮肤炎症。此外，在皮肤镜下观察，呈独特的网状分布（图 2.4.11），考虑可能是“色素沉着型接触性皮炎”。如果能够明确致病物质（化妆品），应当停止使用。但是由于面部中央同样使用化妆品不会出现色斑，所以考虑其还是和皮肤的局部

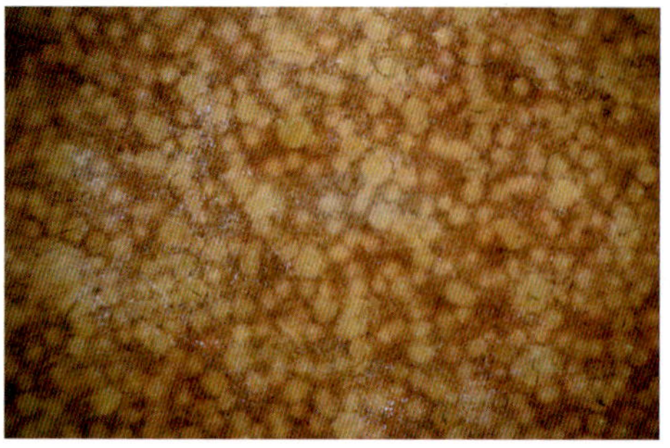

图 2.4.11　颊外侧型色素沉着的皮肤镜图像：可见色素呈网状分布

情况（屏障的破坏）有关。笔者对于这种“颊外侧型色素沉着”采用和黄褐斑一样的“保守治疗”，同时再加用一点弱的激素外用（一天 1 次），这种治疗虽然比黄褐斑治疗耗时长（2 年左右），但大多能达到改善的程度（图 2.4.12）。对苯二酚和全反式维 A 酸可能会有作用，但必须注意有可能会加重炎症，导致病情恶化。

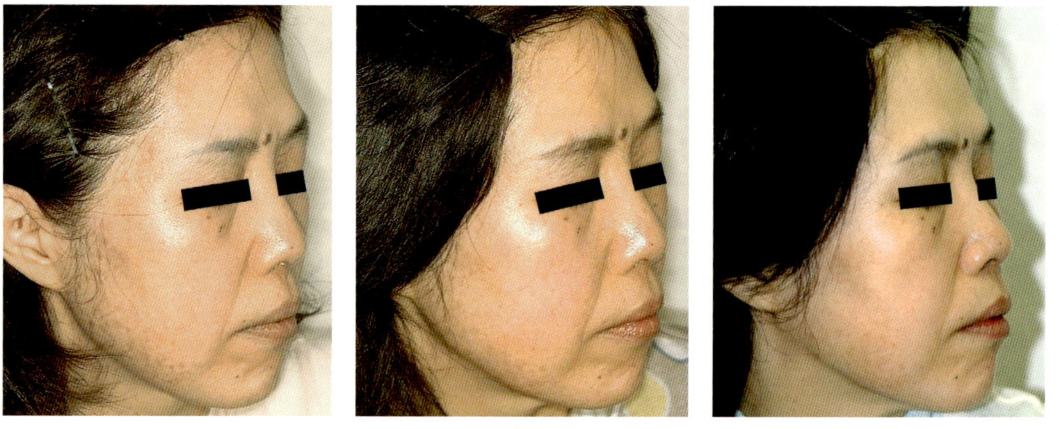

a　　b　　c

图 2.4.12　颊外侧型色素沉着

a. 49 岁女性患者，治疗前
b. 保守疗法（氨甲环酸内服＋弱皮质激素外用）治疗 6 个月后
c. 保守疗法治疗 20 个月后

（3）眼睑周围型色素沉着

其症状表现为上下眼睑褐色的色素沉着。当伴有过敏性皮炎时，可以认为就是其发病原因，但有时并没有特别的原因，难以诊断和治疗。这种疾病在教科书和文献中还没有记载，在这里暂且称为“眼睑周围型色素沉着”。在笔者的印象当中，该病在阿拉伯人和拉丁人中多见，而在日本人中不常见，但也时有碰到。这类疾病和黑眼圈（后述）一样，可能是多重因素共同导致的，而慢性炎症性色素沉着是其中一个重要的因素。因此笔者认为，和激光、光子、全反式维 A 酸等“脱色治疗”相比，有抗炎效果的“保守治疗”会有更好的疗效（图 2.4.13）。

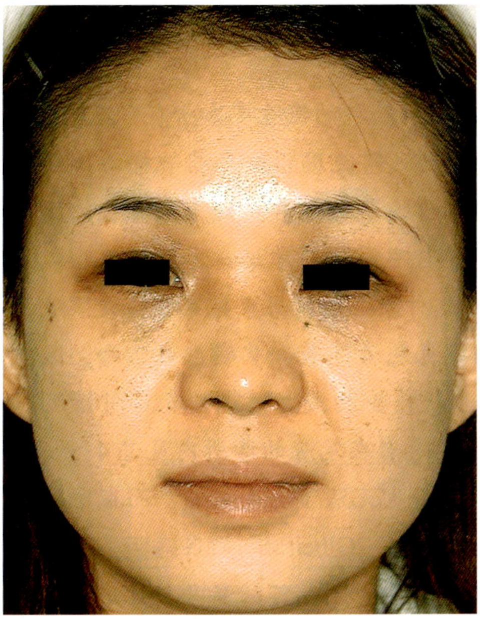

a

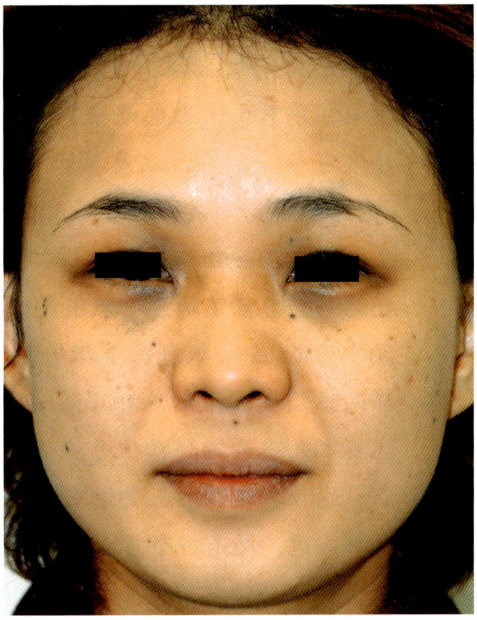

b

图 2.4.13　眼睑周围型色素沉着

a. 33 岁女性患者，治疗前，前额外侧和鼻根部合并 ADM
b. 保守疗法治疗 6 个月后，得到了一定的改善。前额外侧的 ADM 使用 QSRL 治疗 1 次，明显改善。鼻根部的 ADM 没有治疗

专栏

Olheiras，谜一样的疾病

2004 年 11 月，笔者应巴西激光医学会的邀请，到巴西作了四场报告，会议在圣保罗附近的一个地方进行，此外还到了其他几个地方观光，并参观了几个熟人的诊所，整个行程非常丰富而有意义。从日本看去正好在地球另一端的巴西，其地理位置非常遥远，对笔者来说是一个遥远的国度。之前对这个国家知之甚少，通过这次出访，了解了很多。巴西是由欧洲的白人、非洲的黑人、日本移民等亚洲黄种人构成的多民族国家，一直以来是以同民族人通婚为主，但近来混血通婚的情况逐渐增多，难以简单地将一个人归为某一人种了。而笔者考虑到有一些当地医生的患者会是日本移民等亚洲人，以“亚州人特有的色素性疾病的诊治”为题讲了 ADM 和黄褐斑的报告，似乎题名就有点偏差了。不过观察当地人的面部，果然那些亚裔人种的脸上多见 ADM 和黄褐斑，而白人脸上却很少见。此外，在那些比黑人肤色浅一些的深色皮肤的人（阿拉伯人或拉丁人）脸上看到了典型的黄褐斑，

很多时候不仅仅是下睑，还伴发上睑的相似病灶。病灶常常还带一些淡红色（炎症），伴有慢性过度刺激状态（广义的黄褐斑），治疗起来和黄褐斑一样比较困难。因为其伴发炎症，所以使用激光治疗比较危险，而外用全反式维A酸和对苯二酚有增强炎症作用的倾向，也不适合。采用非常温和的激素长期外用也许有效。

（2）类型Ⅱ：后天性真皮黑色素细胞增多症（ADM）

下睑是ADM的好发部位之一，很多在这个部位出现的ADM看上去正好像下睑的黑眼圈，看起来并不是小斑块状而是片状的，多见于20～30岁的女性，两侧对称，大多就诊时主诉黑眼圈，具有青灰色的独特色泽（图2.4.16）。Q开关红宝石激光是唯一有效的治疗手段。

（3）类型Ⅲ：皮肤过薄导致眼轮匝肌透见

下睑部位的皮肤没有皮下脂肪，真皮深层就是眼轮匝肌，无论是谁，在疲劳时面部血液循环较差，眼轮匝肌的静脉呈现淤滞的状态，颜色从红色变为暗青色，就会出现黑眼圈，这才是真正的“黑眼圈”（图2.4.15）。正常情况下，该部位的皮肤还是有一定厚度的，一般情况下不会出现黑眼圈，而由于某些原因皮肤比正常菲薄的人，就会呈现出黑眼圈。诊断的要点是仔细观察该部位的皮肤厚度，而治疗上目前还没有什么好办法。

（4）类型Ⅳ：静脉透见

由于下睑部位的皮下静脉比较表浅而致使皮下可见蓝色，有点像黑眼圈的样子（图2.4.17），治疗方法是长脉宽Nd:YAG激光。

（5）类型Ⅴ：眼眶脂肪突出（眼袋）造成的阴影

如前所述，下睑部位没有皮下脂肪，但是眼轮匝肌的深部有眶隔脂肪，如果压迫很容易疝出。正常情况下，眶隔脂肪有眶隔筋膜和眼睑皮肤等支撑组织包裹，随着年龄的增长，这种支撑组织渐渐松弛，加之颊部和眼窝部脂肪的萎缩和皮肤的张力下降，导致眶隔脂肪容易外突，就形成了眼袋。这个时候，突出的眼袋在光线的作用下，在下方形成了一个深色的阴影，看上去很像黑眼圈（图2.4.16，图2.4.17）。诊断的要点是，即使在化妆的情况下，黑眼圈也没有改善。此外，如果将皮肤轻轻提紧，在压力的作用下眶隔脂肪回缩，黑眼圈会随之消失。这类情况需要通过手术治疗。

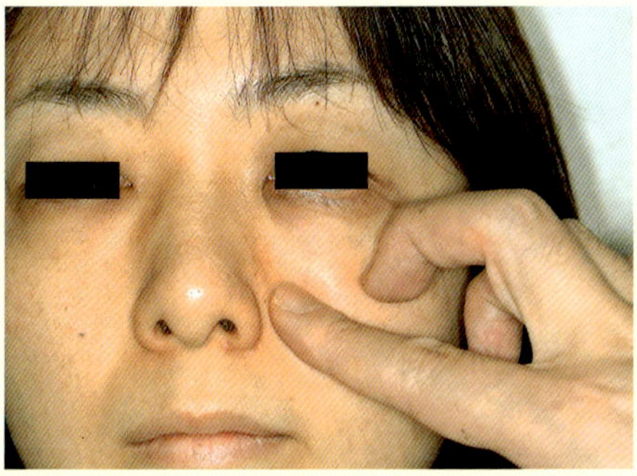

图 2.4.15　33 岁女性，类型Ⅰ＋类型Ⅲ
即使拉平皮肤也没有什么变化，注意上睑内侧也有类似的症状。眼睑皮肤菲薄的人（类型Ⅲ），容易合并表皮的色素沉着（类型Ⅰ）

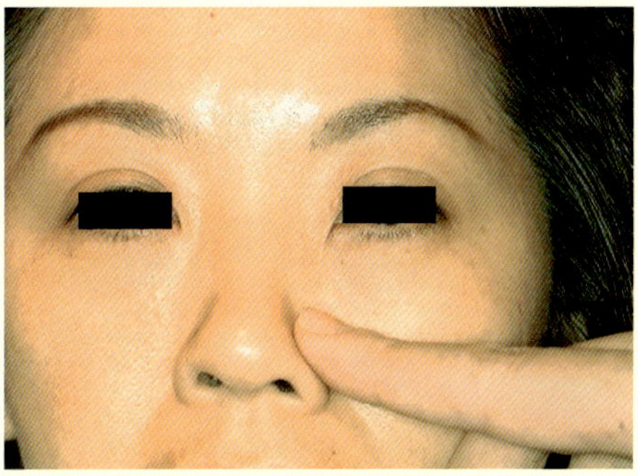

图 2.4.16　38 岁女性，类型Ⅱ＋类型Ⅴ
虽然拉平皮肤后眼睑下缘颜色稍微变浅（类型Ⅴ），但还是留有斑点状的色素沉着，是 ADM（类型Ⅱ）

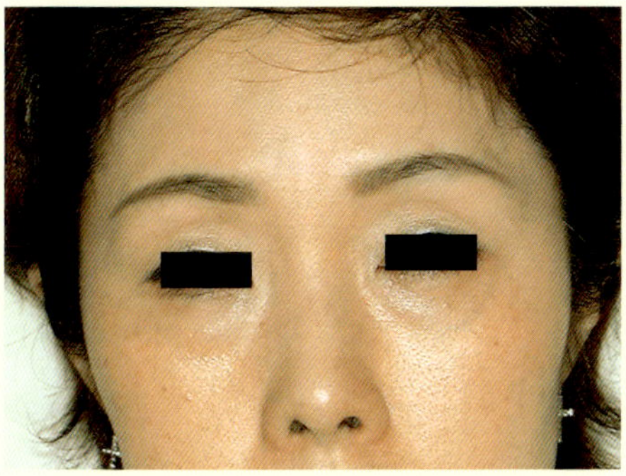

图 2.4.17　39 岁女性，类型Ⅳ＋类型Ⅴ
通过视诊就可以看出有眼袋（类型Ⅴ），并且还同时有眼周静脉透见（类型Ⅳ），导致了黑眼圈的加重

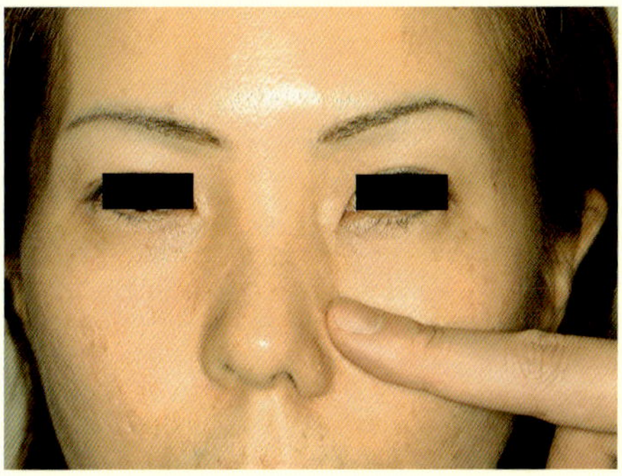

图 2.4.18　33 岁女性，类型Ⅵ
总是觉得眼睛下面发黑，用手指拉紧皮肤后就完全消失了，这是由于细小的皱纹（类型Ⅵ）引起的

（6）类型Ⅵ：出现小皱纹

下睑的皮肤非常菲薄，比普通皮肤容易出现皱纹，而且大多是细小的皱纹而非粗大的皱纹。在这种情况下，远远地看去，看不到细小的皱纹，而表现为下睑部位整个区域较黑，很多患者会认为这是黑眼圈（图 2.4.18）。此外，如果还合并其他类型的黑眼圈，就加重了黑眼圈的症状。这一类型的诊断要点是轻轻地拉紧皮肤使皱纹消失，黑眼圈就会随之消失。这类情况的治疗方法是手术或者非剥脱性的换肤术（nonabrasive resurfacing）。

（二）黄褐斑的治疗

各种治疗方法的比较

	治疗方法	推荐度	强弱	效果	危险度
1	口服氨甲环酸	＋90	弱	＋50	0
2	葛西式的保守治疗	＋70	弱	＋70	0
3	离子导入、超声波导入、电穿孔导入治疗	＋40	弱	＋5	0
4	激光治疗	0	强	0	5
5	光子治疗	＋5	弱	0	2
6	长脉宽激光治疗	＋5	弱	0	2
7	低能量Q开关 Nd:YAG 激光治疗	0	弱	＋10	4
8	全反式维 A 酸外用	＋5	弱	＋5	3
9	对苯二酚外用	＋30	弱	＋20	3
10	全反式维 A 酸和对苯二酚联合治疗（东京大学方法）	＋15	弱	＋20	3
11	外用三联药	＋30	弱	＋15	2
12	化学剥脱治疗	0	弱	0	1
13	其他内服药	＋10	弱	＋2	0
14	其他外用药	＋10	弱	＋2	0

黄褐斑的本质是由于面部皮肤屏障被破坏而引起的慢性过度刺激性炎症性色素沉着，所以黄褐斑的治疗要点是修复被破坏的屏障作用，以及去除物理性的慢性过度刺激状态。然而，这种“治本疗法”并不能够通过外界手段介入而达到治疗效果，只能由患者自己从生活习惯着手进行改善才能有效。医疗方面只能是对患者进行指导和教育，改变他们的认识，这样才能取得一个二次皮肤状态改善的“间接治疗效果”。从治疗所得的结果上来说，如果没有明显的改善，就会被认为“没有效果”，所以容

易盲目地使用一些快速显效的治疗方法，而放弃这种“间接治疗”的方法。但是应该牢记，治疗黄褐斑的重要之处就是教育患者“不要过度揉搓面部”。

当然，也不否认有各种各样的对症治疗方法，如内服、外用、手术、激光等等，但这些都是比较随意地“治治看”，只是着眼于是否有效果，却忽视了不同的治疗方法分别是如何起效的。应该在了解各种治疗方法的机制和作用原理的基础上，再进行治疗。

如果使用对症治疗，最不能忽视的一点就是，治疗会增强皮肤的炎症和刺激作用，从而导致黄褐斑症状加重。使用激光治疗黄褐斑，即使确切地消除了一些黑色素，还是会引起严重的炎症性色素沉着，从而导致症状加重。即使应用比较温和的光子或化学剥脱治疗，一旦作用稍强，也一样会导致黄褐斑症状加重，必须引起注意。

1. 口服氨甲环酸

推荐度	强弱	效果	危险度
＋90	弱	＋50	0

口服氨甲环酸（妥塞敏）对黄褐斑有很好的疗效[1)]，这是公认的事实[2)]，其作用机制有很多种说法[3)]。在表皮细胞中由于炎症等刺激造成纤溶酶（plasmin）转变为活化的纤溶酶，从而对黑色素的生成起到了促进作用。目前认为氨甲环酸最主要的作用是抑制纤溶酶的活化转化，也有可能是氨甲环酸本身的抗炎作用直接起了作用。笔者认为虽然目前氨甲环酸治疗黄褐斑的原理尚无法确定，但是在“治疗有效”这一点上是毋庸置疑的。作为一个有着长期使用史的药物，其副作用很少，可以作为治疗黄褐斑的首选药物。

令人不解的是，氨甲环酸在日本以外的国家使用很少，因此相关的英文论文非常少，最近中国才出现了一些很好的论文[4)]。在2012年的关于黄褐斑治疗的综述文献[5)]中根本就没有提到氨甲环酸。原因之一可能是其他国家黄褐斑的发病率很低，有关治疗方面的研究就相应较少。此外，为了一个这么便宜的药物，不可能投入大量的精力去开发一个新的市场。如果一个新型的激光机在某一个国家打开了市场，商家可以得到巨大的经济效益，而廉价的常用药物收益很少，所以不会在市场开发上投入很大的力度。

关于这种药物的使用方法，早期报道的是一天1500mg，即250mg的胶囊6粒，分3次口服。但是笔者的经验是500mg（一天2粒，分2次服用）也有很好的疗效，现在笔者对所有的患者都予以一天500mg氨甲环酸口服。有意思的是，并不是服用多了就会出现更强的效果。关于用药的期限有各种说法，笔者的意见是尽可能长时间

（长达几年也可以）地服用。氨甲环酸几乎没有副作用，也没有发现有耐药性（长时间用药造成的效果减弱），真的是一个简便易用的药物。

氨甲环酸一般使用 1 ～ 2 个月后开始出现效果，有 20% ～ 30% 的患者会在停药之后出现黄褐斑的复发，此时可以再次开始服用，依然有效。

口服氨甲环酸用于治疗黄褐斑并未被医疗保险正式认可，但是由于是较为便宜的药物，所以在日本的很多地区都默认了这一用法。但是在笔者的诊所内，因为口服氨甲环酸通常结合其他治疗（混合治疗禁止条例），所以还是自费项目。

接下来是笔者基于临床观察所得出的推论，笔者认为氨甲环酸很有可能是黄褐斑的特效药。因为长期服用氨甲环酸的患者，其黄褐斑以外部位的皮肤并没有明显变白。同时，氨甲环酸对于扁平母斑完全没有作用，而对于外伤性或炎症性色素沉着的作用也明显不如黄褐斑。看来“黄褐斑”和“氨甲环酸”之间一定存在某种特殊的关联，有待今后的研究去发现。

评论 新增

医保内适用、标签外使用和个人进口的区别

由于氨甲环酸的适应证中不包括黄褐斑，将氨甲环酸治疗黄褐斑加入健康保险原则上是不可能的。但是迄今为止，由于每日使用药品价格在 205 日元以下时无须在收据上标明药品名称（也称为“205 日元规则”），因此大多数时候就被默认了。最近“205 日元规则”已被废用，可以预想到氨甲环酸将不再被保险承认。

如果不加入健康保险，而是自费用药的话，氨甲环酸就完全没有超过医保范围使用药品这种担心了。此药用于黄褐斑的治疗是标签外使用，只要经过患者同意，就是完全合法的。标签外使用时，如果发生对健康有害的影响，责任在于给药的医生；如果药品是在制作或运输中出现问题，影响到患者的健康，则由制药公司和政府承担责任。

有些药品在日本国内没有，是医生个人从国外进口，然后给患者使用的，只要是“治疗所必需的”，就是合法的。但是，在个人进口的情况下，根据制造物品责任法，制造者即进口者，如果药品本身存在问题而导致患者受到危害的时候，医生作为进口者就要承担责任了，这一点需要注意。标签外使用和个人进口，责任范围有很大的差异。

专栏 新增

非处方药氨甲环酸合剂

作为口服处方药的氨甲环酸，治疗黄褐斑并非说明书上的适应证，因此给黄褐斑患者开具氨甲环酸的处方属于超适应证用药。这在医生的考量及患者的同意下虽然并不违法，但对于开具处方的医生来说，总觉得是有违规定的做法而会感到有些不安。

为此，2007 年，氨甲环酸合剂（TRANSINO®）作为非处方药上市了（表 2.4.2）。将必须由医生开具处方才能获得的药品当中副作用等危险性较低的药物更改为非处方药的案例倒是时有听闻，但原本就属于非适应证治疗黄褐斑的药，怎么就成了非处方药而且还是合剂呢？

表 2.4.2 氨甲环酸合剂（TRANSINO®）

成分：每日量 6 片内包含物		适应证	用法和用量
氨甲环酸	750mg	色斑（仅限于黄褐斑）	成人一次 2 片，一天 3 次（餐后） 不得连续服用超过 2 个月 复发时至少间隔 2 个月可再次开始服用
维生素 C	300mg		
L- 半胱氨酸	240mg		
维生素 B5	24mg		
盐酸维生素 B6	6mg		

首先，TRANSINO® 中氨甲环酸以外的成分全都是据说对色斑有效但实际上并没有证据的药剂。其次，并没有证据证明这种组合及用量配比是最佳的，笔者实际上觉得根本不需要其他那些配方成分。不仅如此，由于 TRANSINO® 的临床试验（治疗实验）时间为 2 个月，因此其使用时间就限定为 2 个月。笔者认为其实可以使用更长时间，这真是令人十分困扰。

原本对于药品的临床试验应当是严格的双盲试验，但是该药品的临床试验并未使用盲法，还有医生评分及照片评分的关联度过低等很多问题[6)]。虽然皮肤美容的临床研究确实非常困难，但无法认同这一非处方药通过认证的应该不止笔者一个。

既然主要成分是氨甲环酸，那么推测该药应该对于黄褐斑是有效的，但是为什么非要做成合剂呢？又为什么是非处方药呢？难道不应该先将氨甲环酸治疗黄褐斑纳入适应证才对吗？而且使用时间限制为 2 个月也有问题。在笔者的诊所，有很多长期服用氨甲环酸的患者来询问："TRANSINO® 写着不能服用 2 个月以上，那你们这里的药吃 2 个月以上没关系吗？" 这真是十分令人困扰。总觉得制药公司的意图昭然若揭："增加低价的氨甲环酸的适应证什么的没什么用，不如做成合剂作为非处方药高价出售，但是临床试验实在不顺利，就在短期内强行推出了，总之只要发售了就行。”希望这只是笔者“有些夸张的”想象而已。

2. 葛西式的保守治疗

推荐度	强弱	效果	危险度
＋70	弱	＋70	0

根据临床经验，笔者在此介绍黄褐斑的“保守治疗”。笔者从十几年前开始使用这种治疗方法，此后经过很多次细微的改良，现在已经作为黄褐斑的首选治疗方法了，对于这种方法的应用笔者有着绝对的自信。每年都有 200 ～ 300 名新患者使用这一疗法，虽然难以统计详细的资料，但粗略估计该疗法的治愈率在 60%左右，几乎没有医疗纠纷。该疗法最大的优点是能改善难治的黄褐斑的症状。对于笔者来说，更大的好处是加深了对于其他种类色斑（SK、雀斑、ADM、炎症性色素沉着等）的理解，对其他色斑的治疗选择和治疗效果也有了很大的提高。

（1）必要的物品和药物

该疗法必要的东西是手术显微镜（笔者使用的是 12.5 倍的 TAKAGI OM-5）和氨甲环酸口服剂（胶囊制剂 250mg）。如果从诊疗的角度考虑，有一张诊察床更好。由于每次患者都要彻底卸妆，所以最好有一个化妆间。还有一些非必需品，比如用于展示或记录患者皮肤放大图像的设备，可使用带摄像机的显微镜（或者是皮肤镜）及计算机，带有显示屏即可。

（2）治疗步骤

1）初诊：患者彻底卸妆，使用手术显微镜对全面部做仔细的检查，对全面部的所有色素性病变逐一作出尽量正确的诊断。也就是说，对于面部所有的色斑，如 SK、ADM、黄褐斑等尽量仔细地逐个给出诊断，这时会有一些难以诊断的部分，可以在治疗过程中再明确诊断，并不要求初次就全部明确诊断。诊断明确和不明的部位全部详细记录下来。让患者手持镜子，告诉她患 SK、ADM、雀斑的部位以及相应的治疗方法，碰到黄褐斑的部位，告诉她这个需要“保守治疗”：①每月来医院门诊 1 次；②有规律地服药；③按照每个月就诊时皮肤的状况，遵照医生的指示，黄褐斑一定会明显改善（笔者一般告知患者 1 年半时间大约 90%的黄褐斑能够消失），具体的治疗方法在下一次时间宽裕的门诊面谈时告知，很重要的一点是不要在初诊的时候就开始治疗（给药），这是治疗成功与否的关键所在。希望患者能够遵守每月来 1 次门诊的指示，对那些不能坚持正确用药、没有“觉悟”的患者，如果匆匆给她们用药，她们也会抱怨说：“吃了一些药，但是没有效果啊。”

2）第一次面谈指导：第一次面谈指导的时间在普通门诊时间的基础上再加 30 分钟左右，慢慢地进行，让患者完全卸妆，并将黄褐斑部位的皮肤和正常部位的皮肤作比较，可以发现“色斑处的皮肤磨得比较薄一些”。这个时候如果能够将皮肤镜下的画面给患者本人看一下则更有说服力。此时仔细询问患者每天的皮肤护理步骤，针对每一个具体的步骤，建议患者“不要摩擦皮肤”。几乎每一位黄褐斑患者都误认为需要“彻底去除化妆品”，要告诉患者咯吱咯吱地过度揉搓皮肤是不好的，将患者从上述束缚中解脱出来是治疗的最大要点。要让患者相信“即使化妆品稍微残留一点也没有关系”是最困难的。

日晒是否是造成黄褐斑进一步恶化的直接原因尚不得而知（笔者是持否定态度的），但紫外线是导致“光老化”的促进因子，为了防止“皮肤光老化”，可以指导患者避免紫外线照射。然而，很多人认为只要涂抹了防晒霜就可以随便暴露在阳光下，这是不对的，要让他们不能过分地信赖“防晒霜的防晒作用”。此外必须注意的是，对于粗暴地卸除涂抹在脸上难以清洗的防晒霜，也会加重对表皮的破坏。

关于各种美白化妆品，原则上是允许使用的，但是要告诉患者其效果是有限的。其实从减少面部皮肤摩擦的角度考虑，倒不如建议患者不要使用。保湿剂也尽量不要使用，因为在皮肤干燥的情况下，可以清楚地辨别出过度摩擦的部位，如果使用了保湿剂，就会掩盖这种摩擦后的症状。如果停止摩擦皮肤，该部位的皮肤大约 2 周后就可以恢复，干燥问题马上就会改善，不必担心。

此外，还要告知患者，在症状彻底好转之前禁止一切“美容操作”，按摩、面膜、熏蒸、换肤、电子、超声波等等“对皮肤有这样那样作用”的操作都不可以做，因为这类操作可能会损伤表皮而破坏皮肤的屏障作用。实际上这种全面禁止并不是绝对必要的，但其主要目的是打破患者“对化妆品和美容操作的依赖”，是一种休克疗法，因此笔者对所有的患者都进行这样的指导。此后，给予氨甲环酸口服药（胶囊制剂 250mg），每天早晚各 1 颗。也有人每天使用 6 颗的，笔者认为一天 2 颗已经足够了。笔者认为这种“保守治疗”的效果 30％来自氨甲环酸，70％来自“停止摩擦皮肤”，不过没有做对照实验来证实。

3）第二次面谈指导：第二次面谈指导只要在普通的诊疗时间内抽 5 分钟出来简单地做一下就可以了。如果是严格地按照医嘱执行的患者，此时被破坏的皮肤屏障作用已经明显改善了，皮肤表面的纹理也明显恢复正常，纹理的恢复使得患者会主诉如“妆不容易花了”（实际上是化妆品难以脱落了）、“皮肤变得不容易干燥了”（保水性提高了）、“皮肤变得有弹性了”（表皮增厚了）、“问题减少了”（皮肤的屏障作用恢复了）等等，很多患者还会发现黄褐斑的色泽改善了。此时重要的是鼓励患者继续认真地服药治疗，以达到更好的治疗效果。

4）第三次面谈指导：大部分患者此时的皮肤屏障作用已经明显改善，半数以上的患者已经感到黄褐斑减轻，但是，依然有一部分患者没有改正自己用力揉搓皮肤的习惯，所以颧骨突出部位的皮肤依然有“摩擦”的痕迹，要提醒患者认识并注意到这个问题。由于皮肤的状况已经明显好转，差不多可以开始考虑使用激光治疗 SK 和 ADM 了，也可以开始治疗黑子了，最好综合性地制订一个“皮肤美白”的计划。此时，会有很多患者要求进行光子治疗、射频治疗，但是一定要始终坚持这种药物治疗。如果本末倒置地推崇那些辅助治疗的话，很可能会使得患者再次陷入以往“依赖美容治疗”的病态心理中，有再次回到最初状态的危险。

5）第四次面谈指导：此后，请患者隔 2 个月来 1 次医院，仔细地观察患者的皮肤变化，提出一些相应的指导。在炎热的季节，由于出汗，一天要洗好多次脸，要提醒患者不要使用毛巾很重地洗脸；初秋的时候，酷暑好转，皮脂腺的分泌会显著减少；冬天在浴室里用热水洗脸的时候，会出现皮肤急剧干燥的现象。在仔细观察患者皮肤的同时，也要认真地进行问诊，找出皮肤变化的原因，也要从生活习惯中发现并解决问题。在这一阶段，黄褐斑的症状明显减轻，表皮的炎症减轻，“红脸”症状也相应减轻了。在黄褐斑减轻的同时，以往并不明显的散在性的 SK、ADM 等就会显现出来。对于这种情况，可以选择各自对应的治疗方法进行治疗（参见本书各个章节）。此时患者也感觉自己“皮肤变白了”“皮肤出现透明感了”，很容易接受进一步的治疗方案（图 2.4.19 ～图 2.4.21）。

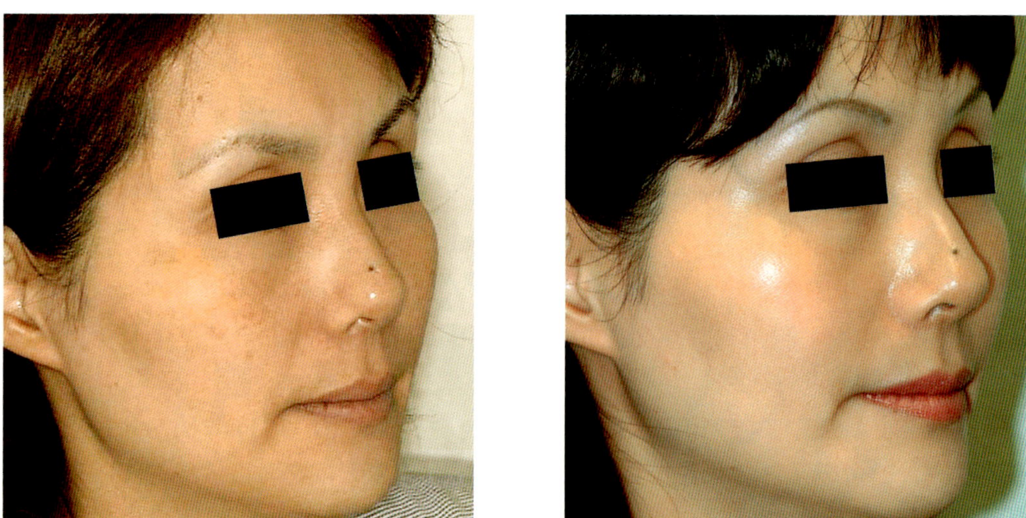

a　　b

图 2.4.19　42 岁女性，颧骨部黄褐斑

a. 治疗前

b. 保守疗法治疗 26 个月，治疗终止

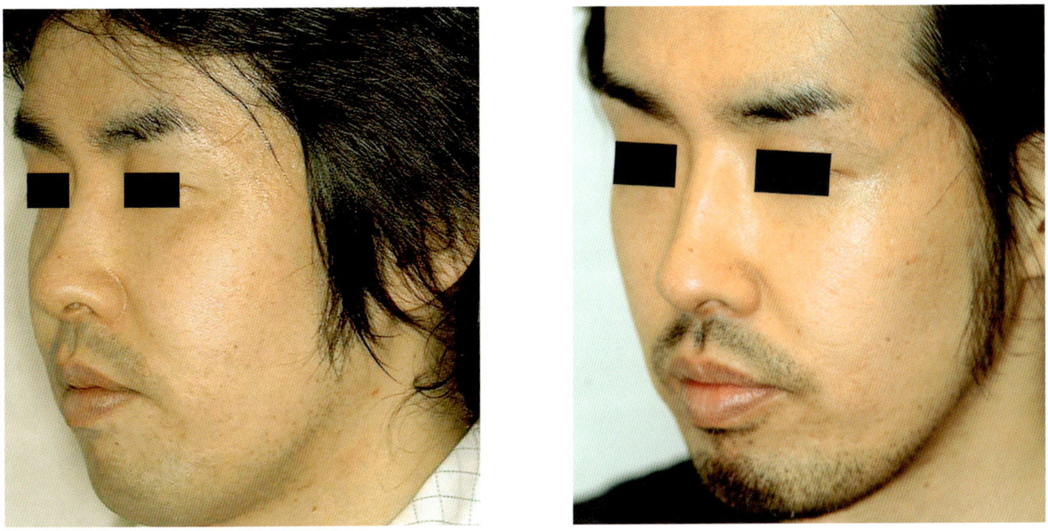

a　　b

图 2.4.20　36 岁男性，颧骨部黄褐斑

a. 治疗前
b. 保守疗法治疗 3 个月

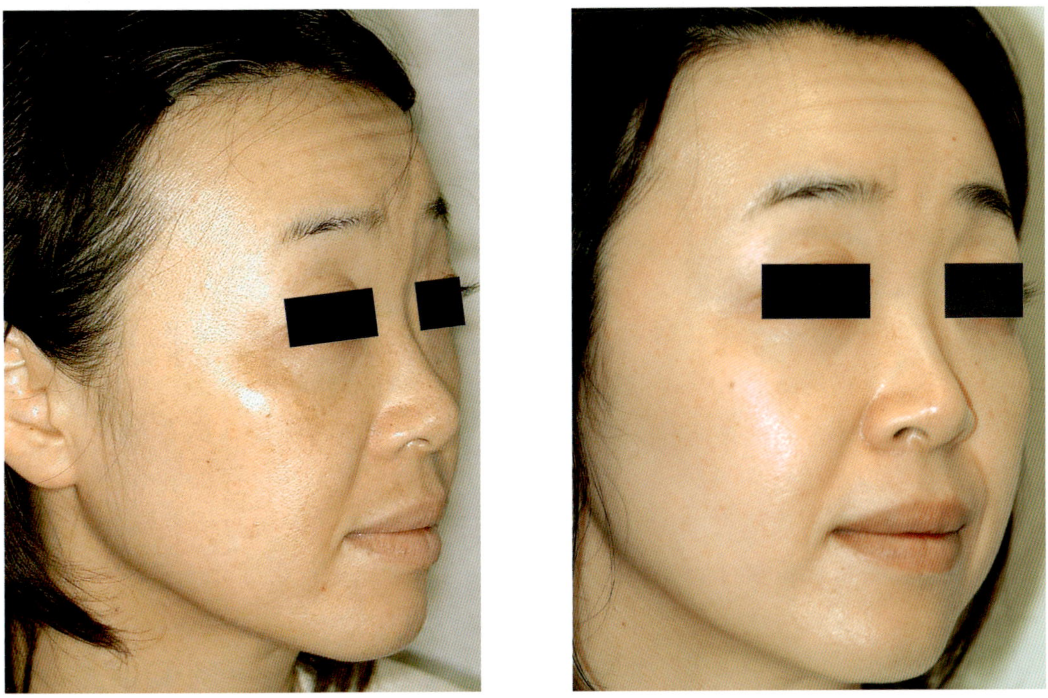

a　　b

图 2.4.21　40 岁女性，颧骨部黄褐斑

a. 治疗前
b. 保守疗法治疗 23 个月

(3)治疗终止和后期处理

这种药物治疗的疗程一般来说是1年到1年半，没有明确的上限。由于几乎没有什么副作用，如果患者愿意，服用几年都没有问题。反过来说，如果患者认为“已经足够好了”，早一些停用也没有问题。

关于停止治疗之后的黄褐斑复发问题，没有长期的随访调查是不好妄加评论的。笔者认为，患者要注意不要重新回到破坏皮肤屏障作用的“过度揉搓皮肤”的坏习惯中去，如果能够维持皮肤“良好的状况”，就不容易复发。此外，也有患者几年之后复发来就诊的，依照笔者的经验，这种患者一定是又回到了“过度揉搓皮肤”的状态。出现这种情况时，又要从头开始治疗一次，不过患者对二次治疗的反应比新的患者更好。根据经验告诉患者“按照这种治疗，黄褐斑会迅速好转”，能使患者感到安心。此外，医生也会因为知道“这个患者会很快好转”而心情愉快。顺便提一句，黄褐斑经药物治疗症状好转后，因为其他原因再来医院的患者也很多，都没有出现复发的现象。这类患者一般都没有回到以前过度揉搓皮肤的坏习惯中去，也许是因为认真地执行了笔者的建议。当我对这些患者说“黄褐斑没有复发，真幸运呀”，并不是每个人都会回答“我至今都一直遵守您当初的吩咐”，但几乎所有的人都会说自己“已经改掉以前的很多坏习惯了”。该疗法的要点就是让患者记住“不要给皮肤施加多余的刺激”。

专栏

闲谈“坚持工作”

笔者的诊所每个月患色斑女性的门诊量在700人以上，其中一半以上是“保守治疗”的患者。她们不接受任何美容治疗操作，诊疗期间只是问诊和语言指导，然后带着药回家，如此反复持续1年以上。因为患者的症状都会改善，所以这些女性会继续来医院诊疗，真的很佩服她们能够坚持下去。而对笔者来说，不管是什么原因，连续1年以上到同一家医院去看一个没有什么实质性内容的门诊，真的难以坚持。除非是肚子痛等没有办法的情况，才只好到医院去听医生的指导。如果疼痛好转了，就又会忘乎所以地回到以前暴饮暴食的生活中去。对这些女性患者来说，色斑所带来的“痛苦”是否会像腹痛一样难受，作为男性的我真的不太清楚。

说实话，笔者在1年当中除了诊所的休息日以外，每天都在自己的诊所里“坚持工作”，即使身体有轻度的不适，即使有想看的电视节目，也都依然不休息地“坚持工作”。因为这是工作啊，是理所当然的事情。我觉得如果我突然休息了，原来预约的那些患者来就诊的时候就会很麻烦，所以没有大事我一般是不休息的。但事实上是没有这么严重的。9年前，笔者的椎间盘突出症突然加重，只好住院治疗。原以为在我生病期间，诊所里一定会出现群龙无首的混乱局面。实际上，在2位副院长的主持下，诊所有条不紊地运转着，这显示出了员工们强大的团队精神。回到工作岗位之后，很多患者都劝我保重身体，没有一个人抱怨我的突然休息影响了他们的就诊。可是在此之前，不管刮风下雨，直到阪神大地震那天，我都一直没有休息过，这么卖命地工作究竟为什么呢？我突然觉得颓废起来。原以为没有我就无法运转的诊所，实际上离开了我照常可以运转。不过我还是相信，为了患者每天工作的我，一定还是获得了患者的好评的。

整形手术或治疗之后有时会有肿胀，有时要贴胶布，所以就需要休息一段时间。可是有很多患者会说："很想治疗，但是没有一个星期的假期。"我就会根据我自己的经验告诉他们："您即便是休息1周，单位里的工作还是会照常运转的。"话是这么说，但很少有人接受这个劝告。实际上大家都认为自己一旦休息了，很多事情就无法做下去。对这种诚实而认真的人而言，这体现了他们的人生价值，如果过分地劝说他们，就是对他们人格的否定，所以我就不再劝说了。

言归正传，再回到那些来就诊的患有色斑的女性身上。为什么这些女性会来医院门诊？如果是为了治疗效果，总的来说是不可预测的，有些患者会顺利地取得好的效果，但有些也会碰到预想不到的不顺利的情况。作为医生，我们要尽量为提高好转率和降低危险性而努力，况且患者都是外行，不可能完全理解医学上的道理，也不相信自己能够100%治愈。事实上，大部分患者的心理是，"不清楚究竟会怎样，但医生说只要按时就诊就会好起来，事实上也看到情况在一点点好转，那就继续就诊看看情况吧！"因此她们就又来就诊了。作为主诊医生，除了要具备临床能力以外，还要具备使患者信任的"超凡魅力"，以及让患者看到新的好转而喜悦的"娱乐性"，但也不能全靠这些。患者一般要比医生想象得更加实际，事实上她们在就诊的同时也在反复地考虑和观察这个诊所是否能够给她们带来有效的好转。

在英文里，患者（patient）就是有忍耐力（patient）的意思，在实际的临床过程中，在治疗的初始阶段往往没有效果，此后经过数次调整治疗方案，才能逐渐取得一些效果。只有那些具有忍耐力（patient）的坚持到医生皮肤的方法也在不断发展中。

无论是离子导入还是超声波导入，都可以使用纳米技术（纳米级的微粒子更容易进入皮肤深层）。由于近来技术的飞速发展，相信在不远的将来，有效的治疗药物就可以自由地被送入皮肤的深层了。

离子导入的操作流程（一例）：

1）首先洗脸，充分脱脂。此时可以使用乳酸进行剥脱，或者使用（果酸 AHA）和乳酸进行轻度的化学剥脱。此举无疑可以增加离子导入的可能性（图 2.4.22a）。

2）将导入物质均匀涂抹在面部，参照各厂家推荐的方法，配合使用维生素 A、维生素 C 以及氨基酸等（图 2.4.22b）。

3）为了能够导电，使用湿的合成薄膜敷贴面部，尽量不要有褶皱地紧密平铺于整个面部（图 2.4.22c）。

4）接上电极（图 2.4.22d），对极贴在患者的背部，也可以用手拿着。

5）在薄膜上再补充涂抹需要导入的药物（图 2.4.22e）。

6）此时，为了增加紧密接触、冷却、保湿作用，使用海藻酸盐软膏涂抹（图 2.4.22f）。这种软膏在数分钟内凝固，使面膜和面容对位良好。

7）开始通电（图 2.4.22g）。

8）还可以使用滚动型的电极，进一步提高导入效率（图 2.4.22h）。

9）操作结束，由于薄膜和海藻酸面膜凝固在一起，所以可以很容易地去除（图 2.4.22i）。

10）操作后，患者感觉非常良好（图 2.4.22j）。

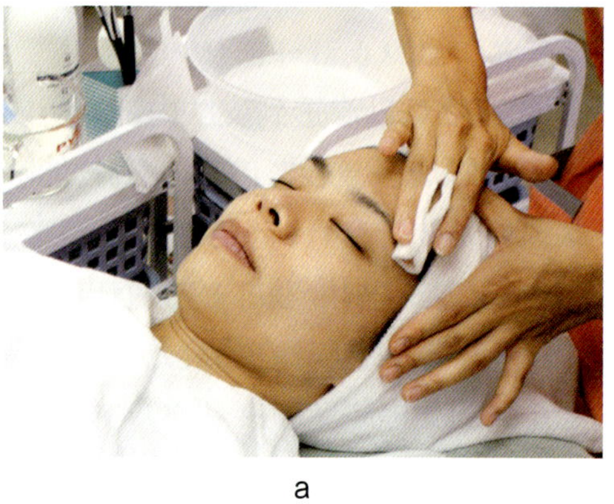

a

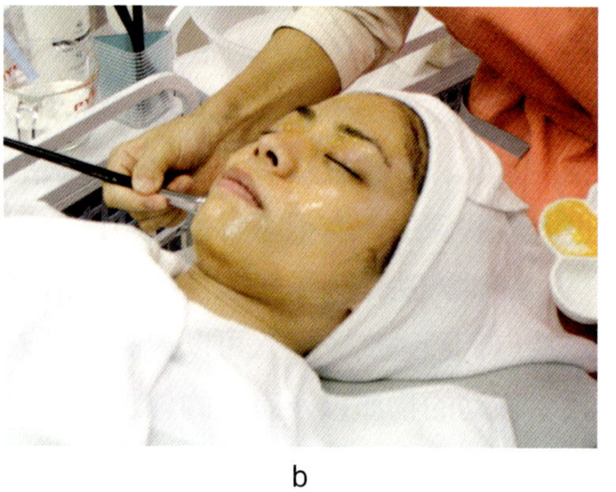

b

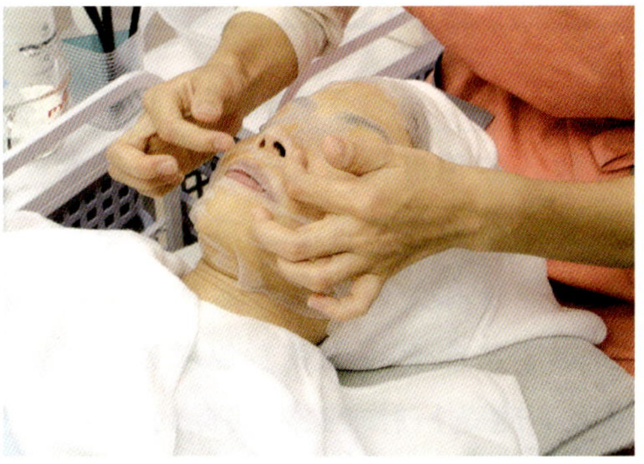

c

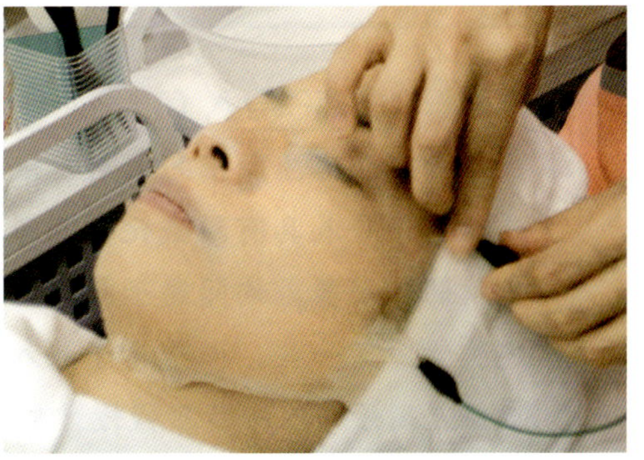

d

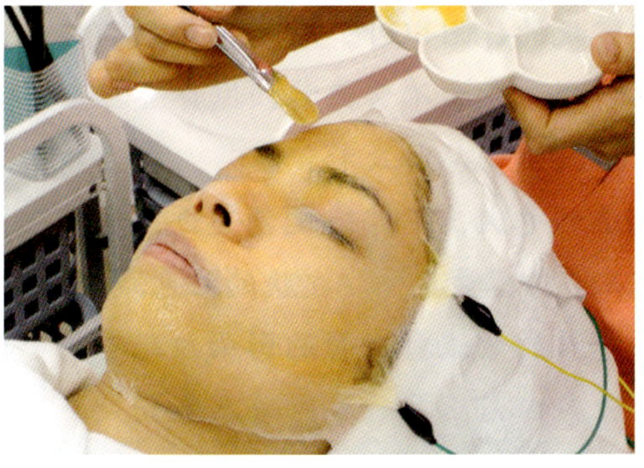

e

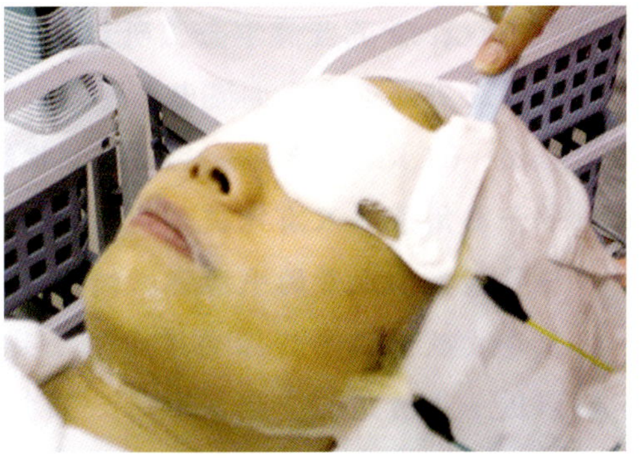

f

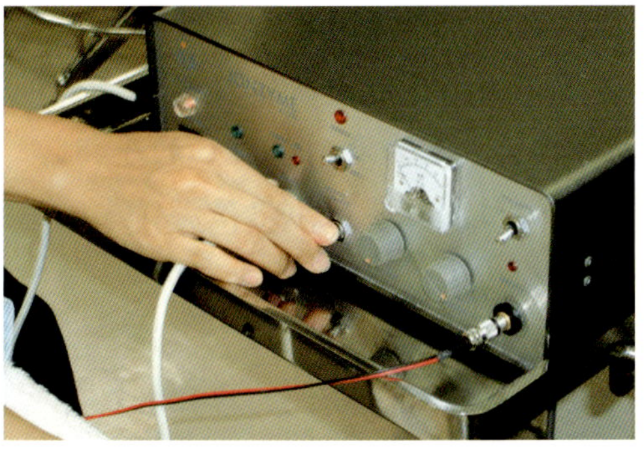

g

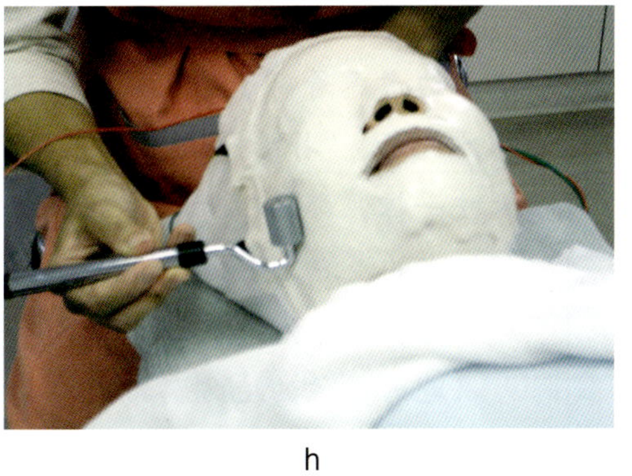

h

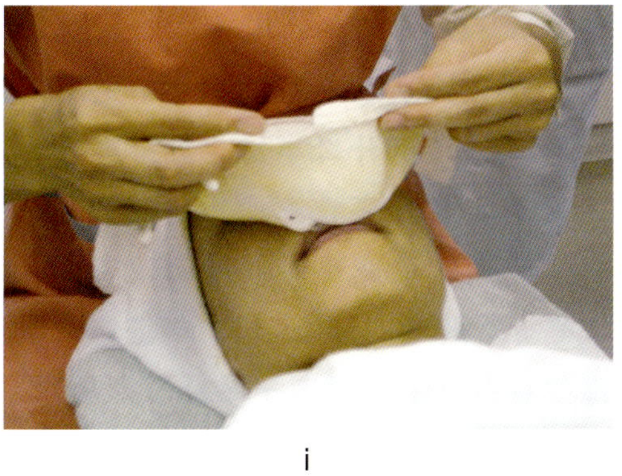

i

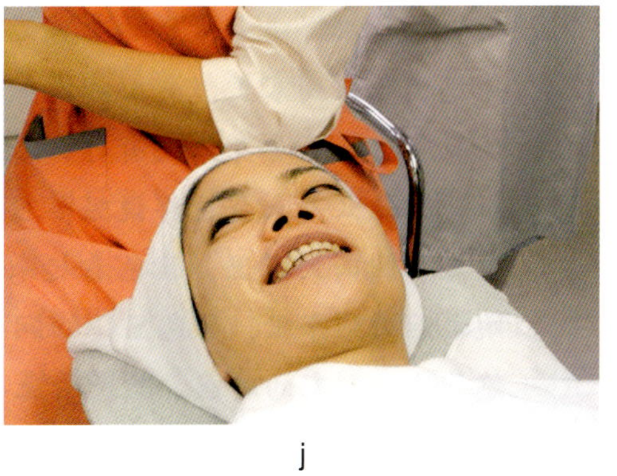

j

图 2.4.22　离子导入的操作流程

5. 光子治疗

推荐度	强弱	效果	危险度
＋5	弱	0	2

以强脉冲光作为代表的光子治疗，其卖点就是在不需要恢复时间的情况下达到一定的治疗效果。其中也偶有治疗黄褐斑取得良好效果的报道[7)]，但仔细观看文中的照片，一些黄褐斑合并老年斑的患者都只是有部分改善。合并黄褐斑的老年斑，激光治疗后常常会发生色素沉着，如果能够做到无色素沉着地治疗则意义重大，但不能寄希望于这种治疗能够减轻黄褐斑。在使用光子治疗合并黄褐斑的患者时，由于很容易出现炎症性色素沉着，所以应该降低治疗参数，使用较长的波长和较宽的脉冲间隔[8)]。图 2.4.23 是一个在其他医院做光子治疗之后出现色素沉着的病例。

有报道称将光子、对苯二酚、离子导入三者合并使用可以有效治疗黄褐斑。笔者并不否定这种说法，但是这种疗法的效果究竟如何、其机制究竟是什么，还有待进一步研究。

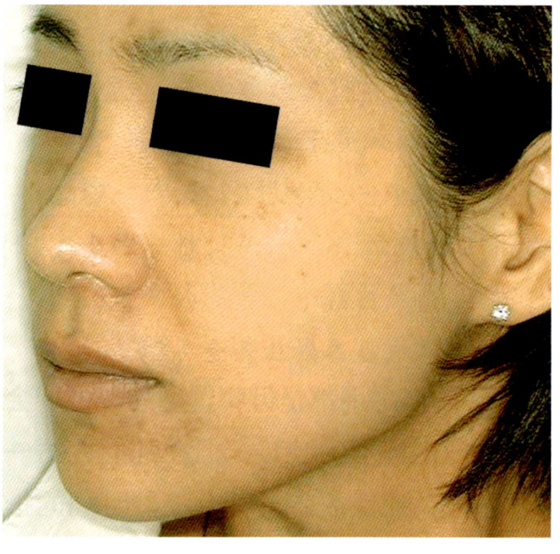

图 2.4.23　使用光子治疗黄褐斑之后出现了副作用
左颧骨部黄褐斑加重，左下颌部色素沉着

第 2 版附记

20 世纪 90 年代后半段十分流行的光子治疗，现在也广泛地应用于美容，但现在已经罕有听闻光子治疗对于黄褐斑有好效果的说法了。通常，某种方法只要有效果，就会出现很多篇“×× 疗法很有效”的论文，而无效时，却少见有“×× 疗法没有效果”的论文。也就是说，虽然并没有明确得出光子疗法对于黄褐斑无效的结论，但是这一疗法的默默消失已经说明了问题。现在的年轻医生如果听到这个话题应该会惊讶地说：“还有这种用法吗？”实际上也就等于是得出了光子不能用于治疗黄褐斑的结论。那么回过头想想之前流行与狂热的原因，大约是厂家“人为制造的热潮”吧，而现在这一趋势又被“镭射净肤（laser toning）”继承了。

专栏

放弃光子治疗黄褐斑的 K 医生

大阪南部 H 诊所的 K 医生是一所国立大学的受人尊敬的学院派教授，从国立医院的皮肤科主任位置上退休后，他担任了民营诊所的负责人。令人惊奇的是，他至今还每月组织一次医生朋友学习国外杂志的活动。他很早就主张“皮肤科医生应该介入医学美容领域”，在大阪地区组织了皮肤美容研讨会，得到很多皮肤科医生的敬重。

K 医生在自己的诊所里较早就引进了光子治疗机，治疗的患者也很多。可是后来听说他不再做光子治疗了，笔者非常困惑，总想找机会当面问问他本人。总算有机会碰到他，笔者便询问道：“教授，听说您已经不用光子治疗了？”“是啊！”他回答道。“究竟是为什么呢？”我继续刨根问底。“我非常投入地使用光子机，原本打算用它来去除色斑的，没想到却更黑了，所以干脆就不再用它了！”他无奈地笑道。此时，笔者已经全都明白了。

也许，真正变得更黑的只是一小部分患者，而大部分患者在 K 医生的治疗下色斑得到了明显的改善。但是，在多数色斑患者中，都合并难治的“黄褐斑”。诚实的 K 医生在患者的要求下，努力想去除所有的色斑，他和长在颧部的像恶魔般的黄褐斑做了很激烈的斗争。黄褐斑这种疾病，什么都不做随它去倒没有什么，而如果你对它进行攻击和治疗，它便会像恶魔一般立刻与你针锋相对地干起来。对于黄褐斑患者来说，光子治疗避开了病变的本质，也就是说使用温和的治疗对待它，黄褐斑不会有过激的反应，而红斑和老年斑等合并症却会得到好转，可以取得一定的治疗效果。而如果针对黄褐斑进行治疗，则必定会无功而返。个性认真的 K 医生，也正是因此而感到沮丧。

黄褐斑确实是很难治的。拥有光子设备的诊所有很多，其中发生这类问题的却很少，原因是只有那些使用强参数认真治疗色斑的人才会陷入这种困境中。对于这种情况，需要吸取的教训是应该仔细鉴别各种不同的“色斑”，黄褐斑以外的色斑可以使用光子进行认真的治疗。反过来讲，倒不如对所有的患者使用“差不多就行了”的弱功率进行治疗，对那些效果不好的患者也不要更改参数持续治疗，直到他们因为无效而停止来院。从防止色斑加深这个角度来看，这倒是一个正确的选择。

专栏

一定要使用强输出的光子治疗黄褐斑吗

在北陆开业的K医生，在一次研讨会上和笔者交谈起来："葛西医生，我发现用光子治疗黄褐斑，最好选择高能量，即使出现严重的色素沉着，1年左右也可以变得很白（患者说的），患者还会来医院就诊。"这是一种全新的见解。使用光子治疗黄褐斑，为了避免对黄褐斑造成恶性的刺激，大家都知道应该尽量选用低能量。而特意选用高能量治疗造成色素沉着后，却意外发现长期预后很好，真的会有这样的现象吗？

笔者的解释是这样的：黄褐斑患者一般都合并老年斑，所以在使用高能量的光子治疗后，老年斑必定会被大部分去除，而黄褐斑的黑色素产生了反应，出现了色素沉着导致色泽加深，1年左右这种色素沉着逐渐消退，那些老年斑治疗的部位就表现得比原来"漂亮了"。

在那次研讨会上，"这种肤色变白可能是那些散在的老年斑被消除的结果吧！"笔者刚刚对K医生说出自己的看法，下一个发言就开始了，交谈不得不中止。笔者至今还在想，不知道K医生是否同意这个看法。

6. 长脉宽激光治疗

推荐度	强弱	效果	危险度
＋5	弱	0	2

和光子治疗一样，有人认为长脉宽激光也能够改善黄褐斑。从理论上讲，如果使用不会加重炎症的弱功率治疗，就不会造成激光治疗后的色素沉着。但若如此，真的能够减少黄褐斑的色素吗？真的能够从病理上改善黄褐斑吗？笔者对此持怀疑态度。有很多关于长脉宽激光治疗黄褐斑的报道，但实际上仅仅是治疗了相对较薄的多发性的老年斑而已。因此，更加符合事实的说法应该是："使用长脉宽激光可以治疗黄褐斑的合并症老年斑，而不会使黄褐斑恶化，可以达到部分改善。"

7. 低能量Q开关 Nd:YAG 激光治疗

推荐度	强弱	效果	危险度
0	弱	＋10	4

2006 年左右，开始流行高频率地（间隔 2 ～ 3 周）反复使用较低能量密度（约 $2J/cm^2$）的 Q 开关 Nd:YAG 激光（1064nm/10ns）照射 2 ～ 3 遍的方法治疗黄褐斑，这一方法被称为“镭射净肤”。笔者最初就对其疗效持怀疑态度。后来激光业界不断开办由著名医生主讲的研讨会，镭射净肤很快就在全国普及开来。笔者虽然持反对意见，但是由于没有确实的证据证明该方法不好，只能保持沉默。然而 2010 年开始出现使用该方法导致黄褐斑恶化的患者，到了 2014 年这样的患者数量激增。该方法缺乏科学依据，就像化学剥脱和光子疗法一样，很有可能也是激光厂家“人为制造的热潮”。

目前虽然有很多镭射净肤治疗有效的报道，但都缺乏证据，而且还有很多出现严重副作用的报道。虽然研究开发新的治疗方法对于医学发展是必不可少的，但考虑到现在的情况，在有资质的研究机关证明该方法的有效性并推出可安全实施的指南之前，在普通医疗场所应该自行停止使用该方法[9)]。

关于该方法存在的问题，笔者在《形成外科》杂志上发表了论文，将全文转载如下。[低能量 Q 开关 Nd:YAG 激光（镭射净肤）治疗黄褐斑的危险性，《形成外科》，2014，57：1117-1124，经杂志社同意刊载]

低能量 Q 开关 Nd:YAG 激光（镭射净肤）治疗黄褐斑的危险性

葛西健一郎

前言

迄今为止，医学界的主流意见还是认为激光不适合用于治疗黄褐斑。但近年来出现了使用波长 1064nm 的 Q 开关 Nd:YAG 激光（以下简称 QSYL）用较低能量照射能够改善黄褐斑的报道，其以镭射净肤这个名称在日本也流行了起来。但也随之出现了由于这一治疗导致黄褐斑恶化或出现难治性白斑等副作用的报道。在日本虽然大多数报道都写着副作用很少，但笔者遇到很多例在其他医院使用该方法后出现副作用的情况，因而在此报道其中的一些情况。

病例

2012年5月—2013年12月的19个月间我院初诊接诊的镭射净肤后黄褐斑恶化的患者14人，年龄为39～63岁（平均48.6岁），均为女性，接受治疗次数为1～9次（平均3.8次），治疗后时间为1～4个月(平均1.7个月)（表2.4.3）。6个患者在3家机构接受镭射净肤，其他患者都是在不同机构接受治疗，可以明确并不是某个特定机构导致病情恶化的案例增多。观察这些案例，14例中10例诊断为黄褐斑，3例为老年性色素斑（以下简称SK），1例为获得性太田痣（以下简称ADM）。此后在我院随访2个月以上的患者12例，其中诊断为黄褐斑的9例使用保守治疗后好转或缓解，诊断为SK的3例使用Q开关红宝石激光（以下简称QSRL）治疗后缓解，2例患者失访。以下展示具有代表性的病例。

【病例①】（表中No.1）57岁，女性

在外院接受3次镭射净肤治疗后因黄褐斑恶化来我院就诊。可见两侧颊部黄褐斑部分颜色变深，呈花斑样（图2.4.24），比一般黄褐斑的色差更大而呈现出“大花斑样”，是很不典型的表现。但是所有的色素病变是连在一起的，因此不是SK或ADM。根据问诊及临床所见综合考虑，推断是由于镭射净肤导致的黄褐斑颜色加深。该患者经过1年的保守治疗（生活指导及口服氨甲环酸）后症状缓解。

【病例②】（表中No.3）54岁，女性

在外院行2次镭射净肤后因黄褐斑恶化来我院就诊。可见颊部色斑略有加深（图2.4.25）。该患者似乎认为所有色斑都是黄褐斑，她最困扰的问题是从下睑至颊上部踏脚石样排列的色斑，由于并不连续，所以诊断应该为多发性SK。而局部稍显红色提示了SK由于炎症而变深的情况。但颊部靠下的部分确实合并轻微的黄褐斑。患者最困扰的踏脚石样色斑经过QSRL治疗后缓解。

【病例③】（表中No.8）63岁，女性

在外院行2次镭射净肤后因黄褐斑恶化来我院就诊。可见颊部、额部、上睑部的黄褐斑明显加深，并出现多发性白斑（图2.4.26）。虽然是非常罕见的色斑，但总的分布范围是黄褐斑的好发部位，因此推测原发病为黄褐斑。色斑加深伴发红，类似外伤或烧伤后的色素沉着，并伴有大小不等的白斑。建议该患者停止镭射净肤治疗，并接受保守治疗，但随后失访。

表 2.4.3　病例汇总

No	年龄	性别	镭射净肤次数	镭射净肤后时间（月）	正确诊断	预后
1	57	F	3	1	黄褐斑	1 年后缓解
2	48	F	3	1	黄褐斑	1 年 3 个月后缓解
3	54	F	2	1	SK	QSRL 治疗后缓解
4	48	F	5	2	SK	QSRL 治疗后缓解
5	54	F	2	2	黄褐斑	2 个月后改善
6	44	F	6	2	黄褐斑	2 个月后改善
7	39	F	8	2	黄褐斑	5 个月后缓解
8	63	F	2	2	黄褐斑	不明
9	45	F	5	4	黄褐斑	9 个月后改善
10	40	F	2	1	ADM	不明
11	54	F	1	1	黄褐斑	6 个月后缓解
12	43	F	9	1	黄褐斑	6 个月后改善
13	50	F	2	2	SK	QSRL 治疗后缓解
14	41	F	3	2	黄褐斑	2 个月后改善

注：① SK ：老年性色素斑；ADM ：后天性真皮黑色素细胞增多症；QSRL ：Q 开关红宝石激光。
② No.1 和 No.13、No.5 和 No.14、No.7 和 No.8 分别是在同一机构接受治疗的，其他病例来自不同机构。

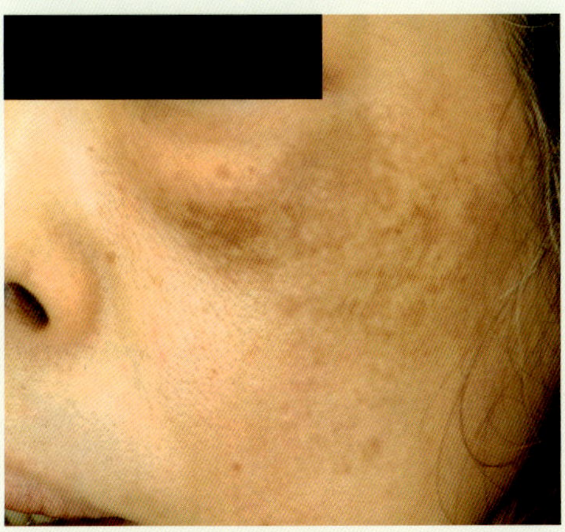

图 2.4.24【病例①】（表中 No.1）57 岁，女性，镭射净肤 3 次后
颊部的黄褐斑呈花斑样加深

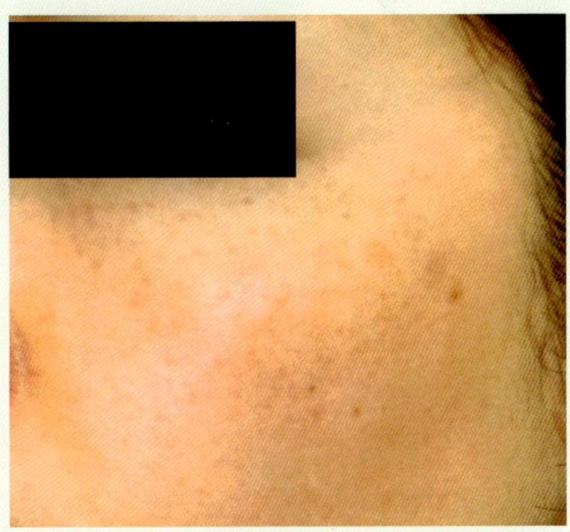

图 2.4.25　【病例②】（表中 No.3）54 岁，女性，镭射净肤 2 次后
颊部色斑略有加深。由于色斑没有连续性，正确诊断应为多发性老年性色素斑。颊部靠下的部分合并轻微的黄褐斑

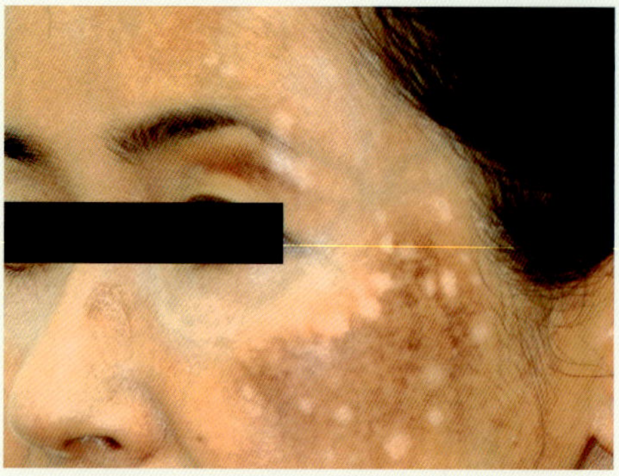

图 2.4.26　【病例③】（表中 No.8）63 岁，女性，镭射净肤 2 次后
颊部、额部、上睑部的黄褐斑明显加深，并出现多发性白斑

【病例④】（表中 No.7）39 岁，女性

在外院行 8 次镭射净肤后因黄褐斑恶化来我院就诊。可见颊部色斑呈花斑样加深（图 2.4.27a）。在皮肤镜下观察，可见独特的树枝状的色素加深（图 2.4.27b）。色斑形状很少见，无论是肉眼还是放大后都能看到色斑是连续的，不可能是 SK 或 ADM，因此推断这是黄褐斑由于镭射净肤而变形、变化之后的色斑。该患者进行保守治疗（生活指导及口服氨甲环酸）5 个月后症状缓解。

【病例⑤】（表中 No.12）43 岁，女性

在外院行 9 次镭射净肤后因黄褐斑恶化来我院就诊。颊部、额部、上睑外侧可见花斑样色斑（图 2.4.28），这 3 个部位都是黄褐斑的好发部位，结合患者自诉的病史，推断这是黄褐斑在镭射净肤后色斑外形变化伴颜色加深所致。该患者使用保守治疗 6 个月后症状明显好转。

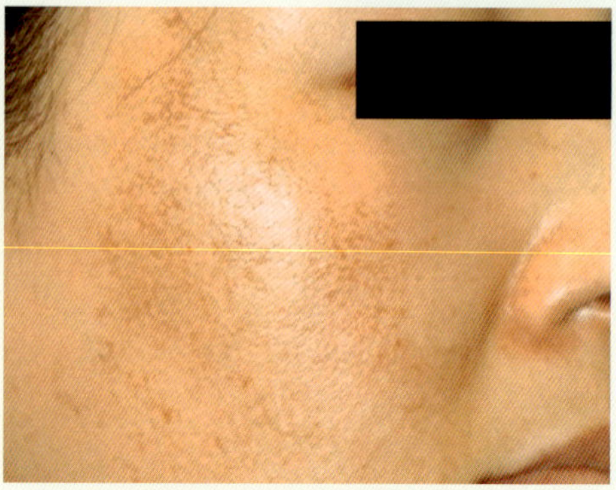

a

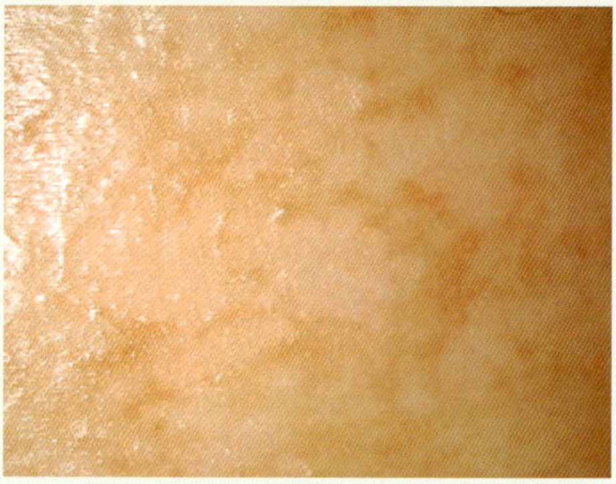

b

图 2.4.27　【病例④】（表中 No.7）39 岁，女性，镭射净肤 8 次后
a. 镭射净肤 8 次后，颊部黄褐斑呈花斑样加深
b. 皮肤镜下，可见独特的树枝状的色素加深

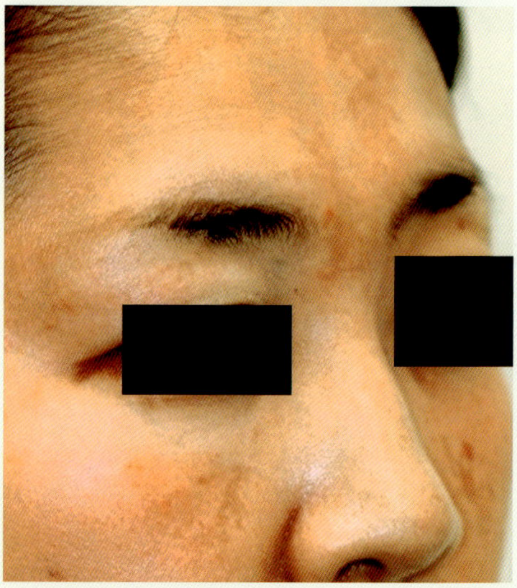

图 2.4.28　【病例⑤】（表中 No.12）43 岁，女性，镭射净肤 9 次后
颊部、额部、上睑外侧黄褐斑可见花斑样加深

Ⅱ 副作用发生的概率

如前文所述，接受镭射净肤的患者中出现了一定数量的黄褐斑恶化的患者以及出现了白斑患者，这都是事实。在海外文献中白斑也是一个主要问题。但是在日本的学会上，尤其是器械厂商组织的研讨会上，通常都说该方法的副作用发生率是极低的。这究竟是怎么回事呢？笔者推测，日本色斑患者的心理特点如下：虽然非常在意色斑，但觉得“为了色斑而去医院治疗”是难为情的。因此就算色斑治疗出现了副作用，与其去之前治疗的医院投诉引起纠纷，不如默默地去其他医院就诊。实际上本文报道的14例出现副作用的患者，除了1人是此前治疗的医院介绍过来的，其他人都没有向此前治疗的医院反映自已出现的问题，而选择来笔者的医院就诊。也就是说，虽然开展镭射净肤的机构很少接收到副作用的反馈，但并不能说副作用很少。要解决这个问题，不应进行“在随访了X个月的患者X人中有……”这样反向回溯调查的回顾性研究（retrospective study），而需要进行对包括失访者在内的所有案例的前瞻性研究（prospective study）。

虽然在笔者的机构并没有开展镭射净肤，但在其他医院治疗后出现病情恶化的患者，在1年7个月的时间内就有14人来就诊，而这14人是在11家机构接受的治疗，也就是说并不是特定的某家机构导致了黄褐斑恶化。从目前收集到的数据很难计算出镭射净肤后黄褐斑恶化的发生率，但可以确定的是，其副作用是相当“广泛”和“有一定发生率”的。

Ⅲ 镭射净肤的效果

笔者认为镭射净肤治疗黄褐斑无效，理由如下。

1. 黄褐斑是功能性病变，用于破坏器质性异常的激光治疗很难起效

近年来激光医学的发展使我们能够治疗很多种以往难治的疾病，但是这些已知的激光治疗成功的案例全都是通过激光选择性破坏存在异常细胞或物质的“器质性病变”而取得了超越以往的治疗效果。例如，用Q开关激光治疗太田痣等真皮黑色素细胞增多症，就是对于以往治疗无法触及的真皮黑色素细胞，用治疗深度更深的高峰值能量的激光来破坏，从而取得治疗成果。还有，对于单纯性血管瘤的脉冲染料激光治疗，也是用对于血红蛋白具有高选择性的波长的激光，辅以合适的脉宽和能量破坏真皮毛细血管而成功的。以此类推，激光治疗基本都是由于破坏了存在异常物质的病变（器质性病变）而取得成功的。

黄褐斑这一疾病本身就尚未研究透彻，但是有一点是明确的，黄褐斑患者并没有异常的细胞或物质。虽然从结果来看表皮的黑色素是增加了，但黑色素的增加是由于原因不明的功能性异常所导致的。

对于不存在应该破坏的目标物质的“功能性疾病”，激光治疗通常是无效的。至今扁平母斑的激光治疗难以成功就是最佳的证据。也就是说，黄褐斑作为一种功能性黑色素增多疾病，其激光治疗从原理上来说就是非常困难的。

2. 黄褐斑的诊断标准尚不明确 笔者至今在很多文献及学会上见过展示镭射净肤有效性的照片，并没有看到黄褐斑明显改善的案例。其中有一些患者确实患有黄褐斑，然而看起来整体改善的原因大多并不是由于黄褐斑本身改善了，而是合并的 SK 或 ADM 改善导致的。其中甚至还有原本就并不是黄褐斑，而是多发性 SK 或雀斑经过治疗后稍有改善的情况也被堂而皇之地称作“黄褐斑改善”报道出来。

黄褐斑虽然是很常见的疾病，但相关研究一直没有突破性的进展，甚至没有明确的诊断标准。虽然病名为“黄褐斑”，但在色素异常疾病这一大框架下，究竟将其中哪一块区间诊断为黄褐斑，不同医生都是各不相同的。对于把“黄褐斑”的诊断区间取得过于宽泛的医生，在笔者看来他们是把应该诊断为 SK 或 ADM 的色斑也包含在了“黄褐斑”内，从而把那些改善了的病例判断为“黄褐斑改善”。而笔者认为应当将面部的色斑非常严谨地分类诊断，针对不同色斑分别采取最合适的治疗才是最好的。因此笔者对于“黄褐斑”的诊断区间可能比一般的医生要窄一些。

3. 镭射净肤的能量密度过于“随意” 一般文章中常看见镭射净肤的推荐能量密度是“X J/cm^2，应将手具上提约 X cm 进行照射（悬空照射）”。常用于镭射净肤的代表机种是 QSYL 的 MedLite® C6（ConBio 公司制造，美国），这种机种的手具里发射出来的激光束是会向内聚集变细的，也就是说如果远离皮肤照射的话，光束直径会变小，光斑变小会造成能量增大。如果直径变成 1/2，面积就只有 1/4，能量密度就会变成 4 倍。如果“将手具悬空照射”，照射能量就会随着直径缩小倍数的平方增强，而且在整个治疗过程中也不可能保持同样的能量。在治疗过程中能量变化很大还能够获得具有良好重复性的临床效果吗？这是十分令人怀疑的。

激光治疗原本就是一种安全范围和有效范围很有限，需要十分注意调节能量密度的治疗。例如在单纯性血管瘤的染料激光治疗中，如果用超过最适能量 25% 的能量来治疗就会造成烧伤，如果用低于最适能量 25% 的能量来治疗就完全没有什么效果了。在这么多激光治疗的方法中，为什么只有镭射净肤就算能量有变化也没关系呢？根据笔者的推测，能量变化也没关系的原因是，患者接受治疗这一过程的满足感比实际的临床效果要重要，这就是生活美容设备的特点。

4. 通过镭射净肤改善了黄褐斑的案例几乎都同时使用了口服药物 通过镭射净肤改善了黄褐斑的案例中，大多数都同时使用了口服氨甲环酸等其他的治疗。笔者认为，这些镭射净肤改善了黄褐斑的案例，最主要的原因是口服氨甲环酸等治疗起了作用。

Ⅳ 镭射净肤的现状

在日本，确实存在一定数量的医生认为镭射净肤对黄褐斑的治疗是有效的。笔者将其理由陈述如下，同时也说明为什么笔者认为他们是错误的。

1. 镭射净肤对SK有些许改善作用 QSYL会被含有较多黑色素的表皮细胞吸收从而将其破坏，也就是说，QSYL会破坏一部分的SK，由于只破坏了一部分，不太会引起炎症，因此也不太会激惹黄褐斑导致恶化。从这一点上来说，QSYL甚至可以说是不错的疗法，但是笔者认为比起这样，不如在通过保守治疗将黄褐斑改善到一定程度后再用QSRL高能量治疗SK将其完全破坏更有效率。

2. 镭射净肤对ADM有些许改善作用 QSYL穿透性好，能够破坏真皮黑色素细胞，也就是说对于ADM有一点效果。但是如果以激光治疗ADM为目的的话，笔者认为通过1～2次治疗就能完全去除ADM的QSRL高能量照射的方法更好。

3. 镭射净肤的脱毛作用会使肌肤光滑 QSYL会被黑色素吸收而能够除去面部的细毛，是因为其具有很高穿透力的激光，所以应该能够烧除毛囊中的毛。当然，因为其脉宽太短，所以并没有永久脱毛的效果，但就算是暂时的，除去脸上的细毛也能够令肌肤的手感变得很好，“上妆效果”也变得更好，患者自然会觉得“皮肤变好了”，主治医生当然也会觉得肤质改善了。

但是，如果是以脱毛为目的，还是应该用专门用于脱毛的激光才能够获得更持久的肤质改善。

4. 镭射净肤会令患者感到安心 黄褐斑患者大多心怀对于不断进展的黄褐斑的恐惧，试着求助于各种方法却加重了局部的炎症，令症状恶化，然后陷入了恶性循环。在这个时候被主治医生告知“这个方法能够治愈黄褐斑”，简直就是救赎之光，光是这样就能够令患者安心，放弃会刺激局部炎症恶化的多余手段，回到良性循环中去。

但是若是以让患者从恶性循环回到安心的良性循环中去为目的的话，比起使用镭射净肤这一方法，还是应该好好地对患者进行教育，说明皮肤的炎症是引起黄褐斑恶化的原因，说服患者去避免那些会引起炎症的刺激，这样更治本的治疗方法才是正确的。

总结

目前尚没有支持镭射净肤对黄褐斑有效的证据等级较高的报道。相反，镭射净肤造成了一定数量的黄褐斑恶化却是事实。对于可以通过保守治疗（口服药、外用药等）相对安全地获得改善的患者来说，不应该使用疗效不明确且可能发生副作用的疗法。在通过可靠的机构证明该方法的有效性、确保该方法的安全性之前，笔者不建议普通的医疗机构开展这一治疗。

本文不与他人利益冲突。

评论 新增

笔者对于镭射净肤的心境变化

对于 2008 年起在日本备受关注并开始流行的“镭射净肤”，笔者在最初就有一种难以言表的“违和感”。迄今为止，各种激光、光治疗仪器等都被尝试过用于治疗黄褐斑，但每次都以失败告终，而这次黄褐斑竟然能够用激光治疗了。所有学会和研讨会都坐满了人，会场洋溢着不同寻常的热烈气氛。激光厂商及讲师都满面笑容、信心满满地说着“黄褐斑这下可以治愈了”。虽然幻灯片的照片中确实有黄褐斑改善的案例，但是笔者就是有一种说不出的怪异感，总觉得怪怪的。除了不少本身就是诊断错误的照片，也确实有黄褐斑改善了的照片，但还是觉得有些异常。可能是因为将氨甲环酸作为预治疗的案例太多了，或是有受季节变化日照的影响，还有一些感觉是有改善的案例，一不小心就会觉得好像真的是有效。但是，笔者的“违和感”的原因在于更根本的问题，即“镭射净肤为什么会有效果呢”。

黄褐斑是原因不明的功能性异常导致的黑色素增加。不纠正病因而用激光照射来减少黑色素，真的能够治愈黄褐斑这种疾病吗？“光子嫩肤”也是如此，以取悦患者为理由滥用 IPL，偶尔出现黄褐斑好转的案例就宣称“光子嫩肤可以治愈黄褐斑”，也曾这样流行过一段时期，但不知不觉间，这一治疗已经销声匿迹了。回头来看就可以明白，这恰好是激光厂家与医生的利益一致而“制造出来的热潮”，如今已经不会有人为了治疗黄褐斑而使用

IPL 了吧。

然而当时笔者并没有“镭射净肤对黄褐斑无效”的证据，因此对于镭射净肤的流行也只能在一旁默默观望了。之后激光厂商越来越活跃，全国各地每个月都在举办研讨会，包括不太了解激光的其他科的医生在内，非常多的医生加入其中，甚至已经给人一种“镭射净肤就是黄褐斑的标准疗法”的感觉。但正好从那段时间（2010 年左右）开始，笔者的诊所零零散散地接诊了接受镭射净肤治疗后黄褐斑出现恶化的患者。笔者的“违和感”逐渐转变为了“确信”，也就是“镭射净肤是不好的”。这个方法确实可能让黄褐斑暂时淡化，但是一旦停下来肯定是会恢复原样的，会出现黄褐斑恶化也是可想而知的。还有一件不可思议的事就是：没有正经的相关论文出现过。明明已经在全世界传播开来，开始使用这种疗法都好几年了，却哪里都找不到说明镭射净肤的作用机制的论文，也没有可靠的验证了临床疗效的临床类论文，只有一些“做了之后有改善”的论文零散出现。看来，镭射净肤确实是激光厂商“制造出来的热潮”。

在 2013 年日本整形外科学会总会的小型研讨会上，笔者报告了镭射净肤的危险性；在 2014 年的《形成外科》杂志上，笔者发表了同一主题的论文；在 2014 年的日本激光医学会总会的小型研讨会上，笔者也作了同一主题的报告。赞成者逐渐增多，总算在对于镭射净肤一边倒的学会上激起了一点水花。目前笔者的观点是：镭射净肤在其效果获得科学性的证明、确立可安全实施的操作指南之前，应当暂停普通医疗机构实施该疗法。我还可以立此存照：那一天也许永远都不会到来。

8. 全反式维 A 酸外用

推荐度	强弱	效果	危险度
+5	弱	+5	3

全反式维 A 酸（all-trans retinoic acid）是维生素 A 的诱导体中药理作用最强的一种。它可以使表皮中的黑色素总量减少，从而体现出美白的效果。通过这一机制，它可能会对黄褐斑有临床治疗效果，但是全反式维 A 酸有很大的副作用，就是会产生刺激作用，表现为皮肤粗糙、发痒等过度刺激症状。在本书中多次提到，黄褐斑患者

的皮肤正是屏障破坏导致的易刺激状态，全反式维 A 酸容易引起皮肤刺激，因此在很多情况下，黄褐斑患者不适合使用全反式维 A 酸。

2004 年，Nanda 等人比较了两种方法治疗黄褐斑：使用化学剥脱（TCA 剥脱）前处置，而后外用 2% 的对苯二酚或 0.025% 的全反式维 A 酸，结论是对苯二酚可以有效减轻化学剥脱后的色素沉着并提高化学剥脱的效果，而全反式维 A 酸不会提高化学剥脱的效果并会加重色素沉着[10)]。印度人也对黄褐斑有所研究，也是使用 TCA 化学剥脱。但是由于日本人的皮肤不太适合用这种“强烈的”治疗，所以本研究没有很大的参考价值。但从黄褐斑的本质上考虑，这还是具有重要意义的一篇报道。通常认为对苯二酚和全反式维 A 酸都是治疗“色斑”的药物，但事实上它们的作用机制是完全不同的，对苯二酚是抑制黑色素产生的药物，持续使用可以治疗那些“产生过剩”型的色斑（比如黄褐斑），而全反式维 A 酸是促进表皮代谢的药物，用来治疗那些“积蓄过度”型的色斑（比如老年斑）。一定要注意上述药物的作用机制，如果用反了，不仅一点作用没有，还可能会产生炎症性色素沉着。

1994 年 Kimbrough-Green 等[11)]使用 0.1% 的全反式维 A 酸软膏和不含有全反式维 A 酸的软膏基质做随机对照试验，结论是全反式维 A 酸对黄褐斑治疗有效。该论文的随机对照设计十分到位，除了临床表现外，还有大量的组织学检查（活检）和色彩学检测（使用测色仪），是一篇十分优秀的论文。其中最值得一提的是，对于黄褐斑这样一个十分主观的临床疾病，该论文提出了一个数字化（0 ～ 48）的判定标准 MASI（Melasma Area and Severity Index，图 2.4.29），这个标准在后来的黄褐斑论文中屡屡被引用，成为黄褐斑的一个重要判断标准，不过这一标准在日本不常使用。

专栏

关于 MASI

如何表述黄褐斑的疾病程度是一个很重要的问题，因为对于黄褐斑的治疗来说，需要对治疗效果进行定量的验证，需要知道治疗后有多少改善，有必要使用一个科学的数据来表示。如前所述的 Kimbrough-Green 等人提出的 MASI，在这个问题上首次创造性地提出了具体的解决办法，具有重要的意义。这一标准将黄褐斑的症状轻重按照面积来划分，面积大的是重症，面积小的是轻症；同时按照色泽的深浅来划分，色泽深的是重症，色泽浅的是轻症；还根据正常皮肤和色斑部位的色泽来分类，色差明显的是重症。但是笔者认为，MASI 不太适用于日本人的黄褐斑，理由如下：首先，日本人的黄褐斑少见于前额部和颏部，大约 80% 的黄褐斑位于两颊部，所以，该

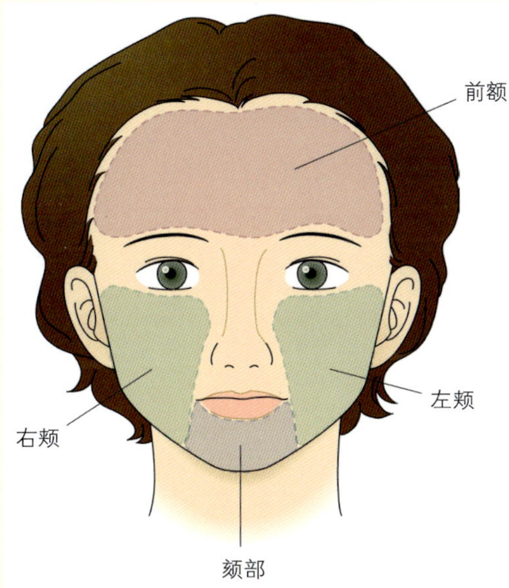

图 2.4.29　MASI

$$\text{MASI} = \underset{\text{前额}}{0.3A(D+H)} + \underset{\text{右颊}}{0.3A(D+H)} + \underset{\text{左颊}}{0.3A(D+H)} + \underset{\text{颏部}}{0.1A(D+H)}$$

A：病变的范围（0～6）
D：病变的浓淡（0～4）
H：病变颜色的不均匀性（0～4）
满分为 48 分。

标准中前额：右颊：左颊：颏部＝3：3：3：1的比例就不适用于日本人。此外，无论是用何种方法治疗黄褐斑，如果出现效果总是“整个面部的色斑同时变淡”的，而不会出现“病变范围缩小”的情况，即使假设出现这种范围缩小的情况，如果治疗结果是“病变范围减少了 1/3，而浓度增加了 1 倍”的情况，能说明黄褐斑改善了吗？从这一点来看，使用色泽的浓淡和面积的大小计算效果的公式多少有些问题。笔者认为无论黄褐斑的大小如何，只要其色泽和正常皮肤相差很大，就应该判定为“重度”。

9. 对苯二酚外用

推荐度	强弱	效果	危险度
＋30	弱	＋20	3

对苯二酚是抑制黑色素生成的药物，在国外的市场上可以随意买到 2% ～ 5% 的对苯二酚洗剂和软膏。不可思议的是，这种制剂在日本被禁止上市。虽然有一些皮肤

科医生尝试使用过，并报道其有治疗效果，但不知为何其不能在全国范围内开展使用。不仅如此，对苯二酚在日本根本不被认为是医疗用的药物，仔细想想，真是无法理解。这也许是至今为止国家和医学会都没有积极着手解决的缘故，总之令人费解。笔者猜想原因大概是对苯二酚“很难用”，无法预知治疗后是否会有效果，很难预料是否会突然出现并发症（炎症、色素缺失等），总之疗效和作用很不稳定。而且我们对其治疗对象——黄褐斑这个疾病本身也没有完全了解。正是因为如此，笔者也不太喜欢使用对苯二酚。最近，利用“纳米技术”制作的可以更好地进入皮肤并释放的制剂也出现了，据说是一种不会引起激惹反应（irritation）的 1.9% 低浓度高疗效的制剂，详细情况尚不得而知。

对苯二酚治疗黄褐斑是否有效尚不能下结论，但是有一点可以明确，那就是对苯二酚不能改变任何导致黄褐斑形成的病因。

专栏

日本人的皮肤对对苯二酚更加敏感吗

前些日子，笔者碰到 K 大学皮肤科的 Y 医生，与其谈起了对苯二酚的话题。Y 医生说：“日本人和其他国家的患者相比，对对苯二酚的过敏率好像非常高，欧洲和美国的医生们甚至在激光治疗后都涂抹对苯二酚，却没有发现什么副作用，而我们使用了 10 年的对苯二酚，却经常碰到过敏的病例，即使和激素混合使用也不行。我们和欧美人的皮肤究竟有什么不同呢？”确实，目前的状况就是如此。对此，笔者的看法如下。

比较日本人和白人的“色斑”患者，其构成完全不同：白人的“色斑”大部分是老年斑（SK）和雀斑，几乎没有黄褐斑和后天性真皮黑色素细胞增多症（ADM）；而日本人的“色斑”包括 SK、雀斑、黄褐斑、ADM 等，而且有很多是重叠生长，可以毫不夸张地说，至少半数以上的“色斑”患者都合并黄褐斑，虽然其中有些只是轻度的。黄褐斑的发病机制在本书中已经反复论述，与皮肤屏障作用破坏和表皮的损伤有关，因此在日本的“色斑”患者中，因皮肤屏障作用破坏而出现“色斑”的患者非常多。所以在使用对苯二酚的患者中，皮肤屏障破坏的、皮肤容易受刺激的患者比例较高。相对而言，白人的“色斑”患者，大多数是 SK 和雀斑患者，皮肤屏障破坏的患者较少。这也就可以理解为什么日本患者对对苯二酚更容易出现过敏的现象了。

专栏

笔者不使用对苯二酚治疗色斑的理由

笔者至今都没有使用对苯二酚来治疗色斑（当然，今后这种状况有可能发生改变，但至少目前状况下是这样的），其理由并不是不相信对苯二酚的治疗效果，而是不需要。已经有很多研究表明对苯二酚有抑制黑色素生成的作用，信任此点的诸君，尽请放心使用，我并不想否定它的效果。但是笔者认为在治疗色斑的时候，没有必要使用对苯二酚，因此不使用它。

正如本书反复论述的那样，日本人的色斑大致可以分为黄褐斑、SK、雀斑、ADM、PIH 五大类，它们常常合并发生。这五类色斑不仅症状和病情不同，而且其病因和治疗方法也完全不同。黄褐斑是由于外界刺激导致的皮肤屏障破坏，引起了慢性的炎症性色素沉着，唯一有效的疗法是不要对皮肤进行过度的揉搓。SK 是原发性的表皮良性肿瘤，可以使用激光等措施使其完全治愈。雀斑是体质性的色素失调，没有根治的办法，根据患者是否有停工休息的时间，可以选择使用光子或者激光进行治疗，效果较好。ADM 是原因不明的真皮黑色素细胞增多症，使用 Q 开关激光可以完全治愈，并且不会复发。PIH 的治疗原则是自然愈合。综上所述，治疗中不存在使用对苯二酚的必要性。

当然，另一个原因是笔者至今为止碰到的大多数是使用对苯二酚后过敏的患者，对于那些“有效”的患者没有太多的印象。对于一种治疗方法，实施者这方的主观意见是有着重要的影响力的，这是无法改变的。当然，对于那些喜欢使用对苯二酚的医生，笔者一点都没有否定他们的意思，只是笔者不使用这种药物罢了。

10. 全反式维 A 酸和对苯二酚联合治疗（东京大学方法）

推荐度	强弱	效果	危险度
＋15	弱	＋20	3

东京大学的吉村等人主张使用此法，据说全反式维 A 酸和对苯二酚联合治疗不仅对老年斑有效，还可以有效去除黄褐斑、外伤性色素沉着、ADM 的表皮色素。从理论上讲，全反式维 A 酸可以促进表皮的代谢，可以促进表皮中累积的黑色素排出体外。事实上，和以往各种外用药物治疗黄褐斑的报道数据相比，吉村等人的治疗方

法效果明显要好。但是，笔者在此又要考虑，全反式维A酸确实有一种剥脱的作用，可这和化学剥脱一样，是一过性的作用，随着时间的推移，表皮的厚度和代谢又会回到平时的状态。如果按照吉村等人的治疗步骤，一过性地达到了剥脱的效果，表皮的药物透过性增高了，对苯二酚的药效可能也会随之提高，理所当然黄褐斑会变浅一些。但不得不考虑的是，这种治疗方法没有改变任何引起黄褐斑的本质原因。如果是老年斑（SK），作为表皮性的良性肿瘤，可以看到治疗消除了病灶，从根本上治疗了这一疾病。而对于黄褐斑来说，这种治疗犹如“不灭火只去烟”，并不能解决根本问题。

11. 外用三联药

推荐度	强弱	效果	危险度
＋30	弱	＋15	2

国外常用全反式维A酸、对苯二酚、激素三药联合的外用药（triple combination cream）[12-16]。在日本，这种药物还没有得到国家的使用许可，无法使用。笔者也没有使用经验，在此只能凭推测来描述一下这种治疗方法了。使用这种三合一的药物治疗黄褐斑，解决了以往烦琐的更换药品的使用程序，患者只需持续使用一种药物涂抹，就可以同时得到对苯二酚的漂白作用和全反式维A酸的表皮活化作用，而且通过激素对炎症的减轻作用，可以缓和对苯二酚和全反式维A酸对皮肤的刺激性。

虽然长期使用激素可能会有一定的副作用[13]，但由于使用了非常弱的激素，并且全反式维A酸在不减弱激素抗炎作用的前提下可以防止激素的副作用（皮肤萎缩）[14, 17]，所以可以安全使用。有报道提出，轻度的黄褐斑使用对苯二酚治疗（一天2次），中度的黄褐斑使用对苯二酚和全反式维A酸治疗（一天各1次），重度的黄褐斑使用3种药物的混合制剂治疗（一天2次）[18]。

专栏

笔者对于这种三合一制剂的牢骚

虽然有上述这些治疗有效的报道，笔者却仍然心存芥蒂。使用这种混合制剂的理论依据是，同时使用几种相反作用的药物，可以将各种药物的效果叠加起来，而副作用可以相互抵消。但是，一旦出现相反的情况，即它们的治疗效果相互抵消，而副作用却叠加起来的话，该如何是好呢？

当然，对于炎症性的足白癣，同时使用激素和抗真菌剂的例子也是有的。此外，同时具有抗感染作用和抗炎症作用的抗生素和激素合用的软膏在日本总是卖得最好，其理由是混合制剂使用起来非常方便。但是如果从深层考虑，只是医生这一方满足了自己的“安心感”，和单剂使用相比，无论其“疗效”损失了多少，只要惹麻烦的副作用少了就可以了。此外，万一诊断错误了，也不会出现严重的后果，比较保险。

所以，混合制剂流行的背景是医生这一方的“医疗安全需要”，因为无论是怎样的名医都存在误诊的可能，大家都偏爱使用那些重视患者安全性的药物。但是，日本不像那些缺医少药的东南亚国家，也不像要开上3小时汽车才能找到皮肤科门诊的美国。在日本，应该是无论多么复杂的疑难杂症，都不能轻率地混合各种治疗方法，而要一一尝试各种方法，仔细观察治疗经过。笔者认为这种反复尝试不同治疗手段的方法对医生来说才是正确的选择。

12. 化学剥脱治疗

推荐度	强弱	效果	危险度
0	弱	0	1

大约从1990年起，原来以除皱为目的的深度化学剥脱经过改良后仅作用于表皮，可以在避免副作用的基础上产生美容效果，因此产生了表浅化学剥脱的潮流。在这一过程中，当然也对黄褐斑的治疗展开了讨论，有人认为乙醇酸（glycolic acid）[19, 20]和水杨酸（salicylic acid）[21]对黄褐斑治疗有效。在日本，由于对黄褐斑缺少有效的治疗方法，有了“化学剥脱可以有效治疗黄褐斑”的说法之后，就引起了一股热潮，在各种展示会、讨论会上，生产厂商拿着各种化学剥脱药品的样品，自信地声称“化学剥脱可以解决黄褐斑”。

然而，就在最近，这些宣称化学剥脱有效的厂家变得没有底气了，越来越多的厂家又开始建议“使用轻度化学剥脱，然后使用离子导入，离子导入非常重要”。其实，无论是医务人员还是厂家，都已深刻地认识到“黄褐斑是表皮的黑色素增加，只要剥脱了表皮就可以治愈”的观点是不正确的。

从理论上讲，黄褐斑病灶部位表皮细胞内的黑色素含量增加，表皮细胞层的厚度如果能够降低20%，那么就可以达到20%的美白效果。这种治疗虽然能够减轻黄褐斑的症状，但对于黄褐斑的本质并没有起到什么作用。当然，笔者并不是想否定化学剥脱的表皮剥脱以外的治疗效果，今后还需要各种基础研究。但是，笔者一直以来持有的简单疑问是："为什么使用化学剥脱治疗黄褐斑的时候，不是仅仅治疗黄褐斑的病变部位，而是全面部的治疗？"对于一位熟练的医务人员来说，对患者不同部位的病变情况采用不同的治疗药物和浓度，仔细地进行治疗，才能取得很好的治疗效果。这种对症施治的经验是出自那些"化学剥脱好手"之口，他们在治疗深色的色素斑、增厚的病变、特殊的肿瘤以及痤疮的凹陷性瘢痕时可以使用很多特别的治疗技巧[22]，而在治疗黄褐斑的过程中，我却没有听到任何这方面的经验，真是不可思议。

因此，关于化学剥脱治疗黄褐斑，并不能说笔者是持全盘否定的态度，而是抱有很大疑问的。

专栏 新增

化学剥脱的真相

在本书的第 1 版中，笔者写了上述的内容，之后"化学剥脱对于黄褐斑有效"的观点越来越少见。在日本皮肤科学会的化学剥脱指南中，第 1 版还将黄褐斑写在适应证中，第 2 版后已经降到了 C2[23]（目前已不推荐）。化学剥脱对于黄褐斑并没有什么效果，曾经的大流行很可能是厂家"制造的热潮"。

专栏

戒掉吃馒头

如前所述，黄褐斑的本质是皮肤屏障破坏后导致的皮肤敏感，也可以说是慢性过度刺激引起的炎症性色素沉着。因此，治疗黄褐斑的本质应该是修复破坏的皮肤屏障，减少对皮肤的过度刺激。从这一观点出发，如果使用化学剥脱治疗黄褐斑，会进一步加重皮肤屏障的破坏，没有好处。实际上，重症黄褐斑患者由于接受了某种化学剥脱治疗，症状恶化，哭着来医院就诊的例子很多。当然，也有很多报道说化学剥脱后黄褐斑的症状好转，这也是事实，问题是应该怎样看待这种现象。

曾经有这样一位患糖尿病的女性，她的主治医生指导她进行严格的饮食限制，她只好默默地遵守着，导致她无法吃到喜爱食品的压力逐渐堆积，从而不管怎样每天晚上睡觉前总要吃 3 个甜馒头。看到这样的情况，家里人总是劝说："这样对身体不好，快戒掉吧！"可她总是戒不掉，只好去看医生。那医生应该如何劝说呢？当然对于这位患者来说，最好的治疗是劝她不要再吃馒头了，对她说明吃馒头的危害，如果她能够接受，那是最好的结果。可是这位患者并不能戒掉吃馒头的习惯。

另一个解决的办法是反过来做，让患者每星期去饭店饱餐一顿美食。这样，可口的饭菜填满了肚子，她就不会再想吃馒头了，这虽然超过了限制的热量，但是和吃馒头相比还是少犯了错误。

黄褐斑患者也是一样，每天在自己家里使劲地揉搓皮肤，错误地“保护皮肤”，没有例外，只是每个人的程度不同而已。对于这种情况，最重要的是要告诉患者揉搓皮肤的害处，让患者接受。但是，不接受指导且继续错误行为的“吃馒头”的患者很多。实际上，针对这类患者，也许可以带他们“去美食饭店”，也就是实行每周一次的“化学剥脱”，以达到“饱餐”的程度。这样可以建立起一个相互信赖的关系，就可以进一步确保日常的“饮食控制”。

在笔者的诊所内，所有的黄褐斑患者禁止一切“皮肤护理和剥脱治疗”，只有做到这一点，才可能确保黄褐斑的治疗效果。有一部分“想吃馒头”的患者，可能会出现黄褐斑的复发。最近，笔者一直在思考：“这样做是否妥当？”

13. 其他内服药

推荐度	强弱	效果	危险度
＋10	弱	＋2	0

在日本，还有使用其他的维生素和中药内服治疗黄褐斑的方法，如使用维生素 E、维生素 C 混合制剂，可以轻度改善症状，和使用单种维生素比较，效果提升 69%[24)]，也有报道效果提升 42% 的[25)]。虽然合并使用在某种程度上是有效果的，但单独使用一种维生素治疗的效果还不明了。中药治疗的报道也有[26, 27)]，但是还没有明确有效的证据。

14. 其他外用药

推荐度	强弱	效果	危险度
＋10	弱	＋2	0

还有很多其他外用药治疗黄褐斑的方法，这些药物往往是国家卫生部门没有承

认的，属于药品以外的产品，在市场上贩卖并游说大家购买。此外，还有一些是医生自制的制剂，比如曲酸（kojic acid）[28]、熊果苷（arbutin）[29]、化学提取物[30]、甘草提取物[31]、维生素C磷酸镁、壬二酸（azelaic acid）等。

评论 新增

关于自制药剂

在想要使用的特殊药品没有上市的情况下，就不得不在院内自行调制使用。就算是未经过认可的药品，只要是在医院内由医生负起责任调制后给患者使用都是合法的，笔者也曾经制作过10种以上的自制药剂给患者使用。不过后来几乎不做了，现在只剩下2种，每个月用量也不到10剂。来说明一下理由吧。

首先，自制药剂就算是单纯地将数种药品、基础材料混合在一起就已经是十分困难的了，还要考虑基础材料与药品的相性、怎么预防后期两者分离、怎么保质（预防变质）等等。笔者曾尝试购买了高转速的软膏搅拌机，但效果有限。这一想法在数年前外用局麻药丙胺卡因乳剂上市的时候越发深刻：这种外用药由于一直没有在日本上市，笔者就千辛万苦地模仿其成分制作自制药剂给患者使用，主要是用于染料激光治疗鲜红斑痣，效果还是不错的。这种药剂的材料当然走不了保险，由于禁止混合诊疗的关系，也不能向患者收取费用，相关费用是由诊所支出的。后来丙胺卡因乳剂上市后保险也涵盖了，就将原先的自制药剂全部替换掉了。询问继续治疗的患者新药的效果，所有人都说“效果和原来的完全不一样”，笔者因此完全失去了花费心力去调制自制药剂的想法，自制怎能和专业的药厂相比呢？

再多说一句，最近要获取自制药剂的原材料药品也变得困难了。以前使用实验用的药剂也没有多大问题，现在厂家如若不签“不能用于临床”的声明都不予供货，自制药剂已十分困难。

五、PIH

（一）PIH 的概述

1. 炎症性色素沉着（PIH）简介

同义词	・外伤性色素沉着（post-traumatic hyperpigmentation） ・烧伤后色素沉着（post-burn hyperpigmentation）
鉴别诊断	・瘢痕（scar） ・外伤性文身（traumatic tattoo） ・黄褐斑 ・老年性色素斑、脂溢性角化病

本病的本质是一过性的炎症性色素沉着。

在外伤或烧伤等皮肤损伤愈合后，很多情况下会有不同程度的色素沉着，这种色素沉着的发生率当然和损伤（烧伤、炎症）的程度有关，不同部位发生的概率也不尽相同，此外还决定于创伤后上皮化的炎症程度以及持续时间。严重的外伤和深度的烧伤后，炎症的程度较重并且持续时间较长，结果就会导致重度的色素沉着。总之，外伤性和烧伤性的色素沉着是广义的炎症性色素沉着的一种。

另外，像异位性皮炎（atopic dermatitis）这样的慢性炎症性疾病导致的色素沉着也是一种炎症性的色素沉着，但鉴于这种炎症往往是没有终止的持续发作，所以不称为炎症后色素沉着（post-inflammatory hyperpigmentation），而称为炎症伴随性色素沉着（para-inflammatory hyperpigmentation），它和本文中的外伤性以及烧伤性的色素沉着有明显的区别（图 2.5.1）。

笔者认为黄褐斑就是属于这种慢性炎症性色素沉着的范畴（参见黄褐斑章节）。在这里需要注意的是，和黄褐斑这种每天反复慢性持续性刺激导致的炎症性色素沉着相比，PIH 这种炎症性的色素沉着只是一过性的炎症，只要原发性的炎症治愈了，

- 广义的炎症性色素沉着症
  - 狭义的炎症（外伤、烧伤）性色素沉着症（PIH）
    由一过性炎症引起的炎症后色素沉着（post-inflammatory hyperpigmentation）
    原因：烧伤
    　　　外伤
    　　　一过性的炎症性疾病
  - 慢性炎症性色素沉着症
    由慢性持续性炎症引起的炎症伴随性色素沉着（para-inflammatory hyperpigmentation）
    原因：痤疮
    　　　异位性皮炎
    　　　尼龙材料接触性皮炎
    　　　面部的慢性刺激（黄褐斑）

图 2.5.1　广义的炎症性色素沉着症

症状就会消失。也就是说，只要导致炎症的原发病治愈了，引起色素沉着的原因也就没有了。就拿烟来打比方吧，黄褐斑引起的色素沉着就像无法控制的冒着烟的火，只要你不把火灭掉，总是有烟冒出来；而 PIH 引起的色素沉着没有火只有烟，无论烟有多浓，只能等待其自行消退。

2. PIH 的诊断标准

◎ 擦伤、烧伤等部分皮肤损伤愈合之后，皮肤炎症治愈，该部位全部或部分出现褐色斑。

○ 伴有皮肤炎症性发红。

◎ 皮肤表面没有隆起或者凹陷。

◎ 除外瘢痕和外伤性文身等（但有时候会在邻近部位出现 PIH）。

◎ 排除各种皮肤科的疾病。

◎是必要条件，○是重要参考条件。

3. PIH 的组织学表现

PIH 的组织学表现（图 2.5.2，图 2.5.3）为表皮基底层的黑色素增加，有时存在真皮浅层的组织学色素失调（可见黑色素“滴下”以及噬黑色素细胞）。

可见真皮浅层的毛细血管增多和细胞浸润，但是这种组织学表现是由原本的外伤造成的炎症性的组织学表现，并不是 PIH 的特异性表现。真皮内可见不同程度的胶原纤维增多以及表皮突起减少。这也许是由于以往损伤造成的不同程度的瘢痕化引起的，并不是 PIH 的特异性表现。

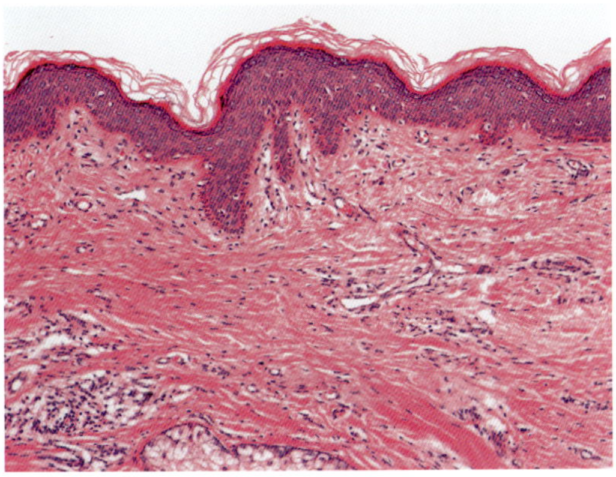

图 2.5.3　较晚期的（外伤后 9 个月）PIH 组织学表现（HE 染色）

表皮基底层内的黑色素增多，表皮轻度过角化，表皮突起数减少（表皮平坦化），真皮内排列混乱的胶原纤维增加，真皮浅层可见细胞浸润但程度较轻

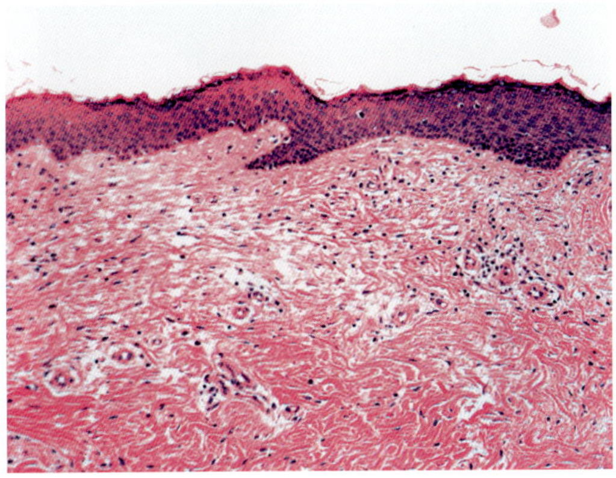

图 2.5.2　较早期的（外伤后 2 个月）PIH 组织学表现（HE 染色）

表皮基底层内的黑色素增多，表皮突起数减少，表皮轻度过角化。真皮浅层可见毛细血管增多和细胞浸润，真皮内的胶原纤维轻度增粗、排列不齐（瘢痕化）

4. PIH 的临床表现

皮肤遭到烧伤或者外伤时，如果真皮部分损伤（相当于Ⅱ度烧伤），自然情况下 2 周左右就会上皮化，不会遗留瘢痕。但是这种程度的损伤，根据治疗过程中炎症的程度，皮肤会遗留色素沉着。上皮化刚刚完成的时候，一旦皮肤呈现粉红色，大多在 2 周后会急速地变成“红茶”色。色素沉着的高峰期是上皮化完成后 4 周左右，其形状不定，和原皮肤损伤的形状相同，若是挫伤的话就像刷子扫过一样表现为同一个方向的形状（图 2.5.4）；若是烧伤等热性液体烫伤的话，色素沉着的形状有如液体流过的形状（图 2.5.5）；若是在沥青路面擦伤，有异物进入皮肤，则会遗留“外伤性文身”的黑灰色线条。

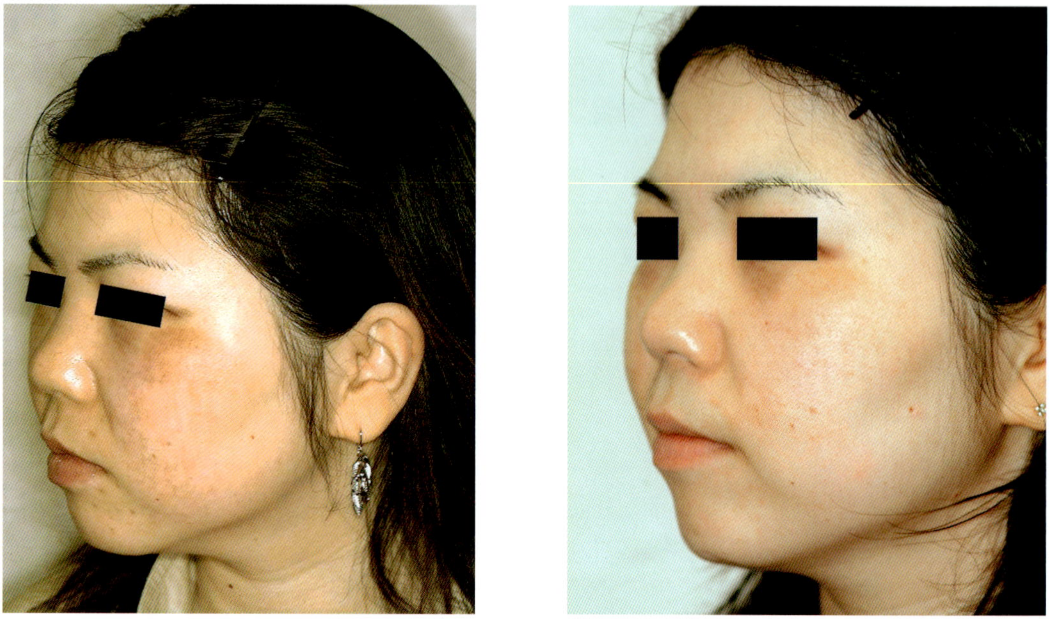

a　　　　　　　　　　b

图 2.5.4　外伤性色素沉着

a. 30 岁女性，因交通事故导致左面颊部擦伤，受伤后 2 个月，面部可见被刷子刷过似的向下方的擦伤痕迹

b. 未经任何治疗，只进行临床观察，6 个月后症状基本消失

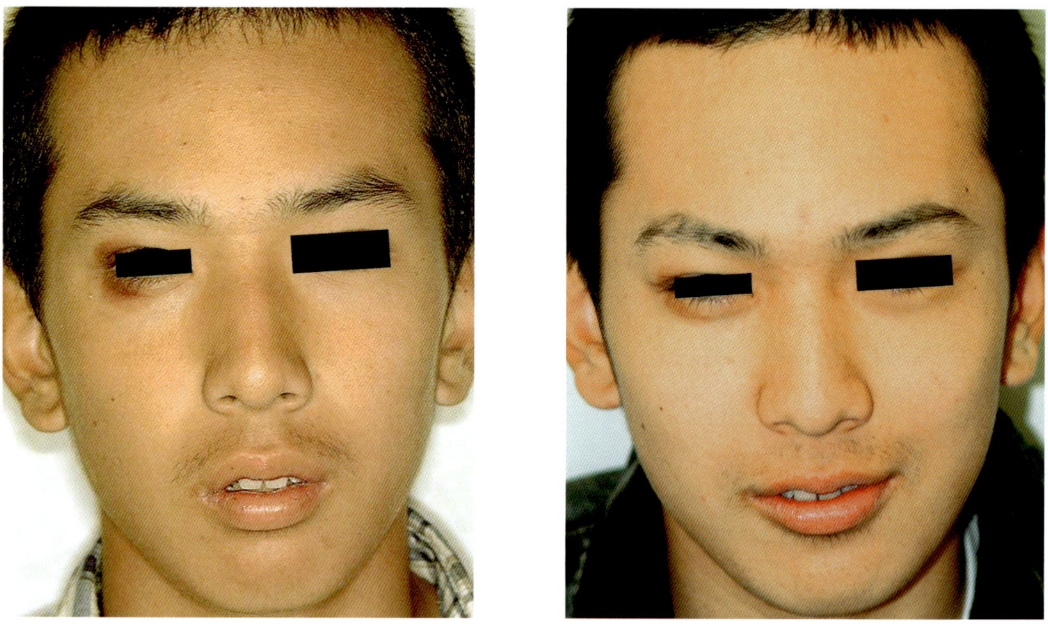

a　　　　　　　　　　b

图 2.5.5　烧伤后色素沉着

a. 13 岁男性，因烟花烧伤右眼角部位导致色素沉着。受伤后 3 个月，可见明显的色素沉着

b. 未经任何治疗，只进行临床观察，17 个月后症状基本消失

专栏

PIH 和黄褐斑

PIH 和黄褐斑有些相似，都是略带淡红色的褐色，看上去很像。另外，当尝试着想通过什么方法去“治疗”时，都会出现相似的恶化反弹；两者的发病部位也相似。此外，有黄褐斑的部位更容易出现 PIH。其原因是 PIH 和黄褐斑都是“炎症性的色素沉着”，其治疗方针都是一样的。也就是说，只要消除引起炎症的原因即可。此外，最重要的是“不要去惊动它”。

评论

药物性色素沉着

由于机体从外界摄入体内的化学物质和药物等而导致的色素沉着称为化学（药物）性色素沉着。药物及其代谢产物导致的色素沉着有着特有的色调，实际上，一般都会伴有二次性炎症性色素沉着，黑色素沉着后皮肤会呈现褐色。

常见的可能引起色素沉着的药物有抗精神病药、抗恶性肿瘤药、二甲胺四环素等。在治疗痤疮时口服二甲胺四环素会导致瘢痕部位的色素沉着，引起面部色斑。

不管怎样，应该停止使用诱发物质，但有时候由于需要控制原发病而无法停止使用这类药物。从治疗上来讲，Q 开关激光可能会有一定的效果[1)]，和 PIH 一样，停止使用诱发物质后，几年以内药物性色素沉着大多可以消退。无论如何，重要的是在一段时间内“稍安勿躁”。

静待其变了。这也是一种人生观吧，我能理解。

激光治疗后的色素沉着，从某种意义上讲，可以看作是皮肤生长的一个“正常的机体反应”。现在认识到，对于这种色素沉着，除了做一些努力使它尽快消退以外，最重要的还是安心地等待它们的自然消退。

1. 口服氨甲环酸

推荐度	强弱	效果	危险度
＋65	弱	＋20	0

对于黄褐斑有效的氨甲环酸，是否对 PIH 也有疗效还不得而知，在教科书和文献中还没有记载。但是，由于 PIH 和黄褐斑相同，都属于炎症性的色素沉着，笔者推测也会有效果的（图 2.5.6）。特别是因为 PIH 往往持续很长时间，需要对患者进行长时间的随访，所以定期“来开药”就是一个很好的随访理由。正是这个原因，笔者往往强烈推荐患者使用氨甲环酸，几乎没有副作用，使用方便。

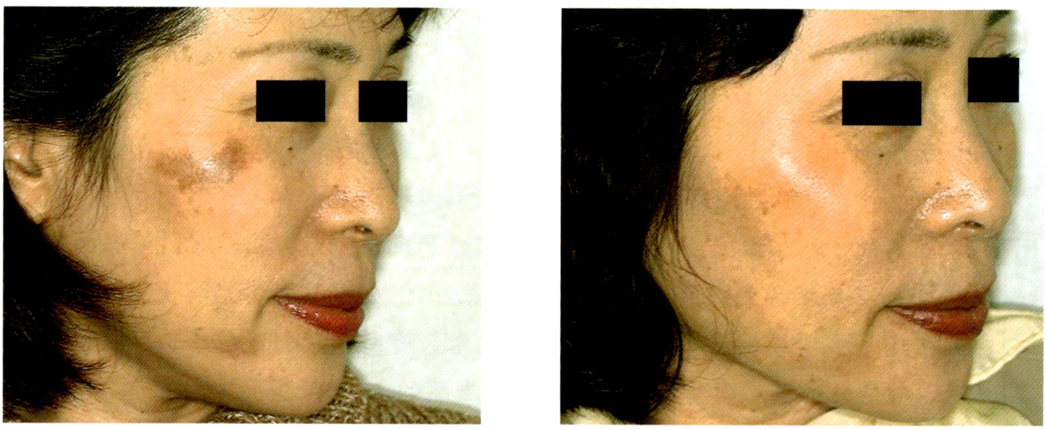

a　　　　b

图 2.5.6　53 岁女性病例

a. 53 岁女性，擦伤后导致右颊部和右下颌部 PIH，伤后 2 个月，可见有明显的色素沉着

b. 保守疗法治疗 2 个月，症状明显改善。合并使用氨甲环酸

专栏 新增

PIH 与口服氨甲环酸

与本书第 1 版的时候相比，笔者已经很少将口服氨甲环酸用于 PIH 了。这最主要是在笔者的临床经验增加的同时，对于“PIH 是必然会自愈的”这一理念越发深信不疑的缘故。以前笔者的心底还残留着“真的会好吗”的疑问，不做一些治疗就无法安心。但是现在笔者已经知道了 PIH 一定全都会自愈的，没有例外，故而已经很少使用口服氨甲环酸了。

PIH 转变为黄褐斑的情况是存在的。病变本身是不会从 PIH 变成黄褐斑的，但由于患者很在意已经存在的 PIH，从而反复涂抹很厚的妆，有可能造成 PIH 逐渐恢复的时候黄褐斑却逐渐形成的情况。此时 PIH 是沿着原来外伤（烧伤）的形状，而新出现的黄褐斑的形状则是和深层的骨骼形状一致的，色素的分布会有些许变化。当然患者是不明白这一点的，只会认为“PIH 没有治好”。如果医生不能够察觉这一微妙的变化，也就不能够向患者说明白了。此时色素沉着的本质已经不是 PIH，而是黄褐斑，当然口服氨甲环酸就有效果了。不过这种情况下口服氨甲环酸的目的是治疗黄褐斑而不是 PIH，并不是将口服氨甲环酸用于治疗 PIH。

2. 保守治疗（积极地不治疗）

推荐度	强弱	效果	危险度
＋95	弱	＋95	0

如前所述，PIH 即使不用任何治疗也会自然愈合。然而，还有一点必须要考虑的，那就是为什么会出现 PIH。有时候皮肤重度损伤以后，如果创伤愈合顺利，上皮化完成之后只有轻度的炎症，则不会形成 PIH。也许形成 PIH 的原因是上皮化结束以后出现了某种炎症，如果是这样的话，只要除去这个因素，对治疗 PIH 就有很大的意义。

笔者在这里说的“保守治疗”，对于 PIH 生成的本质来说没有任何作用，没有做任何治疗上的事情，倒不如说是“积极地不治疗”更确切一些。并不是完全不插手，什么都不做就让患者回家，而是积极地介入患者的生活，让患者不要做某些事情，这也是十分重要的。总之，对于 PIH，不应该简单地采取“不用做什么治疗也可以”的等待，而应该更积极地强调“最好不要治疗”或者“绝对不要刺激，静待其变”。具体来讲，就是在洗脸和化妆的时候，不要揉搓患部。此外，尽量不要在患处涂抹化妆品（允许使用最基本的化妆品），最好避免紫外线的照射，但与其每天涂抹防晒霜，倒不如什么都不用更好。禁止使用胶布直接粘贴患处，因为撕下时会刺激皮肤。也不要使用全反式维 A 酸和对苯二酚，因为它们容易引起炎症。尽量减少患处的刺激和炎症可以加快 PIH 的愈合。

专栏

避免日晒的问题

对于 PIH 的预防和治疗，有人认为避免日晒是非常重要的。笔者的诊所里有来自其他医院的患者，他们被指示每天不间断地使用防晒霜涂抹患处，有的甚至在患处直接粘贴胶布。实际上笔者在早期也曾这样指导患者，实在不好意思大放厥词，但是这样做了之后效果大多是不好的。拼命使用防晒霜涂抹患处或者胶布敷贴患处，会进一步加重炎症而使皮肤发红，PIH 会进一步加重并发黑。紫外线照射会促进皮肤老化，并会引起皮肤黑色素增多，这是事实。但对于 PIH，刺激患部而引起炎症的加重更加有害，针对这种情况，笔者的建议如下：

1）日晒以后导致的皮肤不好与皮肤是否损伤无关，防晒霜是涂抹在全面部的，重要的是尽量不要刺激受伤部位的皮肤。可能的话，最好不要使用防晒霜。

2）如果使用胶布粘贴，尽量不要碰到受伤部位，最好使用纱布等衬垫，不要直接接触胶布上的胶水。

3）美白化妆品或者普通化妆水，尽量不要使用在患处，减少刺激有利于病变尽早痊愈。

请大家试试上述方法吧！

3. 激光治疗

推荐度	强弱	效果	危险度
0	强	0	5

使用去色的激光来治疗 PIH 会有怎么样的结果呢？根据笔者的经验，结论是“不好”。外伤性的色素沉着在医疗保险的项目表上写着“适合使用 Q 开关激光治疗”，这是一个国家卫生部门认可的治疗方法。但是在实际治疗过程中发现，大多数患者的疗效不好。分析其原因，激光治疗后即使色素沉着被去除了，等皮肤上皮化后会立即

复发，也许是在愈合过程中炎症急性复发的缘故。

因此，为了尽量控制炎症状况，笔者在治疗过程中尝试了几种处理方法。尝试过在创面上长期使用敷料和胶布敷贴，令其不要接受外部的刺激；也尝试过使用保湿剂、美白剂和激素，但结果均不好，比什么治疗都不用恢复得慢。根据这些经验，笔者首次自信地提出，对于 PIH 来说，“不做任何处理”是最好的方法。

然而，也有一种例外的情况，那就是 PIH 合并外伤性文身的时候。此时无论等待多久症状都不会减轻，应该在适当的时候（整个受伤部位的炎症消除以后）使用 Q 开关激光治疗（图 2.5.7）。

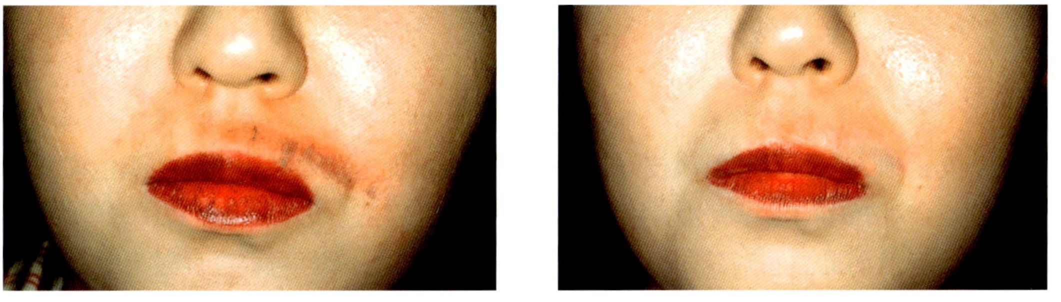

a　　　　b

图 2.5.7　PIH 合并外伤性文身病例

a. 交通事故后 4 个月，上唇部有皮肤发红和色素沉着合并外伤性文身

b. 临床观察 9 个月之后，色素沉着和皮肤发红均明显改善，外伤性文身使用 Q 开关 Nd:YAG 激光（1064nm）治疗 1 次

4. 光子治疗

推荐度	强弱	效果	危险度
0	弱	0	4

光子（IPL）治疗 PIH 是否有效尚不得而知。光子治疗的机制是色素沉着的部位对光的能量吸收较多，通过热凝固的作用达到消除的目的，以期能够治疗色素沉着。但是，实际上光子治疗的效果不好。其原因可能是热作用导致了炎症的复发，这个炎症又增强了 PIH 的程度。如果尽量等炎症消退之后，仅剩下色素沉着时再使用光子治疗（需要等待），可能会有效。

瘢痕和色素沉着合并的情况是存在的，在这种情况下有可能不会随时间而消失，但是这种情况的正式诊断不是 PIH，而是瘢痕。也就是说，初次接诊的时候的诊断是非常重要的。瘢痕的治疗十分困难，相关讨论很多[1)]，不过这超出了本书的范畴，在此不予提及。

第三章　典型病例

在这里，笔者介绍了 15 例患者的治疗经验，希望读者从每例患者的照片开始阅读，预想一下治疗对策和治疗结果，再阅读其后的解说。当然，色斑是“活生生”的疾病，如果有和笔者不同的治疗方法也是非常正常的，只求读者能够通过这 15 个典型病例，理解笔者治疗色斑的策略。

病例 1　41 岁女性，希望治疗面部的色斑

来院时

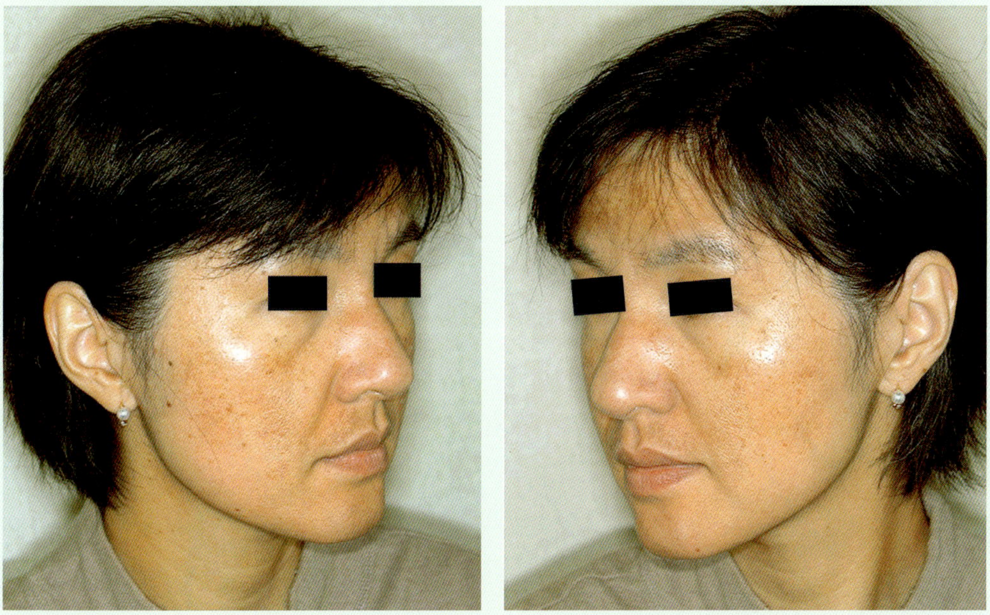

a　　　　b

图 3.1.1

来院时 鉴别诊断要点

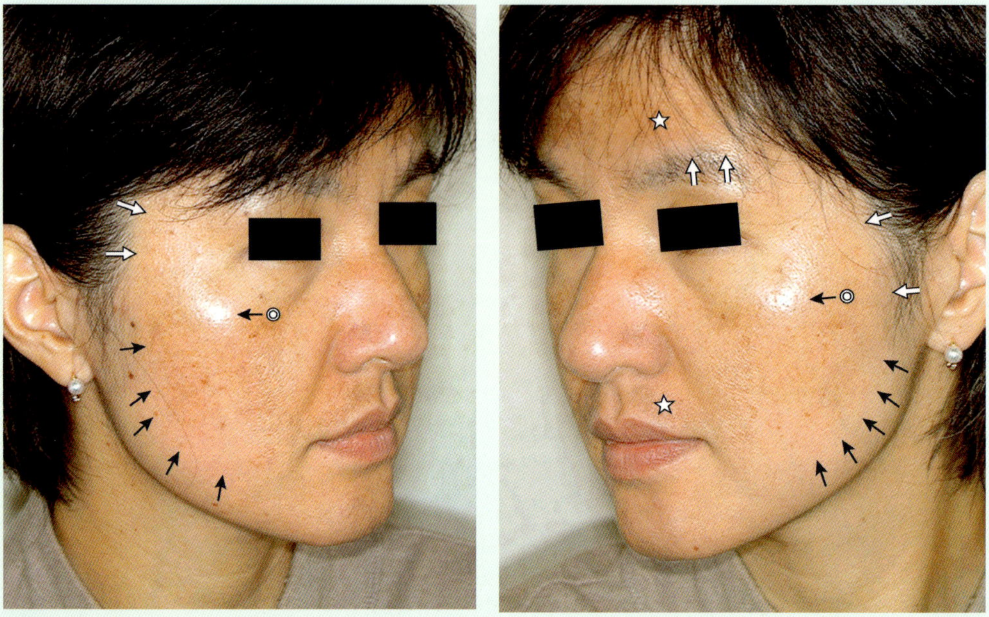

c　　d

图 3.1.1

解说

可以看到患者颊部有散在性的色斑，很容易和散在性的老年斑（SK）相混淆。本例患者（图 3.1.1）是黄褐斑。鉴别诊断方法如下：①面部侧面的病灶以内侧为主而外侧少见（→）；②一般不累及眉毛、鬓角和发际（⇨）；③上唇和前额也可见病灶（☆）。

本例患者皮肤较厚且有粗糙感（橘皮样），也许是由于摩擦时皮肤的压力承受不均匀，所以黄褐斑呈不均匀分布，有时候看上去像是散在性的 SK，但是在皮肤摩擦最严重的颧骨突出部，病变呈现出均一的表现。照相机闪光灯的反射在初诊时很明显（图 3.1.1：←◎），经过生活指导得到了改善（图 3.1.2：◎⇨），可以看出皮肤的纹理得到了恢复。

治疗经过

根据黄褐斑的诊断，笔者开始了“保守治疗”，给予患者氨甲环酸（妥塞敏）口服（一天 500mg，分 2 次），并指导患者不要揉搓皮肤。4 个月后，患者全面部皮肤得到了明显的改善；1 年后，连难以消退的上唇部病变都消失了；18 个月后，治疗结束。此时，尚有少许剩余的斑点、散在性的 SK 和日晒斑等，如果患者希望治疗，可以使用激光去除。

4 个月后

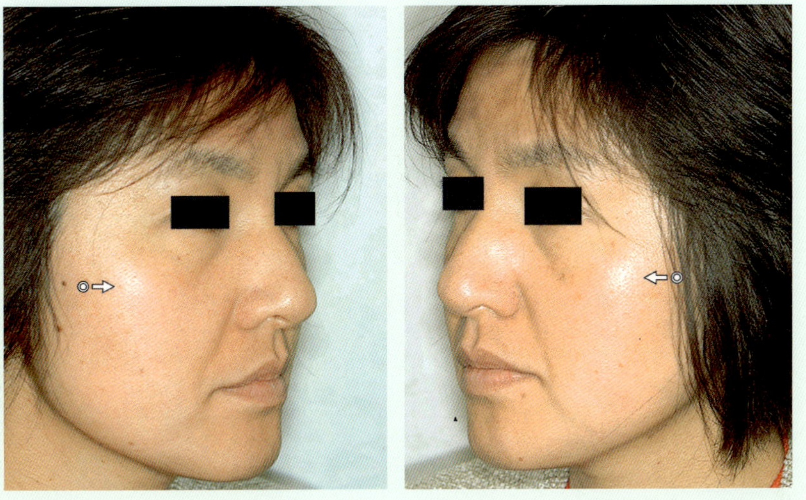

a　　b

图 3.1.2

6 个月后

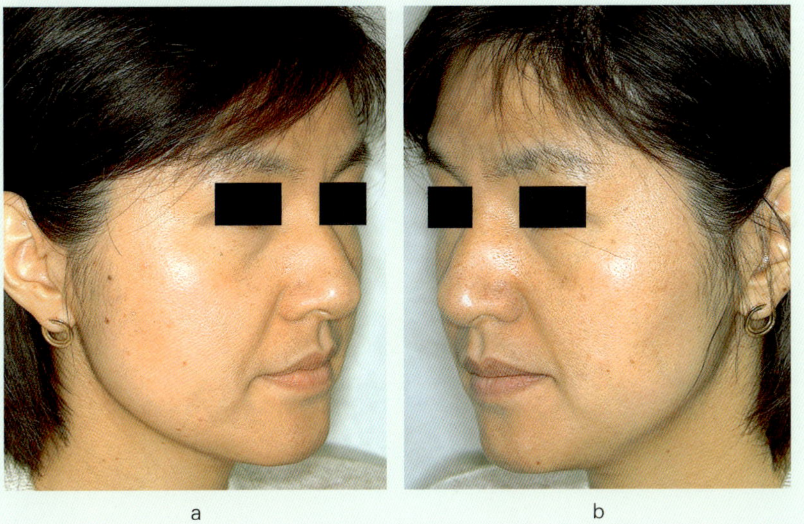

a　　b

图 3.1.3

14 个月后

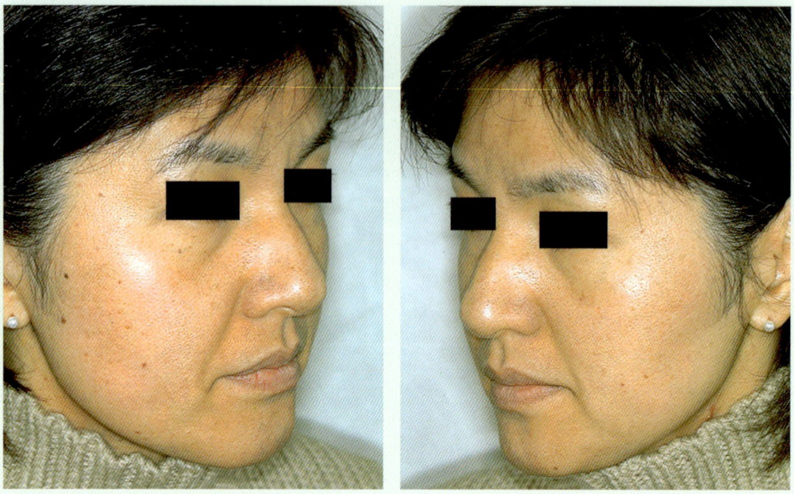

a b

图 3.1.4

18 个月后

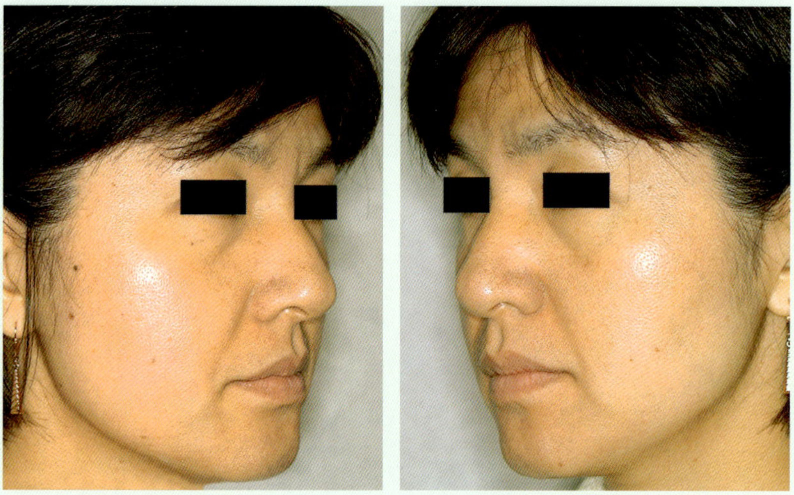

a b

图 3.1.5

诊断：黄褐斑
治疗：仅仅使用“保守治疗”

来院时

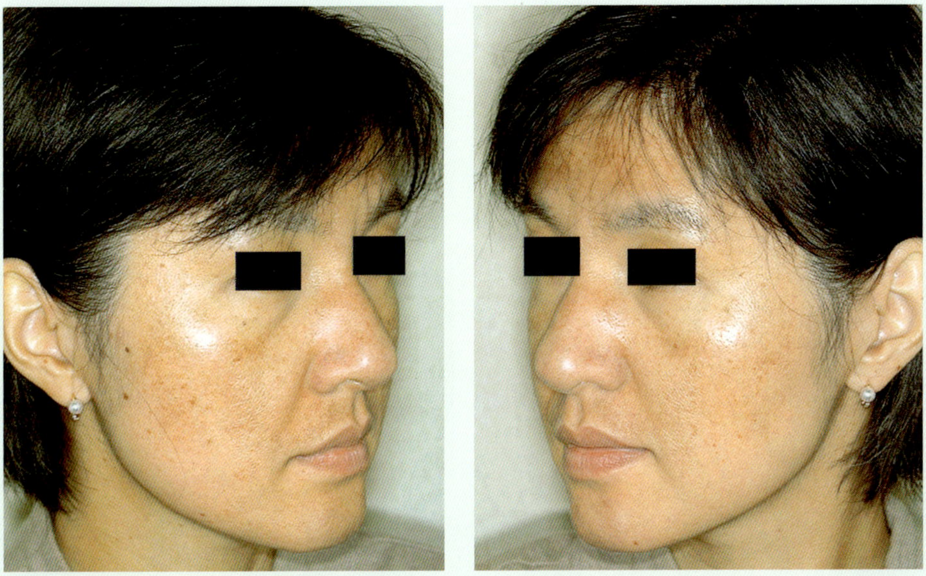

a　　b

图 3.1.1

治疗 18 个月后

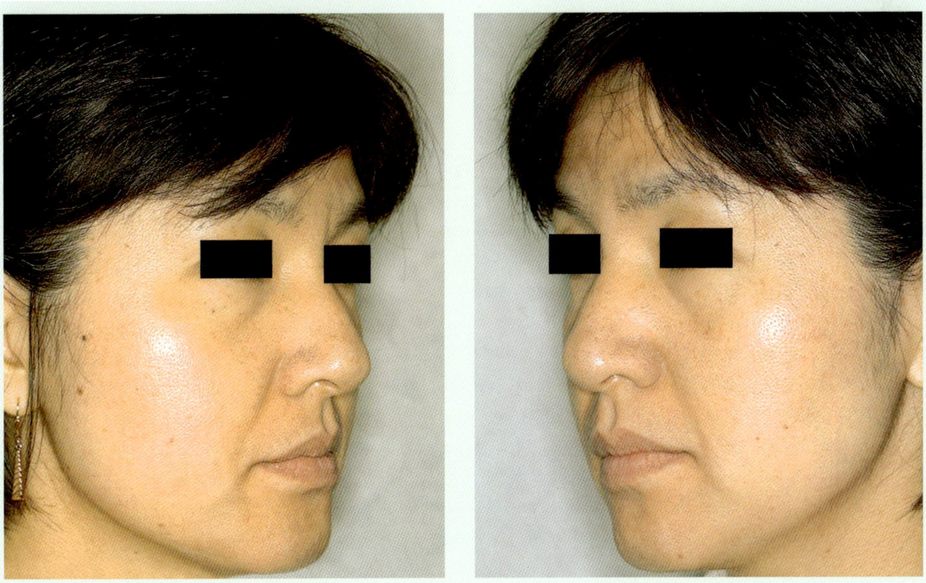

a　　b

图 3.1.5

病例 2 38 岁女性，主诉近年来色斑日趋严重

来院时

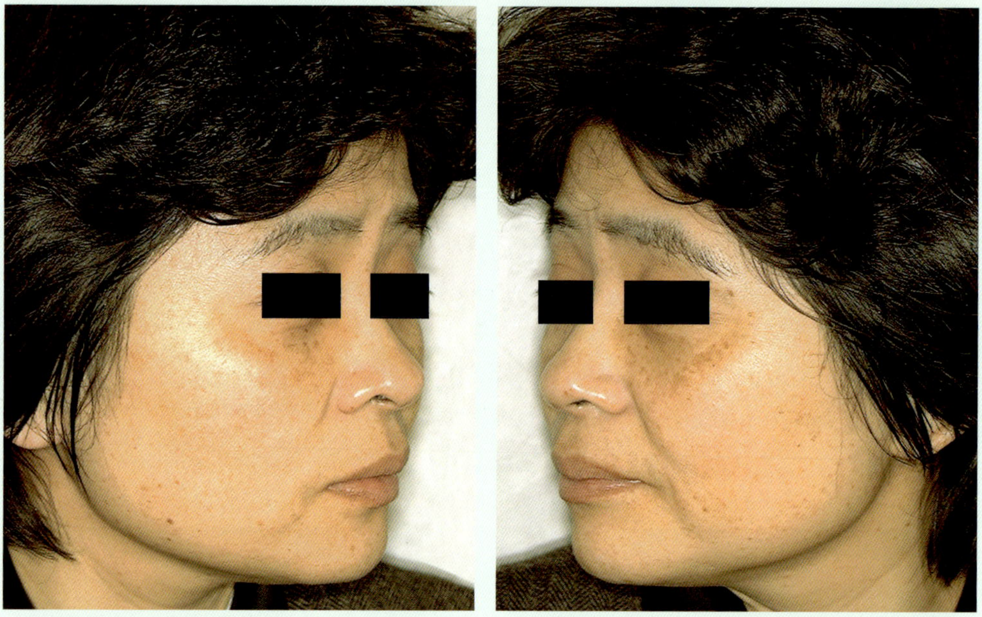

a b

图 3.2.1

来院时　鉴别诊断要点

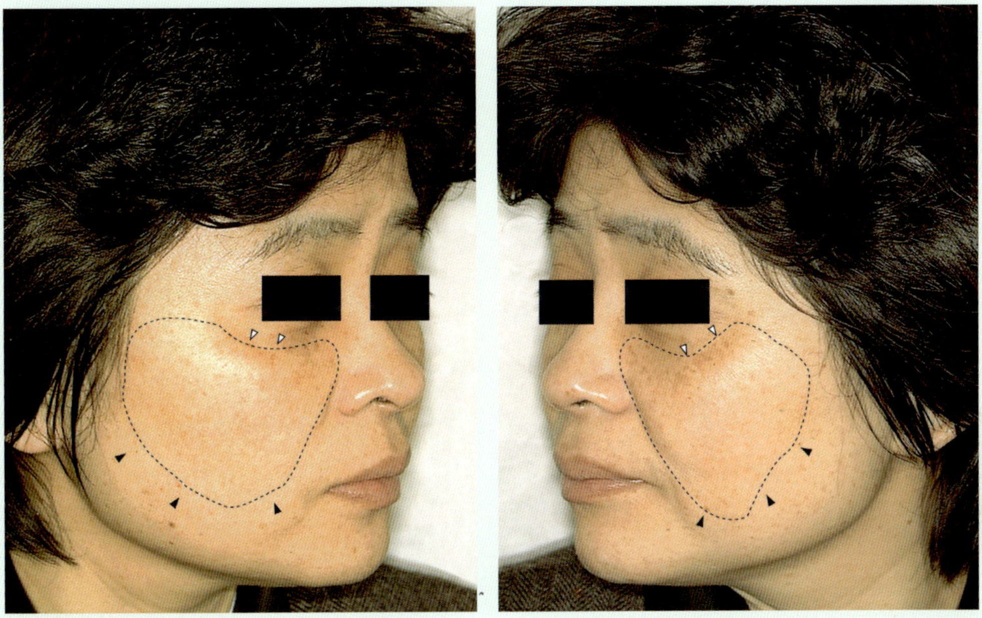

c　　d

图 3.2.1

解说

本例患者（图 3.2.1）的诊断是散在性的 SK 合并黄褐斑。这类患者在临床上是非常多见的，有时为了去除 SK 而盲目地进行激光和光子治疗，随后就会导致黄褐斑加重，需要引起注意。诊断的要点如下：①两颊部弥漫性的广泛病变（虚线内）是黄褐斑，整个色调完全是"弥漫性"，眼睑周围比较深，两侧和下方比较浅，眶骨边缘的界限清晰可见（▽），侧方和下方呈逐渐淡化状（▲）；②两颊散在的小斑点是多发性的 SK，需要和雀斑进行鉴别。这例患者的斑点以面外侧为主，而鼻子周围没有，所以诊断为 SK（雀斑是以面部中心为主，鼻根部一定会有）。

治疗计划：对黄褐斑要进行"保守治疗"，对付 SK 则要使用激光或者光子进行"攻击"。两种治疗要有先后次序，如果先对黄褐斑进行"攻击性治疗"，就会形成治疗后的色素沉着，所以应该先对黄褐斑进行"保守治疗"，等黄褐斑基本消失之后，再对 SK 进行"攻击性治疗"。

治疗经过

首先进行黄褐斑的"保守治疗"，给予患者氨甲环酸口服（一天 500mg，分 2 次），并强烈建议患者不要揉搓皮肤。等 1～2 个月后再次来院，继续指导患者正确的洗脸方法："化妆品不完全卸妆也不要紧的""早上不要使用肥皂，只用水洗脸""颧骨的部位特别容易揉搓，请一定注意"。患者要从由来已久的"使劲儿洗脸卸妆"的习惯中改正过来是需要时间的。24 个月之后，黄褐斑基本治疗完毕（图 3.2.2）。

此后，开始进行 SK 的治疗。本例患者由于是散在的多发性色斑，所以选用光子（IPL）治疗，使用 IPL Quantum，第一次使用程序 1，31J/cm^2，取得了很好的改善效果（图 3.2.3），第二次后每次间隔 1 个月，使用 33J/cm^2、34J/cm^2、34J/cm^2、34 J/cm^2 的能量照射，至 33 个月的时候治疗结束（图 3.2.4）。由于使用了"保守治疗"，皮肤已经变得非常白皙，加之使用了较高能量的 IPL，效果很好。眼睑周围的 SK 由于没有行 IPL 治疗而残存。现在想起来，如果当时使用眼球接触保护器，将眼睑部位也一并治疗，会取得更完美的效果。

24 个月后

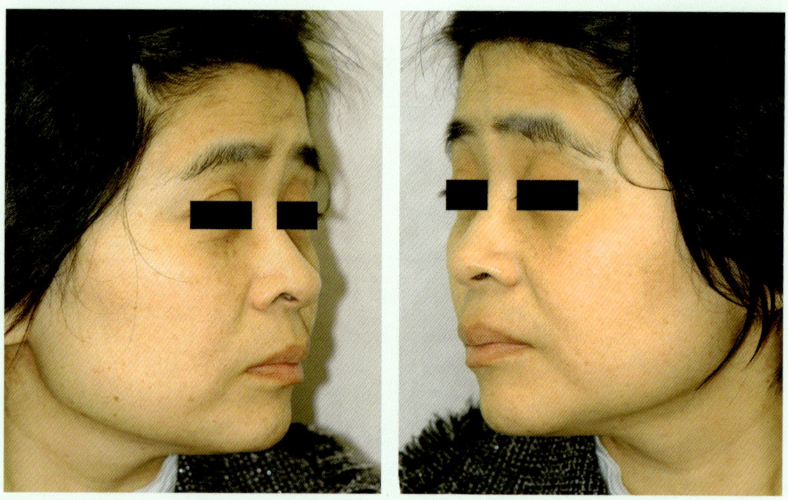

a　　b

图 3.2.2

25 个月后

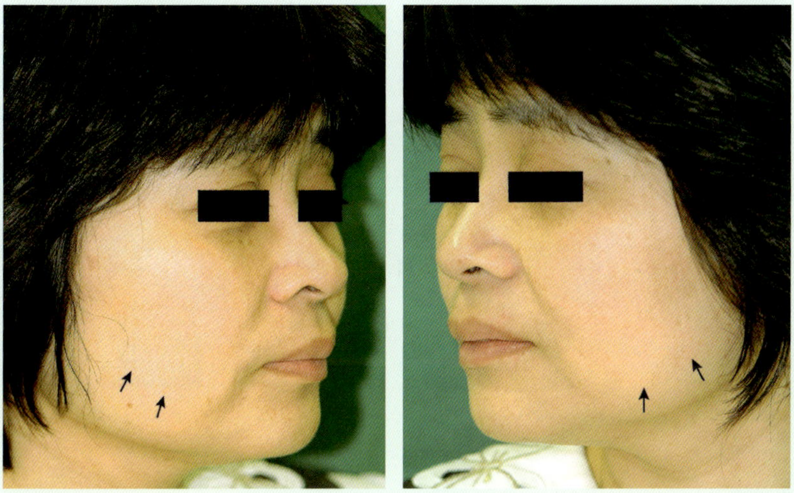

a　　b

图 3.2.3

33 个月后

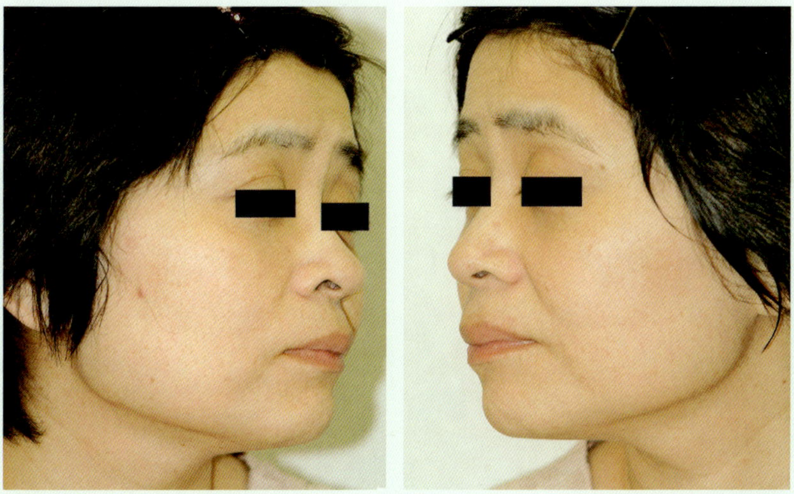

a　　b

图 3.2.4

诊断：黄褐斑＋ SK
治疗：保守治疗，光子治疗 5 次

来院时

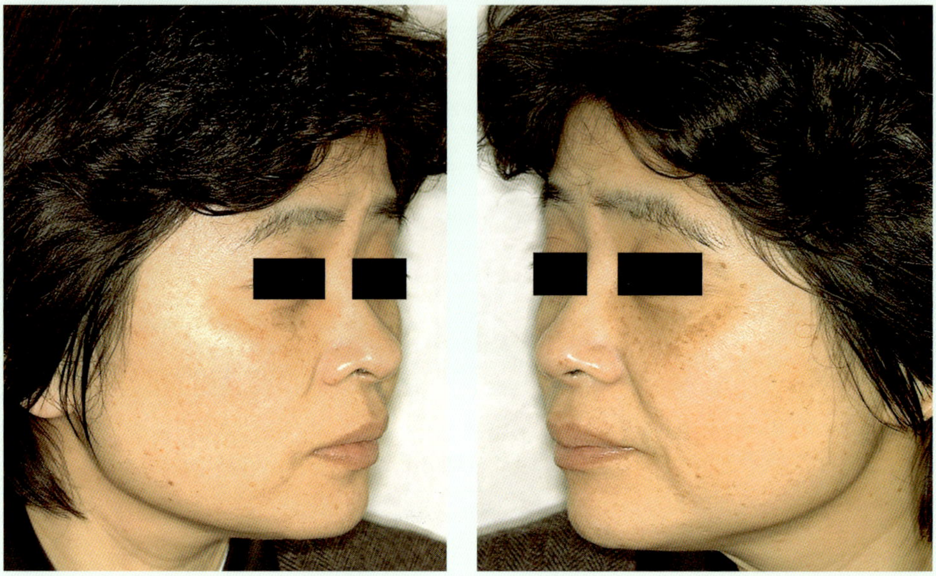

a　　b

图 3.2.1

治疗 33 个月后

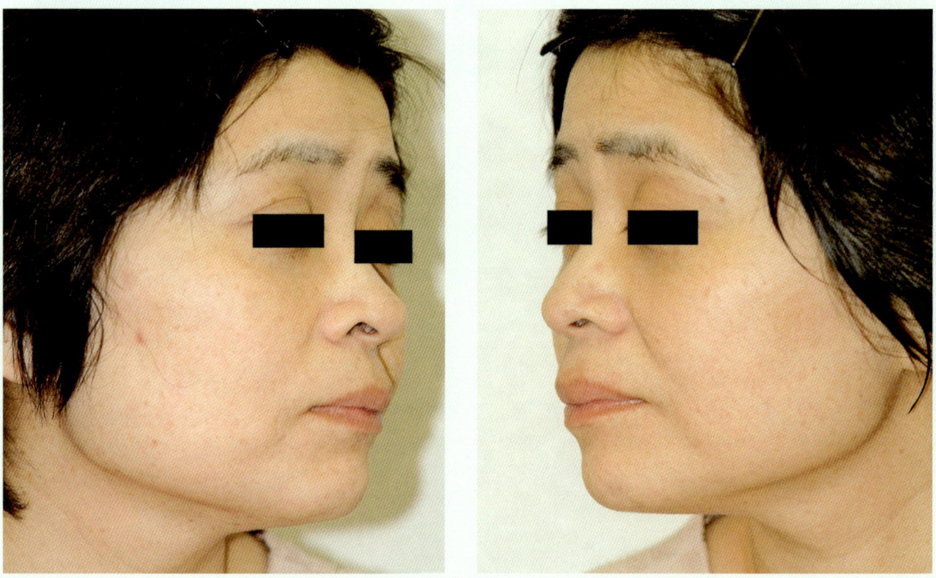

a　　b

图 3.2.4

病例 3　53 岁女性，面部皱纹和皮肤松弛治疗后，希望治疗色斑

53 岁的女性，一直在笔者的诊所做皮肤年轻化治疗，曾经做过眼角和眉间部的肉毒毒素注射，外用过全反式维 A 酸软膏（油性基质，0.05%）。笔者在其他章节中曾经提到，使用低浓度的油性基质全反式维 A 酸软膏，其目的并不是去除色斑，而是提高皮肤的张力。该患者在治疗后皮肤张力提高，完全看不出是一个 53 岁的人。回到本书主题“色斑的治疗”上来，皱纹和皮肤张力改善之后，该患者又希望把色斑除去。

来院时

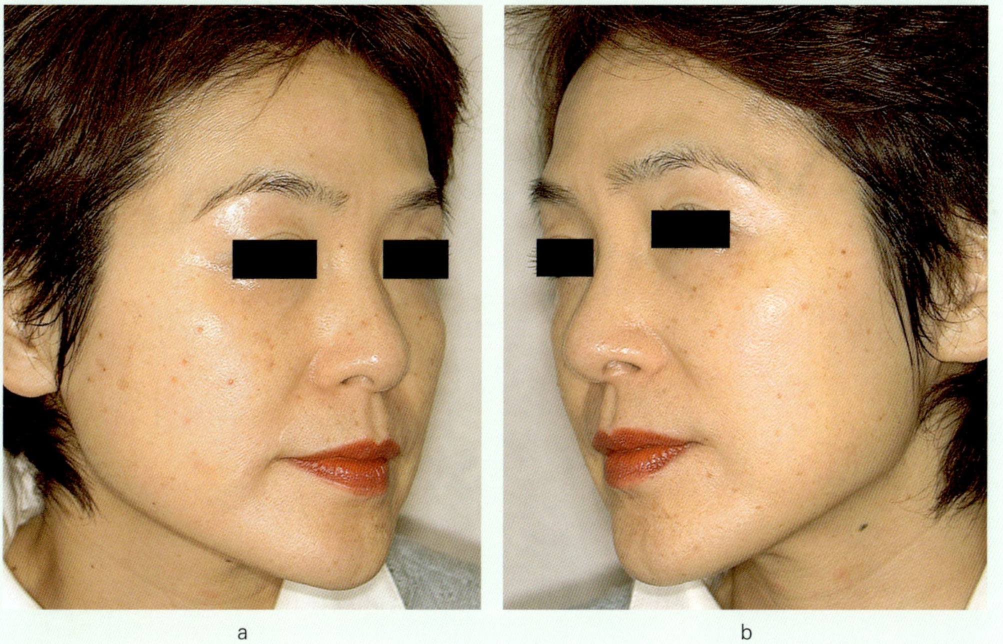

a　　b

图 3.3.1

来院时 鉴别诊断要点

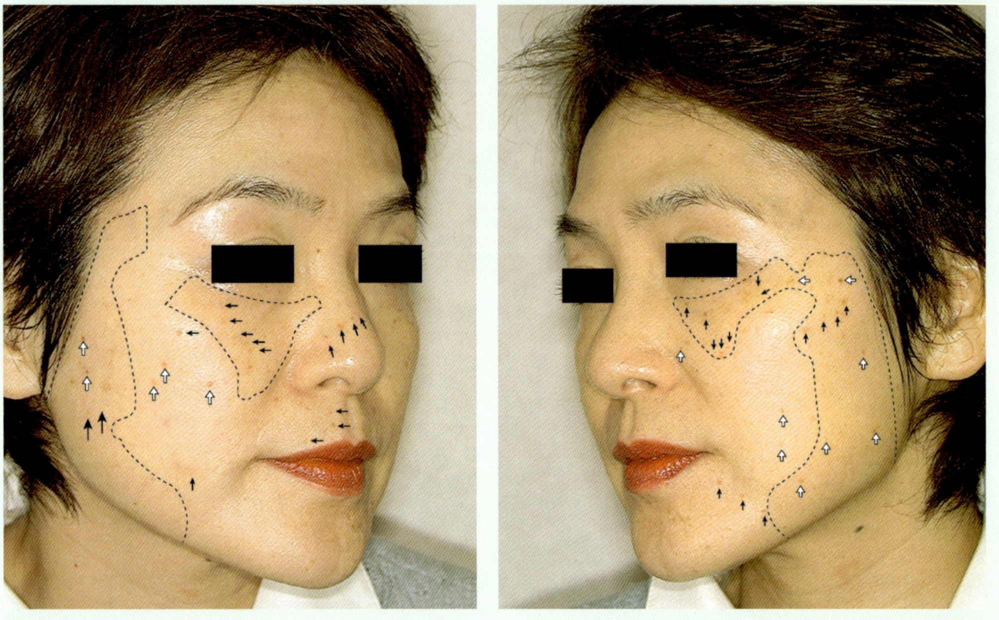

c　　d

图 3.3.1

解说

本例患者（图 3.3.1）是轻度的色斑患者，具体诊断比较难。不管是医生还是患者，对于这样的色斑，容易产生轻敌的思想，总觉得很容易就可以马上治疗好。然而，即使是这样的情况，也要抱着“将所有的色斑明确诊断，然后彻底去除，使整个面部白皙起来”的坚定信念，全力以赴地认真诊治，这是非常重要的。将病变一一仔细观察后，笔者的诊断是：黄褐斑（轻度）合并 SK。诊断依据如下：①面部侧面到下颌部，还有下眼睑部位，存在弥漫性的色素沉着，这是黄褐斑的表现。色斑总的看来分布不规则。很多患者由于希望消除下眼睑部位的细小皱纹和面部的皮肤松弛状况，过多地进行向上方向的按摩，所以造成这种黄褐斑的原因是过度地揉搓皮肤。鬓角和发际等部位以及下眼睑没有骨骼的部位，由于没有揉搓而不会发生黄褐斑。②面部散在的小斑点性色斑几乎都是 SK。治疗方法是：黄褐斑采用“保守治疗”，SK 使用激光或光子治疗。

治疗经过

首先进行黄褐斑的“保守治疗”，给予患者氨甲环酸口服（一天 500mg，分 2 次），同时指导患者不要揉搓皮肤，禁止按摩。治疗 3 个月后，效果明显，开始使用 IPL Aurora 治疗，间隔为 1 个月，共治疗 5 次。此后仍然保持每 1 ～ 2 个月来门诊一次，以维持“保守治疗”。继续外用全反式维 A 酸软膏（以维持皮肤的张力），每隔 5 个月注射一次肉毒毒素。治疗 22 个月之后的情况如图 3.3.2 所示。黄褐斑基本消失，散在的 SK 在光子的作用下基本消失（→），还有一些增厚型的 SK 经治疗后变薄了，依然残存下来（⇨），这是光子治疗的局限性。所以，应该使用二氧化碳激光烧灼治疗这种增厚型的 SK。但在该患者看来，由于治疗后皮肤透明感和弹性维持得较好，色斑消除的效果很满意，所以就此结束了治疗。然而，3 个月后，患者又回来了(图 3.3.3)，说总觉得肤色又暗了下来。按照她 55 岁的年龄，这样的皮肤已经非常漂亮了，但是与持续口服氨甲环酸和外用全反式维 A 酸的时候比较起来，在“白皙度”上稍微有一点点不一样，故而继续开始治疗，结果马上又显示出了治疗效果。她至今还在笔者的诊所里就诊。

22 个月后

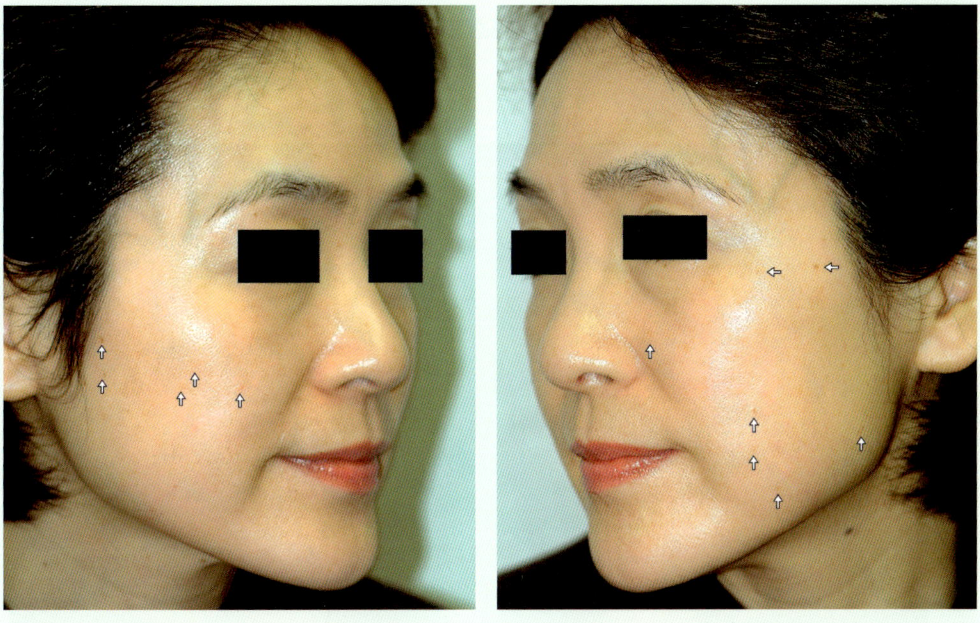

a　　b

图 3.3.2

第 2 版・附记

病例 3 的患者此后在笔者的诊所定期就诊，继续口服氨甲环酸、注射肉毒毒素、外用全反式维 A 酸软膏等。患者已经 64 岁了，还保持着完全看不出真实年龄的年轻状态（图 3.3.5）。在此期间停用了所有的基础化妆品，把笔者做的 Plastibase（一种凡士林）作为晚霜的替代品来使用。但是可以看到出现了些许（浅薄的）多发性 SK。以到了公司的退休年龄为契机，下决心接受了笔者早就建议的 Q 开关红宝石激光（QSRL）全面部治疗，在局麻下对双侧面颊整体进行了 QSRL（$10J/cm^2$）照射（图 3.3.6）。

10 年后 病例 3 的患者已 64 岁

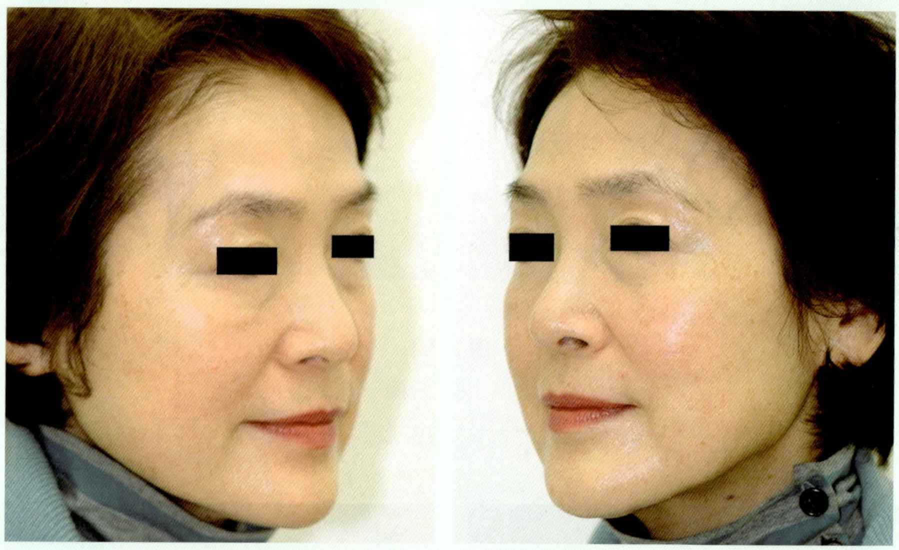

a b

图 3.3.5

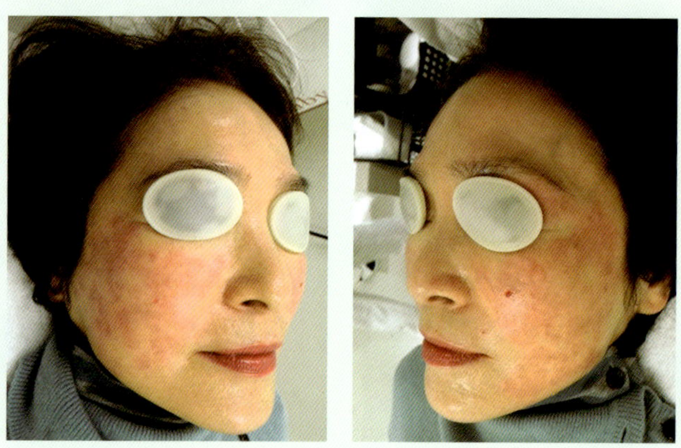

a b

图 3.3.6

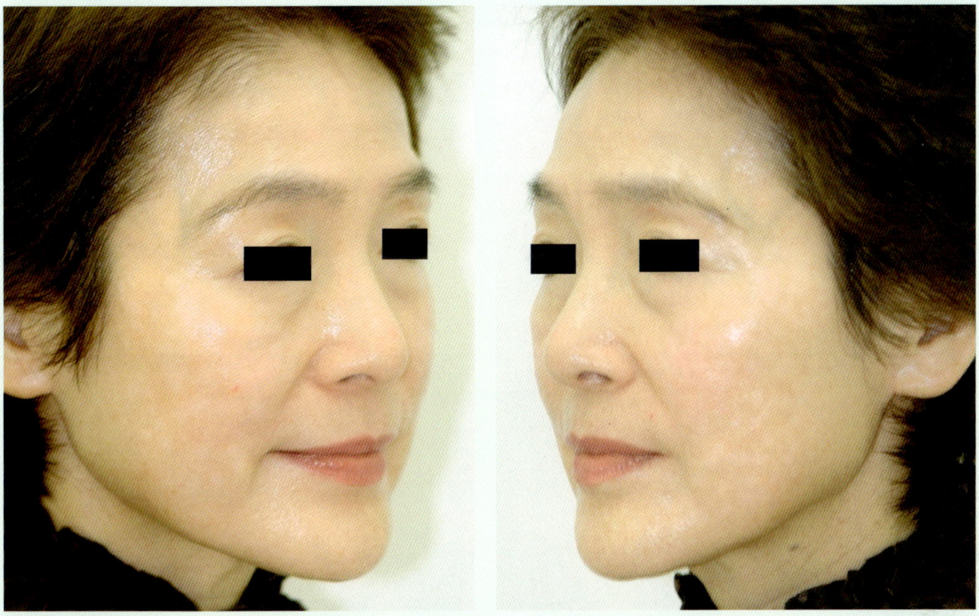

a　　b

图 3.3.7

解说

由于在病例中出现了长期随访的案例，于是追加了内容。患者在 53 岁时“觉醒了美容之路”来笔者的诊所接受治疗，获得了一定成效，参见图 3.3.1 和图 3.3.2。之后除了口服氨甲环酸、注射肉毒毒素、外用全反式维 A 酸软膏以外没有进行特别的治疗，只是遵守着笔者指导的“不要揉搓面部”“避免日晒”。到了 64 岁，她的美貌仍未衰退。无论用何种最新机器做的抗老化治疗都不如“不揉搓”“防晒”来的重要，这位患者的经历就是最好的证据。

不过，毕竟还是到了这个年纪，虽然程度很轻（浅薄），还是出现了多发性 SK（图 3.3.5）。浅薄的 SK 排列在一起很容易误诊为黄褐斑，这是需要注意的，不过可以通过色斑是一个个“相互分离的”这一点来鉴别。如果是黄褐斑，病变一定是连续的。像这样浅薄的 SK 又多又分散的情况，可能会在处理上有些迷茫，我认为 QSRL 全面部照射是最佳选择，因为颜色很浅，所以需要较高的能量密度（10J/cm^2）。通过这个治疗，患者面部的 SK 被清扫一空。治疗后过了半年，反应较强的地方稍有些变白（图 3.3.7），但再过半年就会消失，所以无须担心。这位患者现在 65 岁，笔者可以断言之后 10 年左右，她一颗 SK 都不会长的。

病例 4 52 岁女性，主诉色斑增多，希望去除

来院时

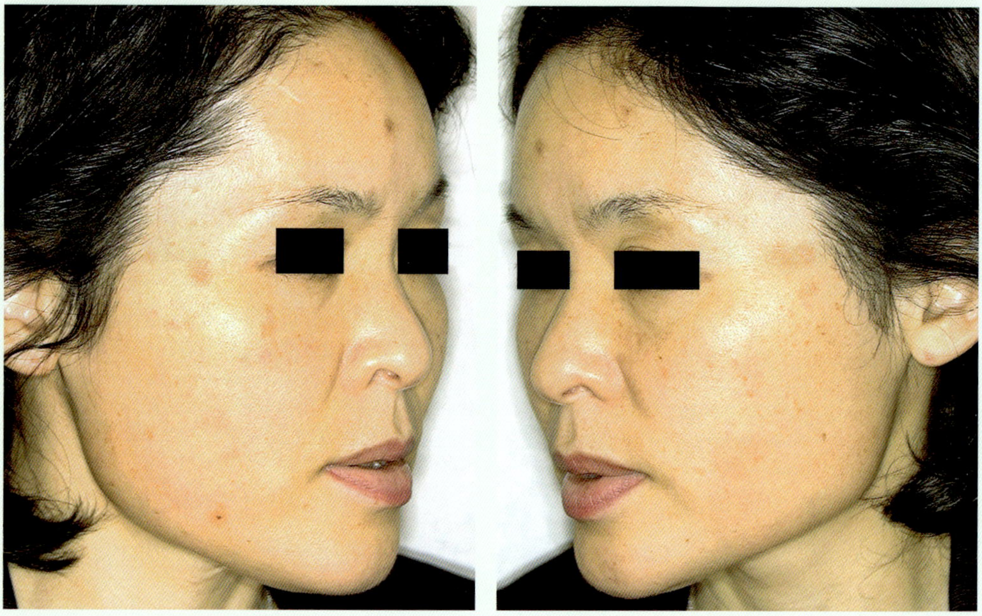

a b

图 3.4.1

来院时　鉴别诊断要点

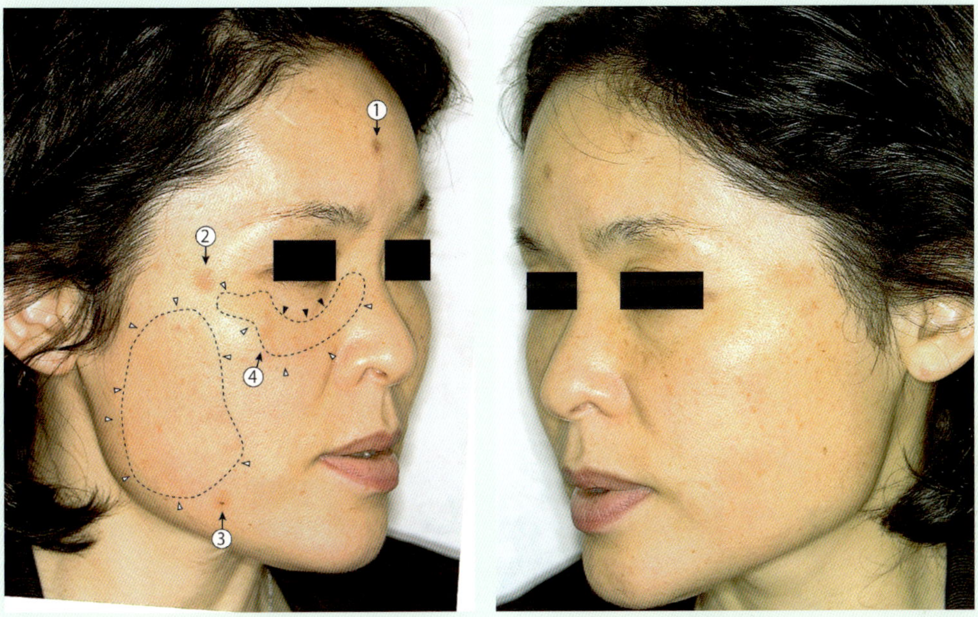

c　　　　d

图 3.4.1

解说

可以看到该患者（图 3.4.1）面部有大块的散在性的 SK，这个诊断不难。再看看是否存在黄褐斑，可以发现其前额上部和两侧颊部地图状的色素沉着（△），特别是下眼睑部位（▲）有很明显的色斑边界，可以明确是黄褐斑。再考虑是否有 ADM 的存在，仔细检查 ADM 的六个好发部位，没有发现有色斑存在。接下来考虑雀斑的问题，在图 3.4.2 上可以看到以鼻根部为中心似乎存在散在的小斑点（实线内），但这种情况和散在的 SK 难以鉴别。所以对该患者的诊断是：SK ＋黄褐斑＋雀斑（可疑）。

治疗经过

首先治疗醒目的 SK。先去除图 3.4.1c 内的 ①②③三个病灶。由于这三个病灶的中央均存在突起的部分，所以同时使用二氧化碳（CO_2）激光和 Q 开关红宝石激光（QSRL）进行治疗，完全去除了这三处病变。因为这三个 SK 病变都不在黄褐斑区域，治疗后不容易形成色素沉着，所以可以不先使用“保守治疗”而立即使用激光治疗。治疗后醒目的 SK 消除了，黄褐斑就变成了主要问题，故从第 2 个月起，开始进行“保守治疗”，方法完全和病例 1 ～ 3 相同。等黄褐斑变淡之后，再使用激光逐一治疗其他的小色斑（比如图 3.4.1c 中的④以及对侧面部的 SK 等），从治疗后 34 个月起，加用全反式维 A 酸(以提高皮肤的张力)。保守治疗一直持续到第 47 个月（保守治疗应用了 45 个月)的状态如图 3.4.2 所示：患者侧面部有散在的 SK，以鼻根部为中心的一些散在的斑点还残存，这可能就是如前所述的雀斑。使用 IPL Aurora 治疗，间隔 1 个月一次，共治疗 4 次。治疗 53 个月后的情况如图 3.4.3 所示。在整个治疗期间，患者的年龄从 52 岁增加到 58 岁，而皮肤的状况却年轻了 5 岁以上。该患者至今仍然常常来就诊。

47 个月后

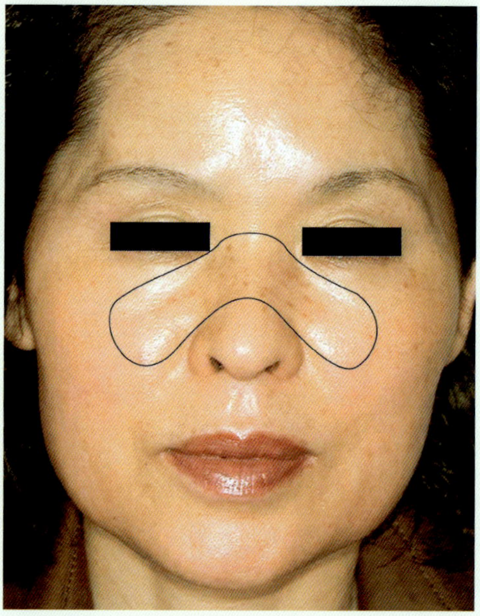

图 3.4.2

53 个月后

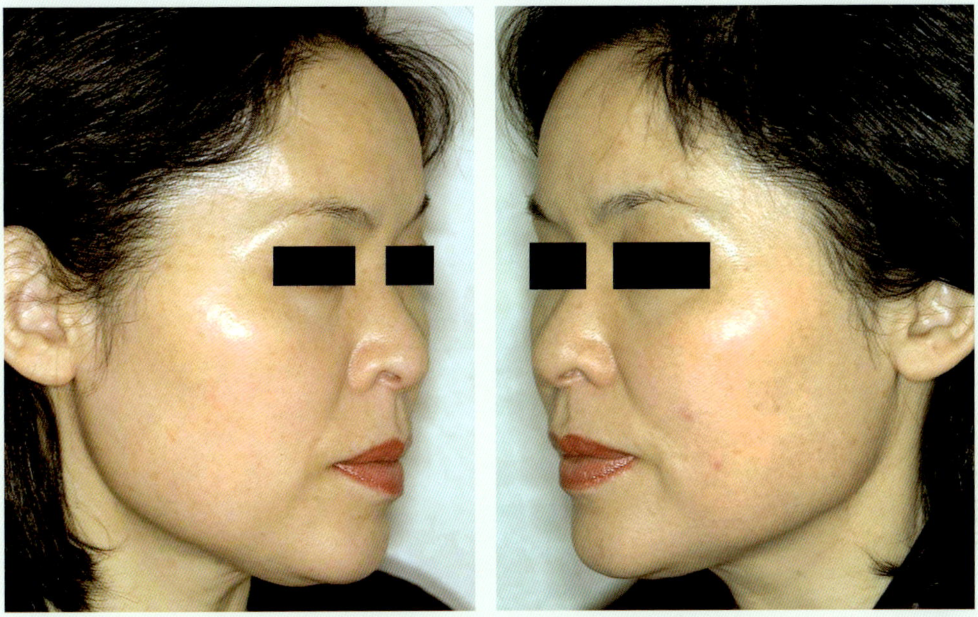

a　　b

图 3.4.3

诊断：SK＋黄褐斑（＋雀斑）

治疗：CO_2 激光治疗，Q 开关红宝石激光治疗 1 次，保守治疗，全反式维 A 酸外用（油性基质，0.05%），光子治疗 4 次

来院时

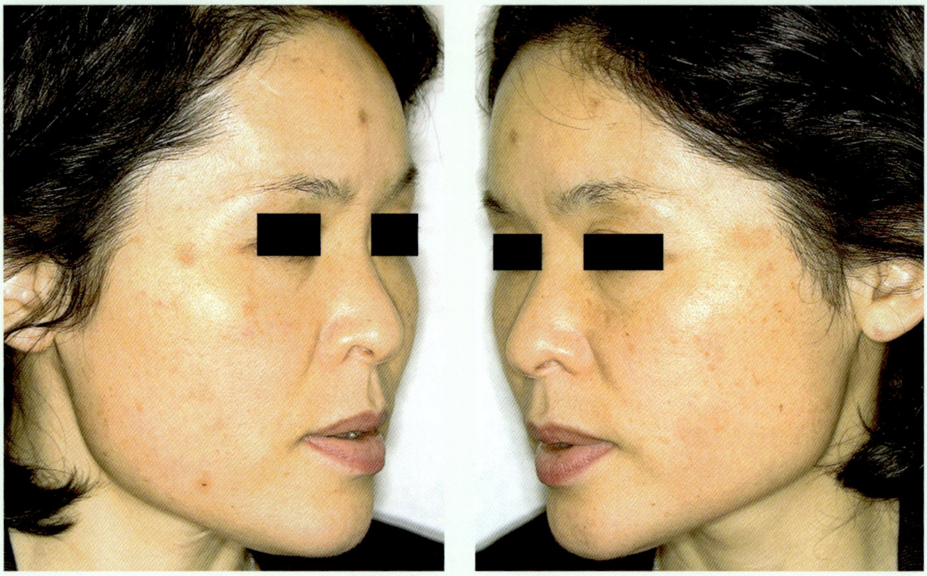

a　　b

图 3.4.1

治疗 53 个月后

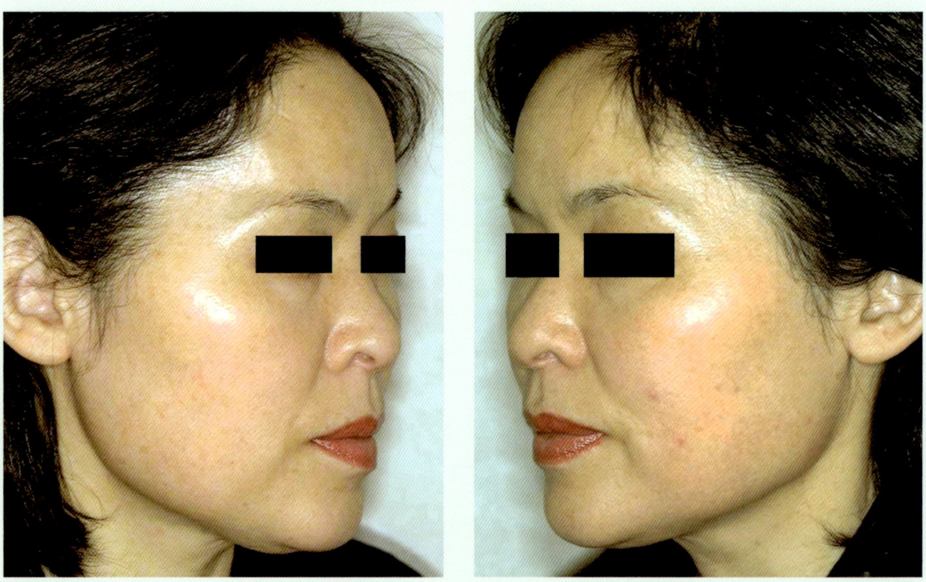

a　　b

图 3.4.3

病例 5　21 岁女性，1 年前开始注意到自己的面部色斑

来院时

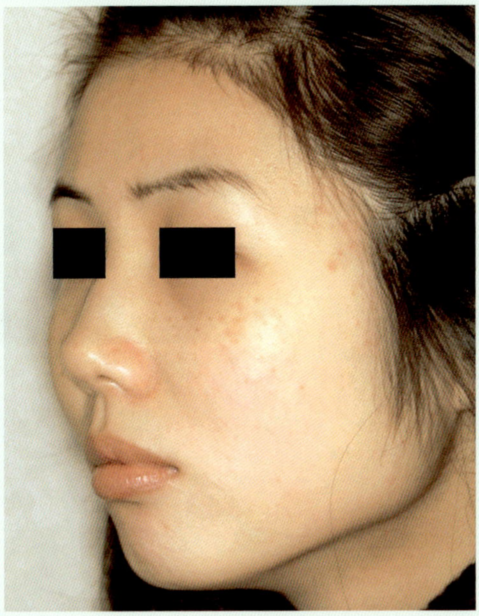

图 3.5.1

诊断：ADM
治疗：Q 开关红宝石激光治疗 1 次

来院时

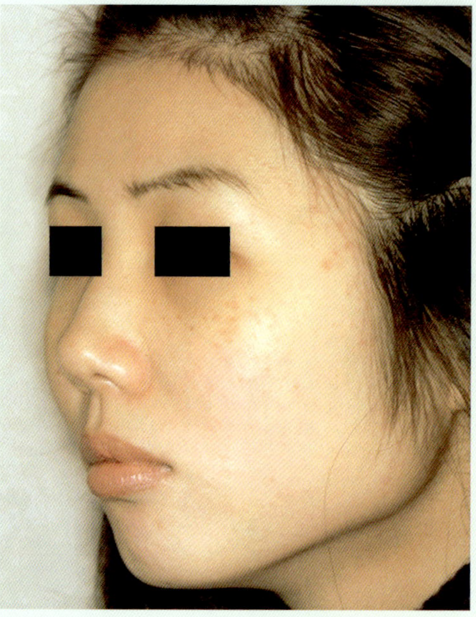

图 3.5.1

治疗 10 个月后

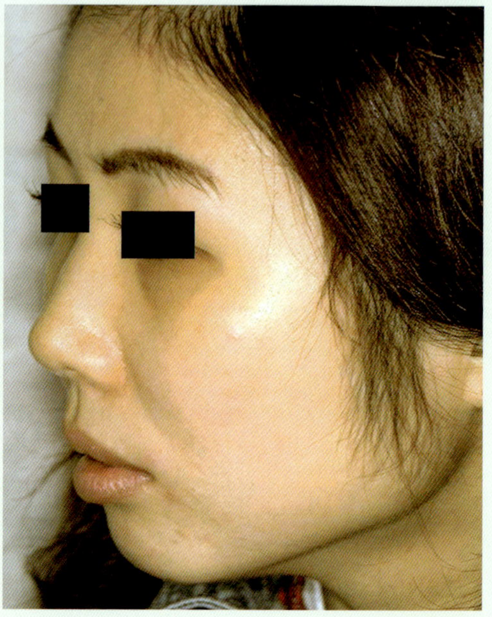

图 3.5.2

解说

本例患者（图 3.5.1）是典型的颧骨部的 ADM。其右侧部位也有同样的病变，且发病在 20 岁前后，也符合 ADM 的表现。其他好发部位没有发病，是一种单独的颧骨型病变。由于没有发现合并黄褐斑，所以笔者就很自信地使用了 QSRL 进行治疗。

治疗经过

在第一次门诊的时候就使用 QSRL 进行治疗，1 次治疗后 10 个月的情况如图 3.5.2 所示：色斑完全消除，没有复发和色素沉着。

病例 6　65 岁男性，希望去除面部色斑

该患者是以前在笔者诊所治疗 SK 女患者的丈夫。“老公，你也去把脸上的色斑去掉吧！”她拉着先生来到我的诊所。患者本人并没有很强的治疗愿望：“我可没有想过要去掉这些色斑。”这是他夫人坚持要求的。

来院时

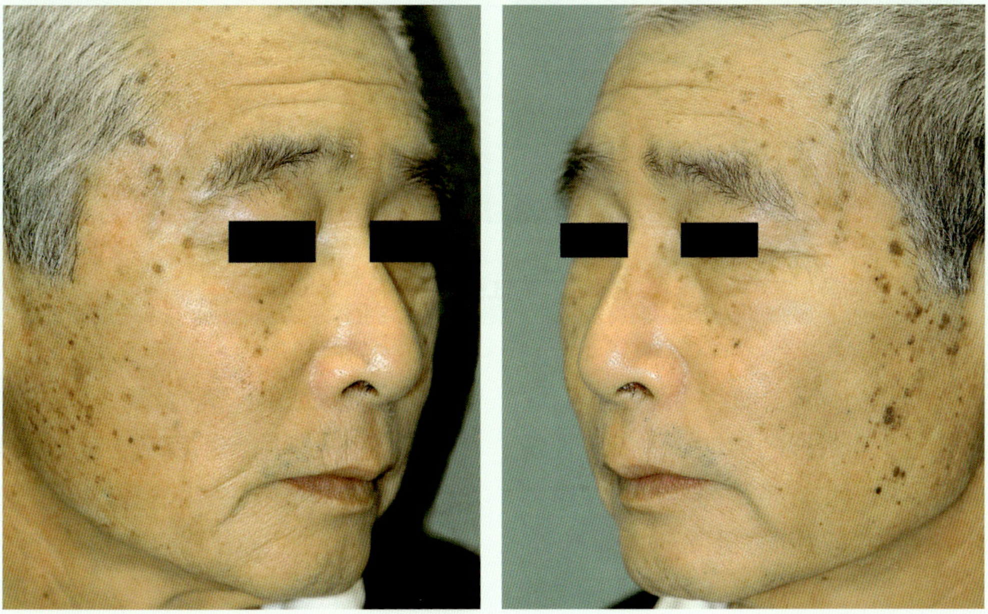

a　　b

图 3.6.1

诊断：SK（多发性）
治疗：二氧化碳激光治疗一个疗程（分 6 次）

来院时

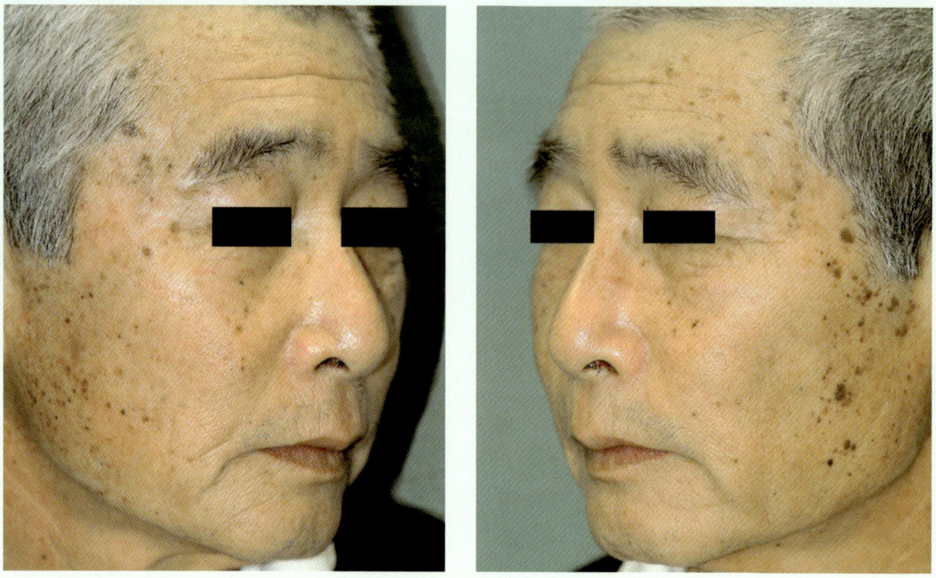

a　　b

图 3.6.1

治疗一个疗程后

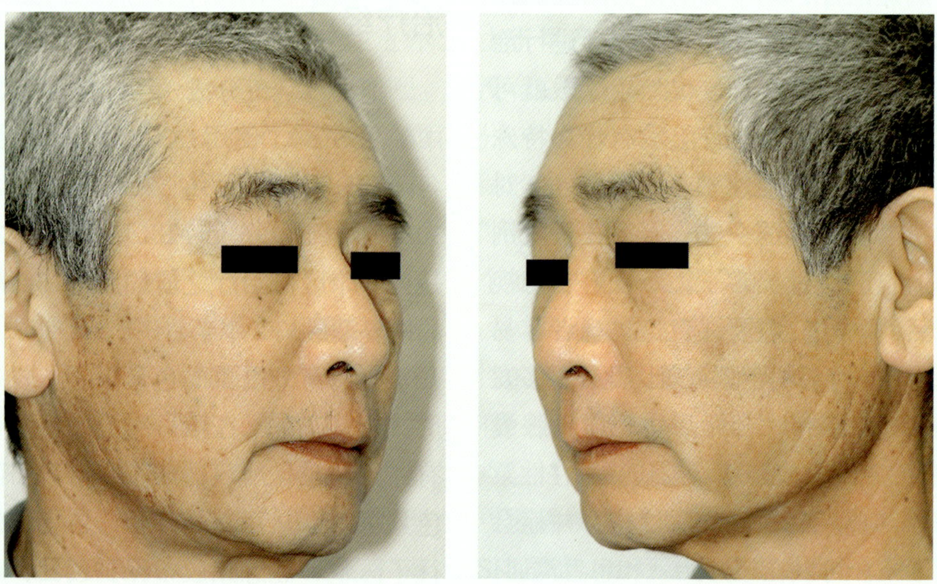

a　　b

图 3.6.3

病例 7　56 岁女性，希望去除两侧颧骨部位的色斑

56 岁女性，在 24 岁的时候两侧颧骨部位出现色斑，曾经在附近的医院接受激光治疗（具体方法不详），根本没有改善。拍摄这张照片的时候，眼睛上方的化妆品没有洗掉。

来院时

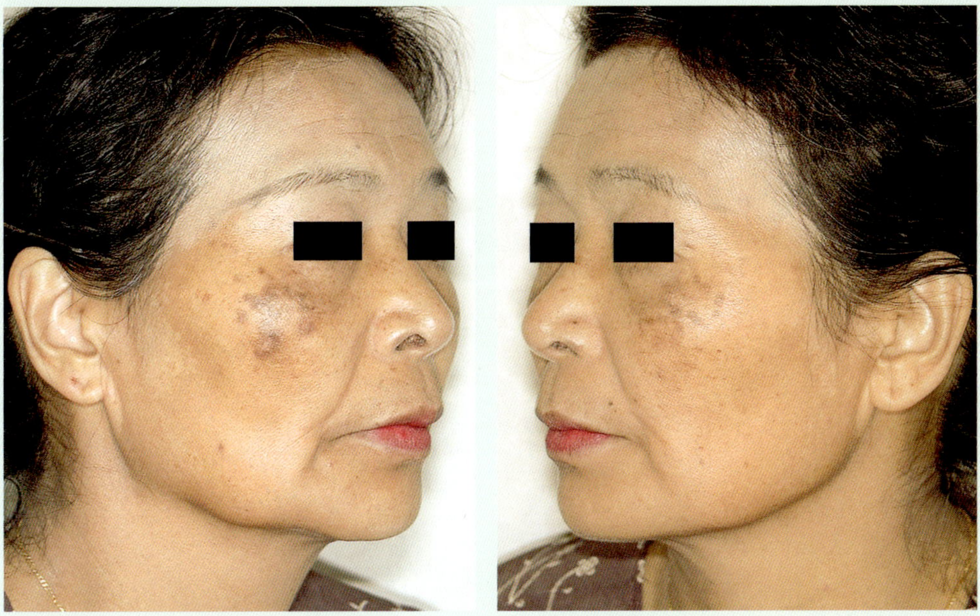

a　　b

图 3.7.1

来院时 鉴别诊断要点

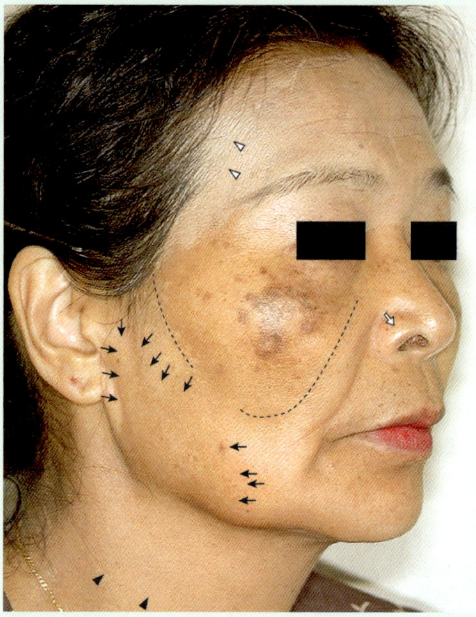

c

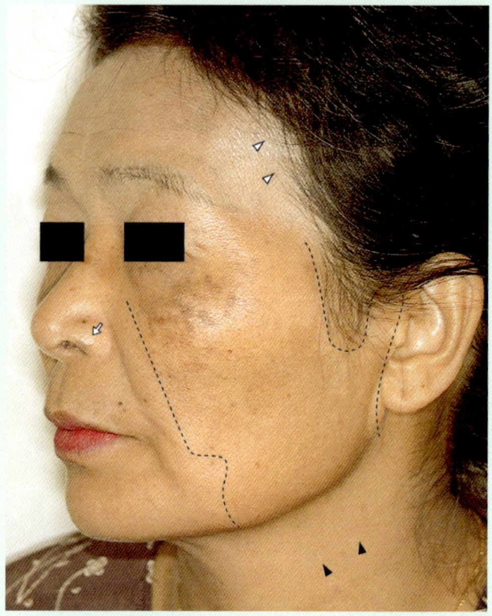

d

图 3.7.1

解说

本例患者是 ADM（合并黄褐斑）。24 岁正好是 ADM 的好发年龄。由于除了两侧的颧骨部以外，鼻翼处也有类似的病灶（⇨），所以可以称其为颧骨 – 鼻翼型的 ADM。普通的颧骨部 ADM 一般都像病例 5 那样呈现出米粒大小的斑状病变，当症状加重时，就会像本例患者一样相互融合成片，有时还会变成一大块不规则的色素斑。从治疗上来讲，Q 开关红宝石激光（QSRL）对此有显著的效果。就拿本例患者来说，1 次治疗可以去除 80% 的色斑。ADM 的特点是用 QSRL 以外的治疗没有效果。很多患者都和本例一样，曾在其他医院接受过治疗，但没有任何改善。本例患者也是一样，还合并黄褐斑。

在本例患者的治疗前照片（图 3.7.1）上，其眼睛以上的部位化妆品没有清除，真是遗憾。然而，从这张照片上可以发现很多有意义的现象。首先，本例患者的黄褐斑形状特殊，其右颊部色斑从颧骨开始呈现出倒三角的形状（虚线部分），是常见的形状，避开鬓角向耳前和下颌部蔓延扩大（→）。其左侧面部的病变虽然避开了发际部位，向耳前和下颌部扩大（虚线部分），但是黄褐斑没有累及耳郭。黄褐斑一般不会累及耳前部位，本例患者情况是比较少见的。进一步仔细观察图 3.7.1，可以清楚了解这个患者的化妆特点。首先，使用粉底霜涂抹太阳穴部位一直到发际内有毛发生长的部位（△）；然后，并不是仅仅涂抹颊部，而是一直到达颈部（▲），从而我们可以勾画出患者以下这种生活习惯。

该患者因为从24岁起就出现了ADM，为了掩盖色斑而使用很厚的粉底霜。由于本来肤色较深，所以涂抹粉底霜的部位和不涂抹的部位比较起来反差比较大，显得不自然，就只好扩大涂抹部位，一直到普通女性不涂抹的部位（太阳穴、耳前部、颈部）。每天重复这种粉底霜的涂抹和去除操作，大范围地过度揉搓皮肤，就产生了比通常情况严重的黄褐斑。以上就是患者的整个生活习惯的再现过程。患者就诊后说："不管怎样，想把这些（ADM）去掉！"遂给其使用QSRL治疗了1次。针对黄褐斑的情况，笔者告诉患者可以使用"保守治疗"，但患者不想治疗，笔者就告诉她过度揉搓皮肤是黄褐斑的发病原因。"不要再揉搓哦！"只给她指导了一次。此后患者没有再来就诊，直到7个月以后她再次来到诊所（图3.7.2），当时可见并不仅仅是ADM，连黄褐斑也有了明显的改善。这也许是因为患者听取了笔者的建议而改正了以前的习惯，也许是因为ADM症状减轻之后，患者的化妆不像以前那样浓了，也就不需要过度揉搓卸妆了。究竟是哪一个原因不太清楚，重要的事实是，患者并没有服用氨甲环酸，而黄褐斑的症状却改善了。

治疗经过

针对两侧颧骨部位的ADM，使用QSRL治疗1次，7个月后患者再来的时候，ADM和黄褐斑都减轻了。患者希望继续减轻两颧部的色斑，于是给予再一次的QSRL治疗，此后没有随访到患者。患者曾说："在第一次激光治疗后的1～2个月间，出现了很严重的色素沉着，没有去管它，自己就好了。"从这里可以看出，对于合并黄褐斑的患者，激光治疗后的色素沉着难以避免。

7 个月后

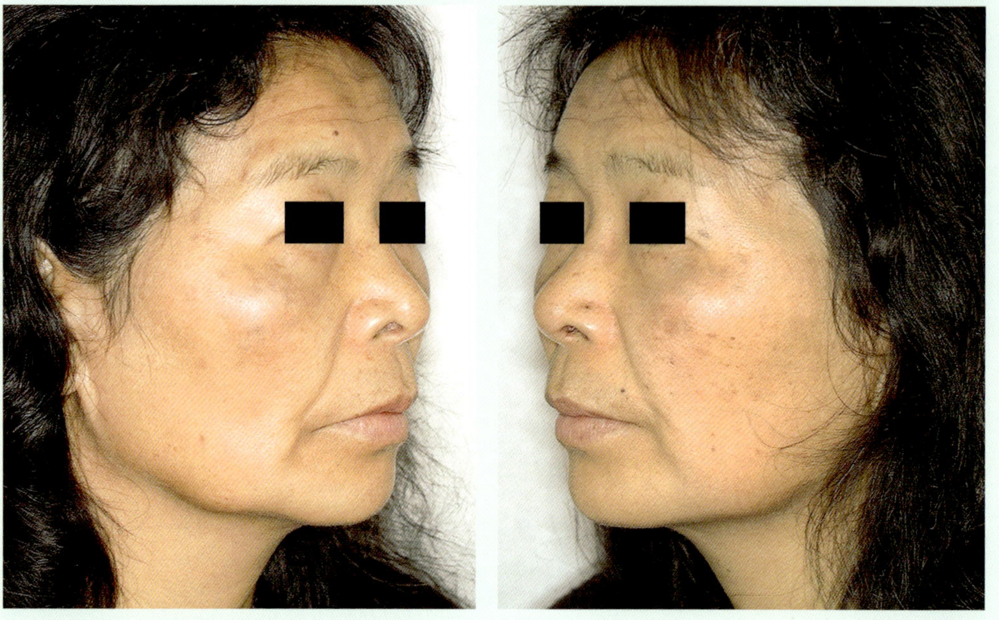

a b

图 3.7.2

诊断：ADM（合并黄褐斑）
治疗：Q 开关红宝石激光治疗 1 次

来院时

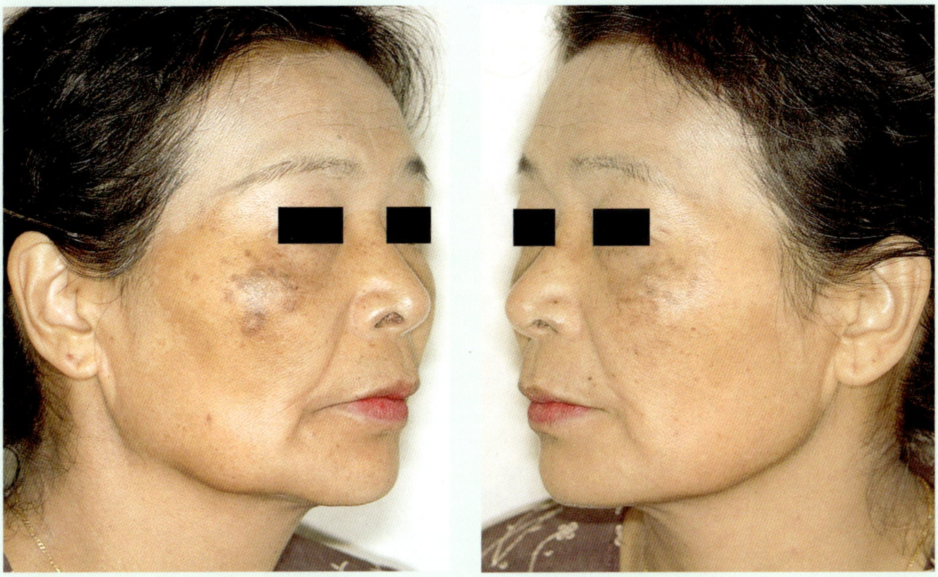

a　　b

图 3.7.1

治疗 7 个月后

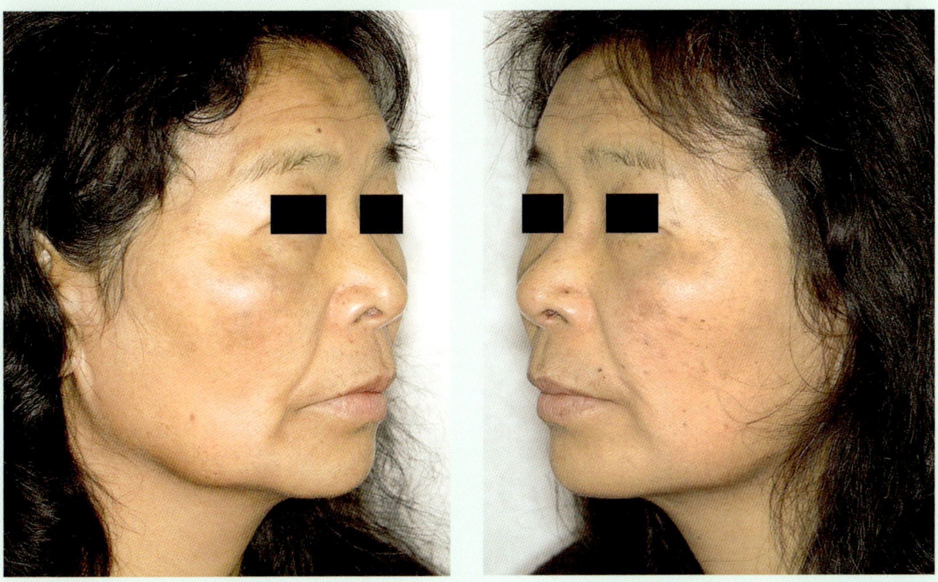

a　　b

图 3.7.2

病例 8 37 岁男性，主诉近年来面部出现色斑

来院时

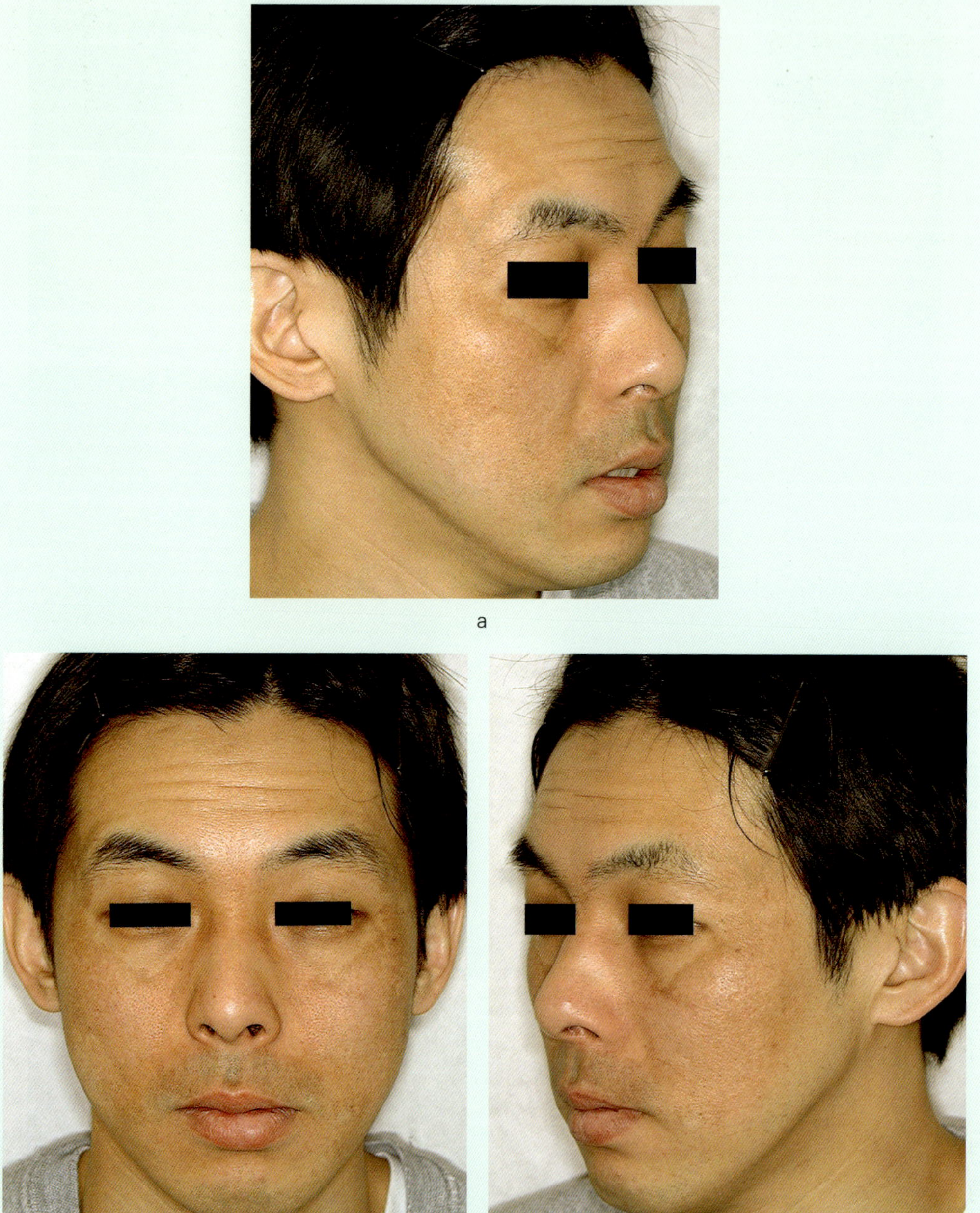

a b c

图 3.8.1

来院时 鉴别诊断要点

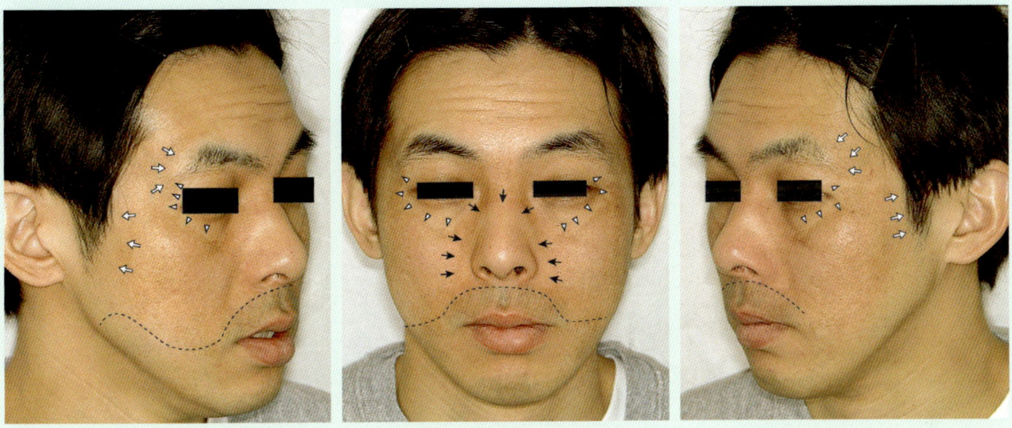

d e f

图 3.8.1

解说

本例患者的诊断是男性黄褐斑。男性黄褐斑比较罕见，但也是存在的。根据笔者的经验，在那些每天化妆和喜欢穿女装的男性中黄褐斑比较多见。而像本例患者这样普通的男性，患黄褐斑的情况确实非常罕见。男性患者的黄褐斑和女性没有什么特别的不同（图 3.8.1），该患者病变特点如下：

1）眼窝的眶骨缘处（▽）可见有比较明确的界限（眼睛下方不揉搓所以没有）。

2）病变不累及眉毛和鬓角（⇨）等有毛部位（有毛发的部位不揉搓所以没有）。

3）病变虽然出现在鼻根部，但不累及鼻软骨部位和外鼻周围 1cm 左右的部位（→）。在揉搓皮肤时，软骨会跟随着活动，所以压力较小。此外，低处的压力较）。

4）这也许是男性黄褐斑的特殊之处，在胡须生长的部位没有病变（虚线部位：毛发生长的部位不揉搓）。

通过对本例患者的观察，笔者就对教科书上写的“黄褐斑和雌激素有关”提出了疑问，更加确信黄褐斑的根本原因是“屏障的破坏”。当然，治疗方针是“保守治疗”。对于治疗的反应，男性和女性没有明显差异。

治疗经过

针对黄褐斑进行“保守治疗”，给予患者氨甲环酸口服（一天 500mg，分 2 次），同时指导患者不要揉搓皮肤。4 个月后症状得到明显的改善（图 3.8.2），7 个月时基本治愈（图 3.8.3）。

4 个月后

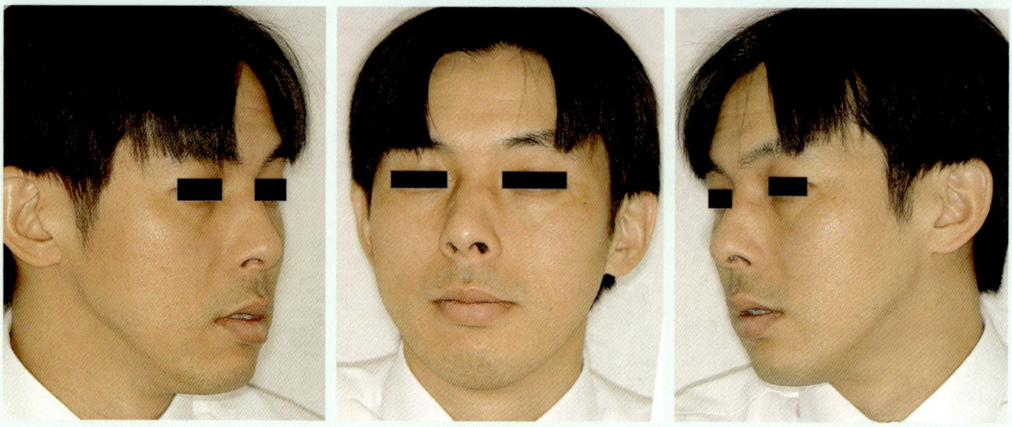

a b c

图 3.8.2

7 个月后

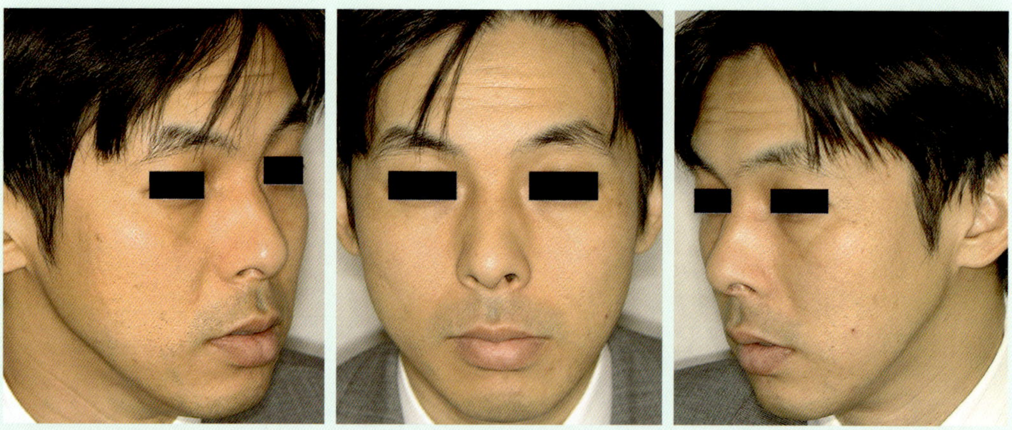

a b c

图 3.8.3

诊断：黄褐斑
治疗：仅仅是“保守治疗”

来院时

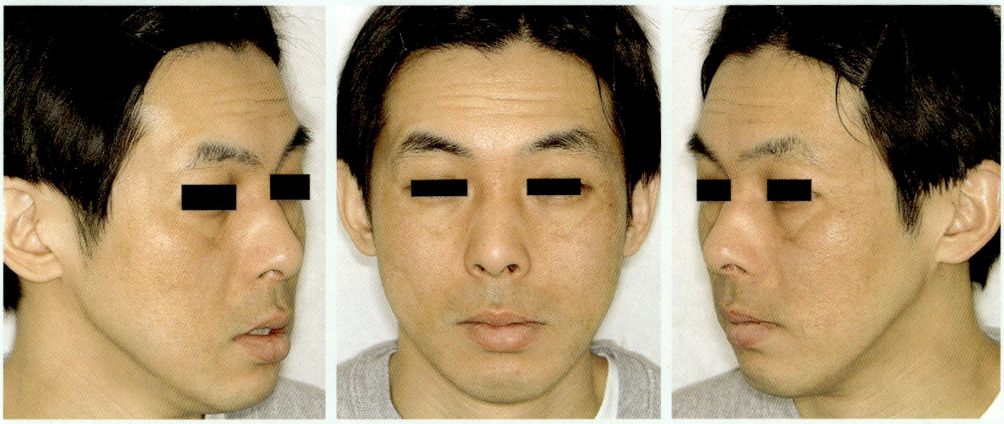

a　　b　　c

图 3.8.1

治疗 7 个月后

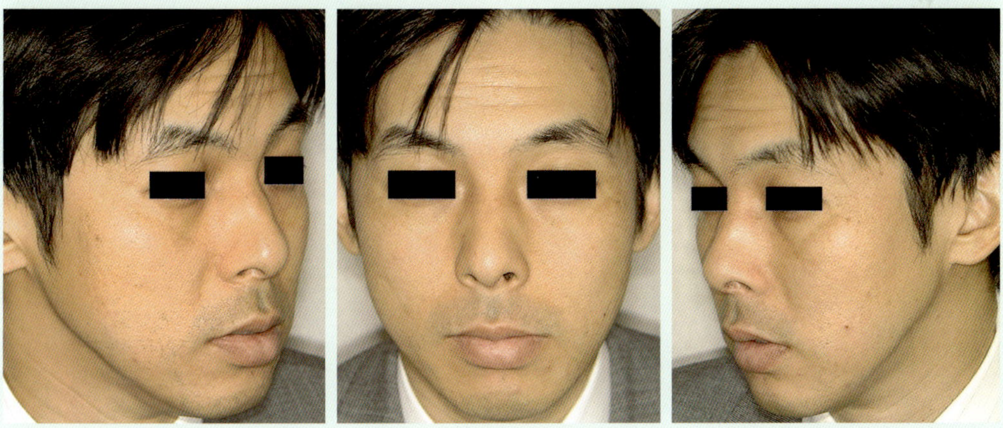

a　　b　　c

图 3.8.3

病例 9 20 岁女性，4 年前鼻部开始出现色斑

来院时

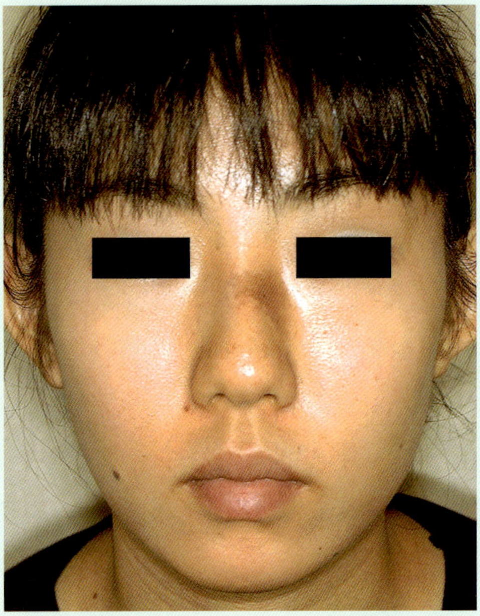

图 3.9.1

诊断：太田痣
治疗：Q 开关红宝石激光治疗 1 次

来院时

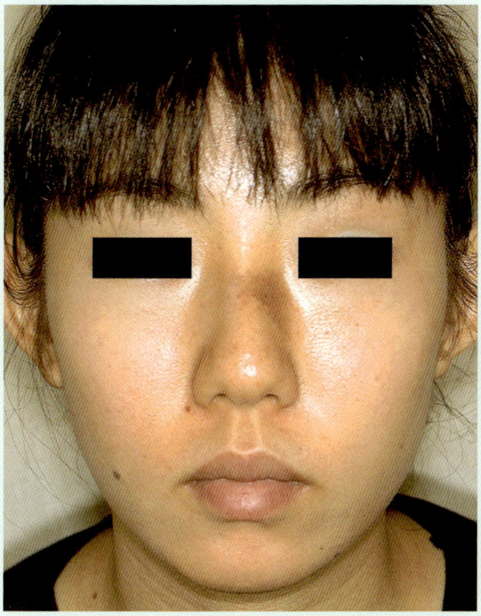

图 3.9.1

治疗后 10 个月

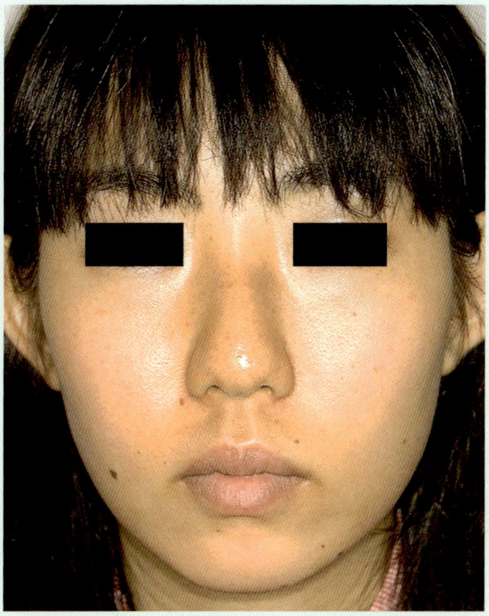

图 3.9.2

解说

本例患者（图 3.9.1）是局灶性的太田痣。在主诉“色斑”来就诊的患者中，相当一部分是太田痣和扁平母斑。当患者说要求去除“色斑”时，如果医生就思维定势在色斑上，而不考虑色斑以外的问题，则会出现误诊的危险。由于太田痣和 ADM 的治疗都是 Q 开关红宝石激光，即使诊断错误了，治疗效果相似，也就没有什么大碍。但如果是扁平母斑，就需要认真地鉴别，因为扁平母斑和 SK 以及 ADM 完全不同，治疗后非常容易复发。鉴别诊断的要点是不要忘记以下两个问诊：①从什么时候开始发病的？（扁平母斑的发病时间较早）②色斑有没有大起来啊？（扁平母斑一般不会增大）

治疗经过

QSRL 照射治疗。10 个月后病变基本消失（图 3.9.2）。

病例 10　38 岁女性，希望治疗面部色斑

来院时

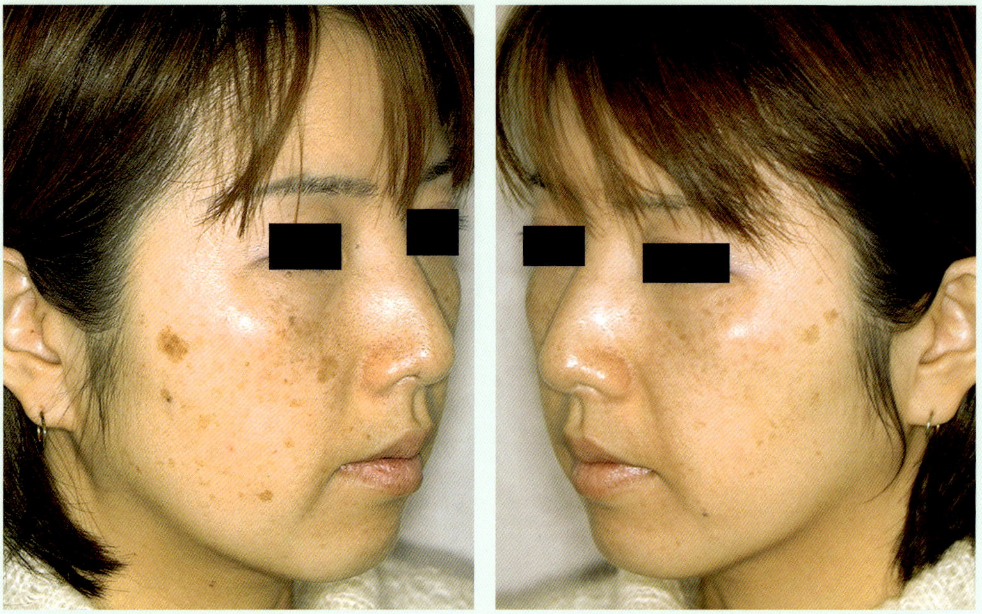

a　b

图 3.10.1

来院时　鉴别诊断要点

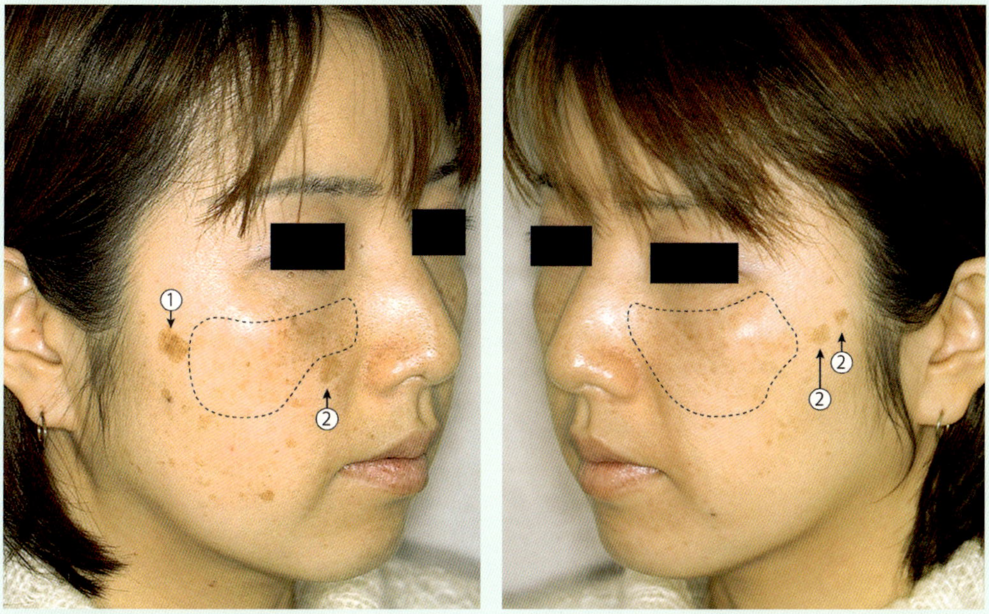

c　　　　d

图 3.10.1

解说

本例患者（图 3.10.1）是多发性的 SK（合并轻度的黄褐斑）。最佳的治疗方法是使用激光去除 SK，使用保守治疗对付黄褐斑。其次的方法是使用光子治疗 SK。一定要充分注意到有黄褐斑部分的区域（虚线内），其他部位的 SK 用什么方法治疗都没有关系，然而 Q 开关红宝石激光的治疗要确切一些，效果也持久。但这一方法的价值尚未获得其应有的认可，笔者觉得十分遗憾。

治疗经过

第一次治疗：使用 Q 开关红宝石激光治疗 1 个①处的 SK 病灶，然后再治疗 3 个②处的 SK 病灶，这 4 个 SK 病灶是 1 次治疗完毕的，此后笔者随访了 3 年 6 个月，没有复发。

然后，笔者向患者说明了保守治疗对黄褐斑的重要性，在患者理解的基础上开始了保守治疗。经过 8 个月的治疗，取得了一定的效果，此后患者就不再来就诊了。在此期间，笔者多次劝说患者采用 QSRL 治疗剩余的 SK，而患者以“不喜欢贴胶布”为理由拒绝继续治疗。3 年后，患者再来就诊（图 3.10.2），希望能够去除色斑和毛孔粗大。使用 Aurora（光子＋射频）进行治疗。虽然非常认同3年前QSRL治疗的效果，但是因为“绝对不想贴胶布”而不想继续治疗剩下的SK，其黄褐斑也有相当程度的复发。患者已经彻底忘记了笔者曾多次强调的“不要过度揉搓”的生活习惯，皮肤的纹理都消失了。虽然劝她再次开始使用“保守治疗”，但患者说“讨厌长期服药”，所以只使用Aurora治疗了4次，其多发性的SK（→）得到了一定的改善（图3.10.3），但是和QSRL治疗后不留痕迹的部位（虚线）相比还是相差甚远。

在SK的治疗上，相对于光子治疗，笔者更加推崇使用激光法完全去除，1次治疗之后就可以完全消失，而且其效果几乎是永久的。为了取得这么好的效果，忍受一下“贴十天胶布”的不方便，应该不是什么大的困难吧。但对于众多女性来说，似乎这真的就是无法忍受的。真想大声地问问她们：“恢复时间和治疗效果比起来哪一个重要啊？”实际上，对女性来说，也许哪一个都不重要，“当天能够开心地走出去”才是最重要的。笔者现在已经放弃努力劝说了。

3年后

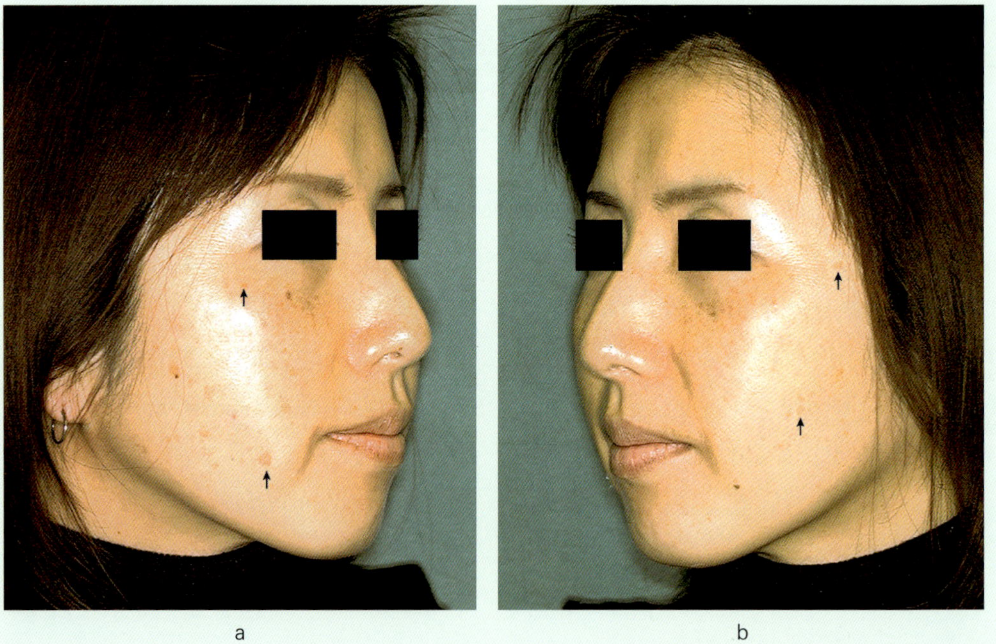

a　　b

图3.10.2

光子治疗 4 次后

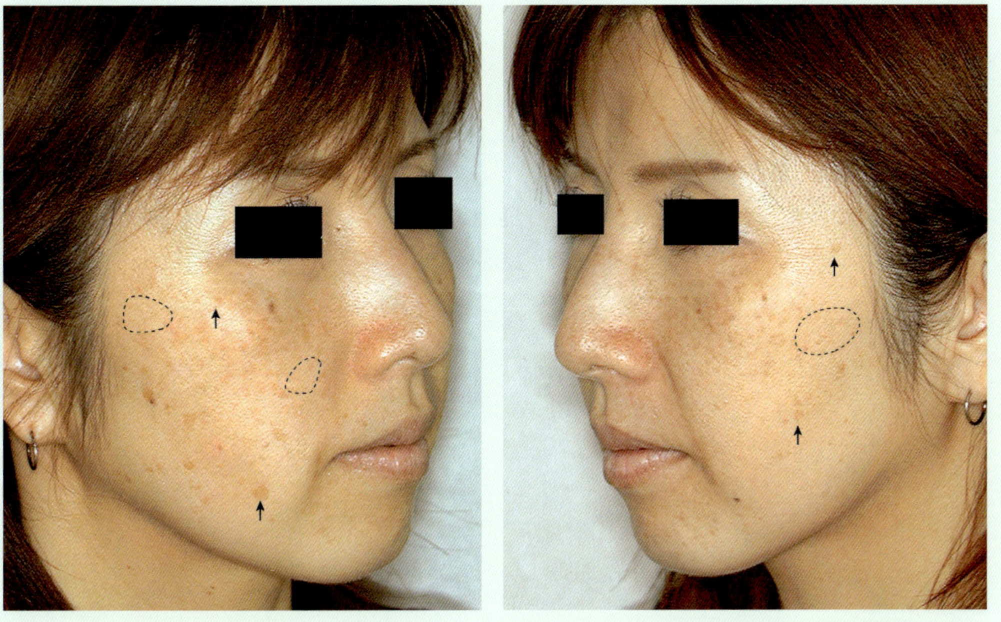

a　　b

图 3.10.3

诊断：多发性 SK（伴有轻度黄褐斑）
治疗：Q 开关红宝石激光治疗（彻底治愈），光子治疗（轻度改善），保守治疗（停止后再发）

来院时

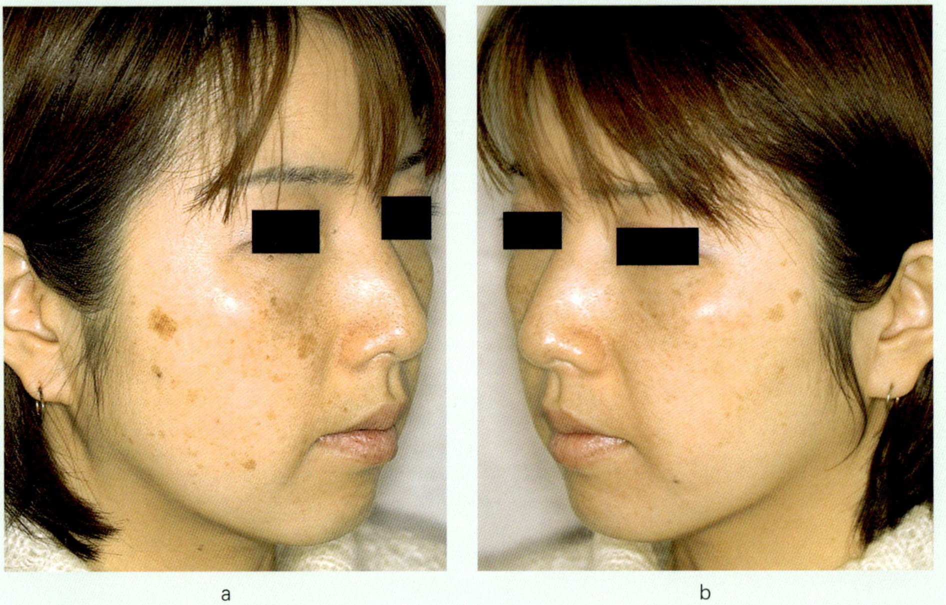

a　　b

图 3.10.1

治疗后 3 年

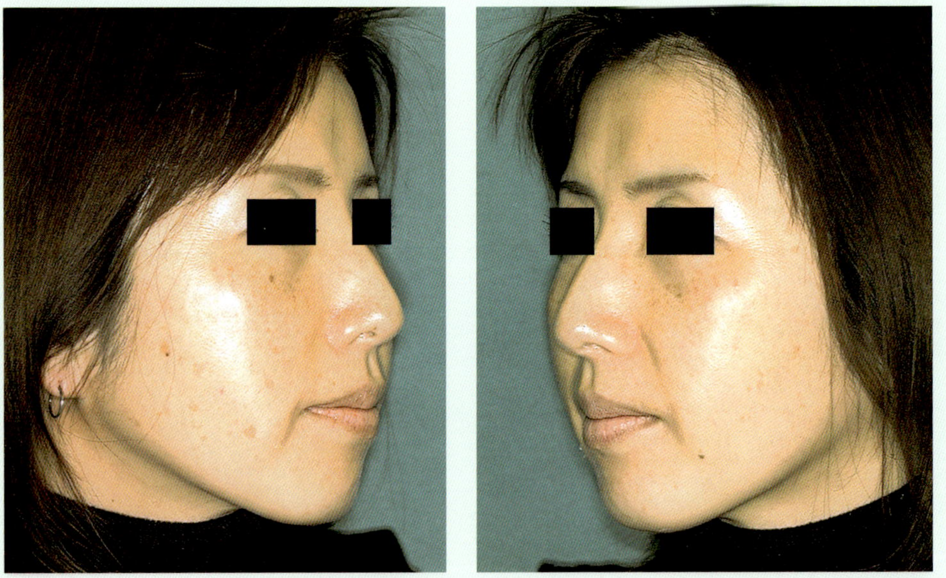

a　　b

图 3.10.4

病例 11　30 岁女性，外伤后颊部黑斑求治

30 岁女性，两个半月前因交通事故导致左颊部挫伤，伤后 1 个月该部位肤色突然发黑，希望治疗后能够尽快好转。此外，该患者同时有双下眼睑部位的 ADM。

来院时

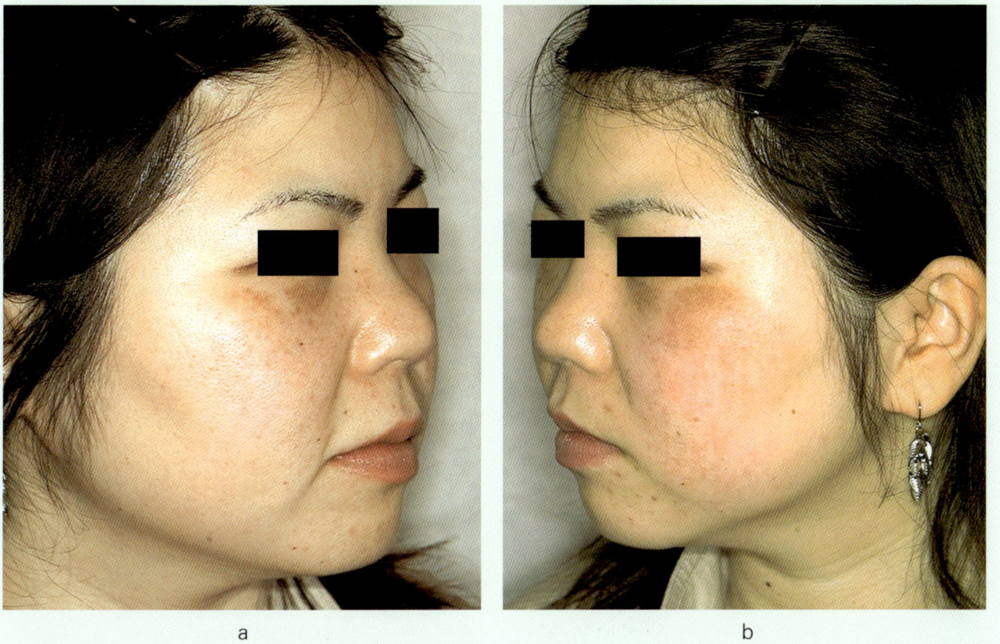

a　　b

图 3.11.1

来院时 鉴别诊断要点

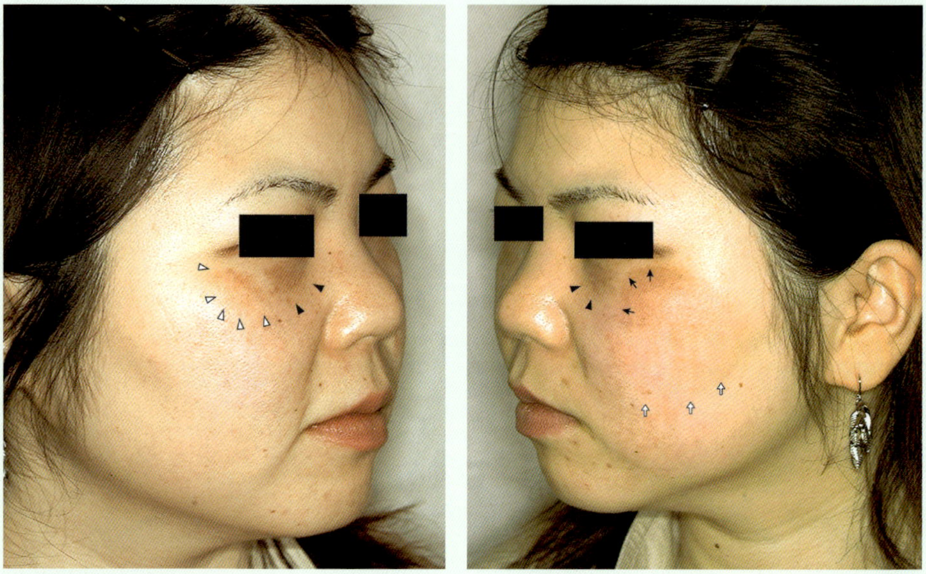

c　　d

图 3.11.1

解说

本例患者（图 3.11.1）是典型的外伤后色素沉着。但是，其两侧下眼睑部位的色斑（▲）是外伤前就存在的下眼睑型的ADM。和擦伤的形状相吻合，色斑下方呈交错不齐状（⇨）是本病的常见症状，在受伤比较深的部位色斑颜色更深。本例患者未见有外伤性文身，如果有外伤性文身，就需要使用 Q 开关激光治疗。如果有高低不平的瘢痕形成，则今后可能需要进一步的针对性治疗。外伤性色素沉着一般都是在外伤愈合后 1 个月左右快速出现肤色发黑，在外伤完全愈合之后由于“一过性”的炎症而导致炎症性色素沉着（PIH），这种色素沉着长时间后可以自然淡化消退。然而，从患者的角度出发，从“外伤终于愈合了”的安心一下子掉入“皮肤突然发黑”的无法忍受的境地，会感到非常不安和绝望，初诊时总是喋喋不休地问“会不会留下痕迹啊？”“能不能完全治好啊？”“什么时候可以治好啊？”等等。由于希望尽早好转，很多人会使用一些美白剂和按摩等民间方法治疗。对于医生来说，受到患者迫切治疗的影响，会想到使用对苯二酚、全反式维 A 酸、皮质激素等外用药物，或者使用激光、光子等照射，虽然总想用什么方法治疗一下，但结果都是不好的。笔者也曾经试用过各种方法，结果发现最快速的方法是“积极地不治疗”法。

“积极地不治疗”法就是什么治疗都不用。不用激光和光子，不用各种外用药

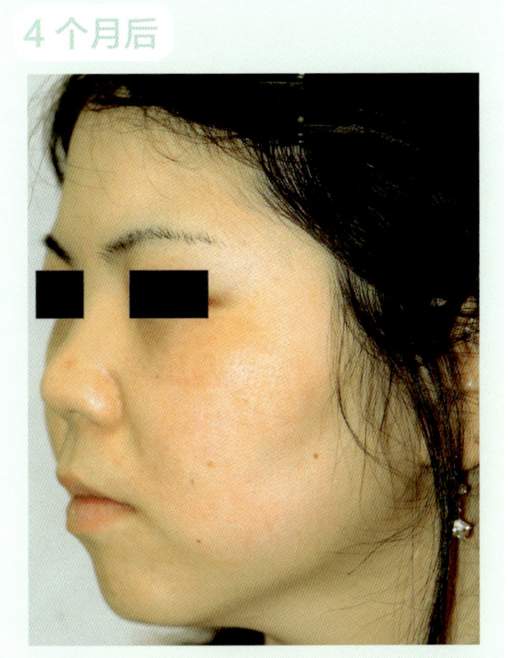

图 3.11.2

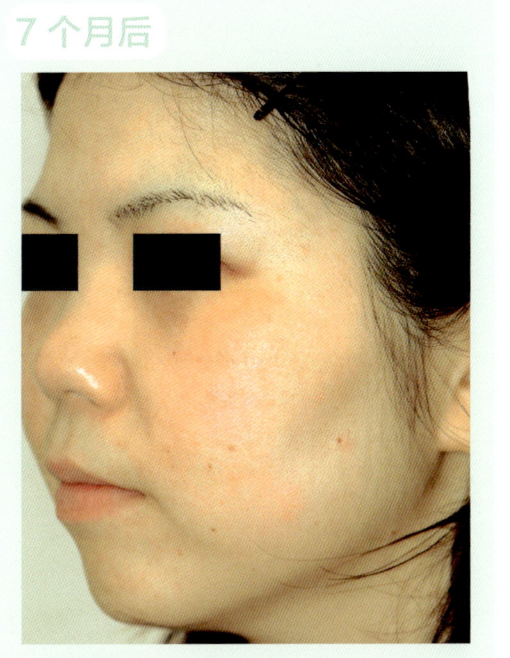

图 3.11.3

物，不用剥脱和导入。还不止这些，重要的是还要指导患者“停止所有针对皮肤的操作”，指导患者“洗脸的时候避开患处”“患处不要使用化妆水和美白剂”“患处不要涂抹防晒霜”等等。很多情况下，和涂抹药物的改善效果比较起来，由于“揉搓皮肤”而导致的炎症会延迟病症的愈合时间，最后的结果是这种处理是“最快最好”的治疗方法。“积极地不治疗”法并不是指袖手旁观不治疗，而是指积极地介入到患者的日常生活中去，告诉患者“停止一切刺激皮肤的活动”。

回到本例患者上，色素沉着的上方和周围皮肤比较起来可以看到一条带状的白色区域（→）。这是一个不可思议的现象，在外伤性色素沉着患者脸上有时可以看到这种情况，笔者称其为反常性美白。这种现象如果是表皮削除造成的，不会持续几个月之久，故至今仍无法解释。观察其对侧的相同部位，可以看到颧骨突出部位有黄褐斑存在（△）。笔者考虑本例患者出现反常性美白的原因可能如下：在外伤后至愈合的几周时间内，患者对上述部位不洗脸（不化妆），没有揉搓的刺激，从而使黄褐斑减轻了，形成了反常性美白区域。

治疗经过

采用“积极地不治疗”法，禁止使用所有的美白剂、保湿剂、防晒霜等，命令患者绝对不要揉搓患处。每月 1 次就诊，继续强调上述内容。4 个月后（图 3.11.2）症状改善，7 个月后基本痊愈（图 3.11.3）。

诊断：外伤后色素沉着（合并 ADM 及黄褐斑）
治疗：无（积极地不治疗）

来院时

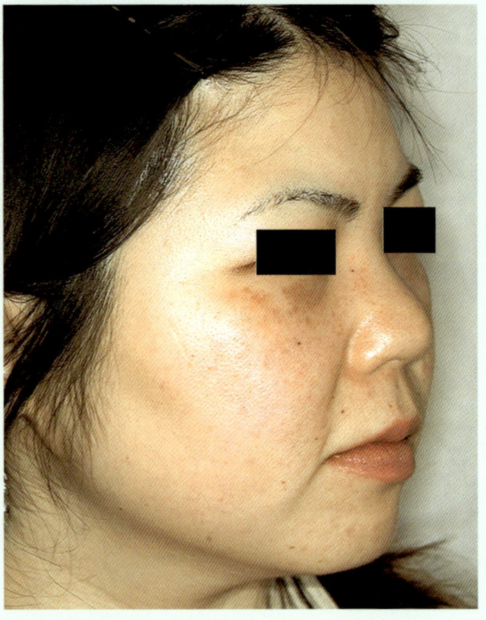

a

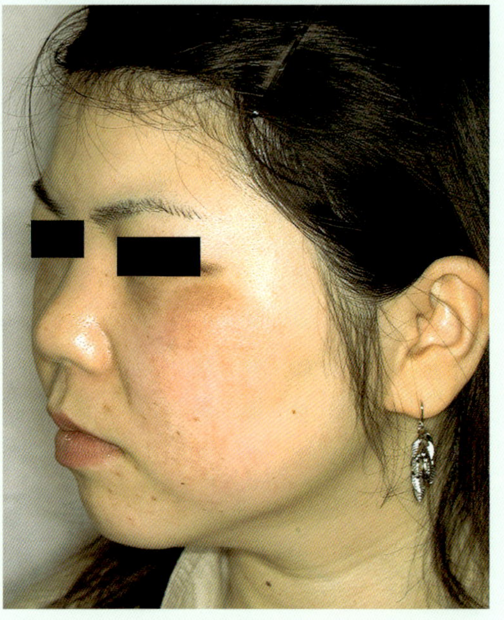

b

图 3.11.1

7 个月后

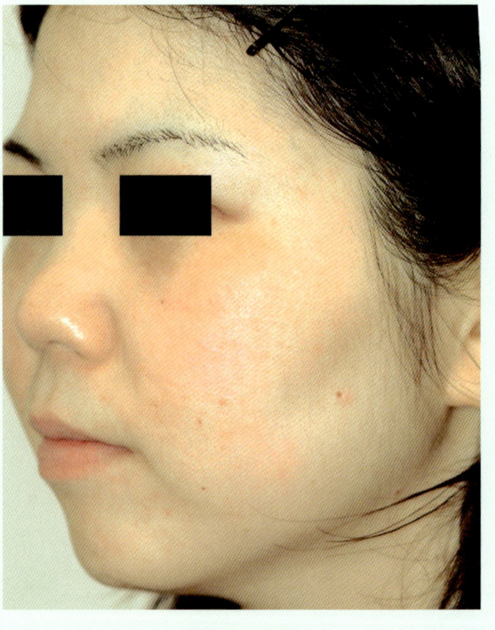

图 3.11.3

病例 12　48 岁女性，主诉面部的色斑加重

来院时

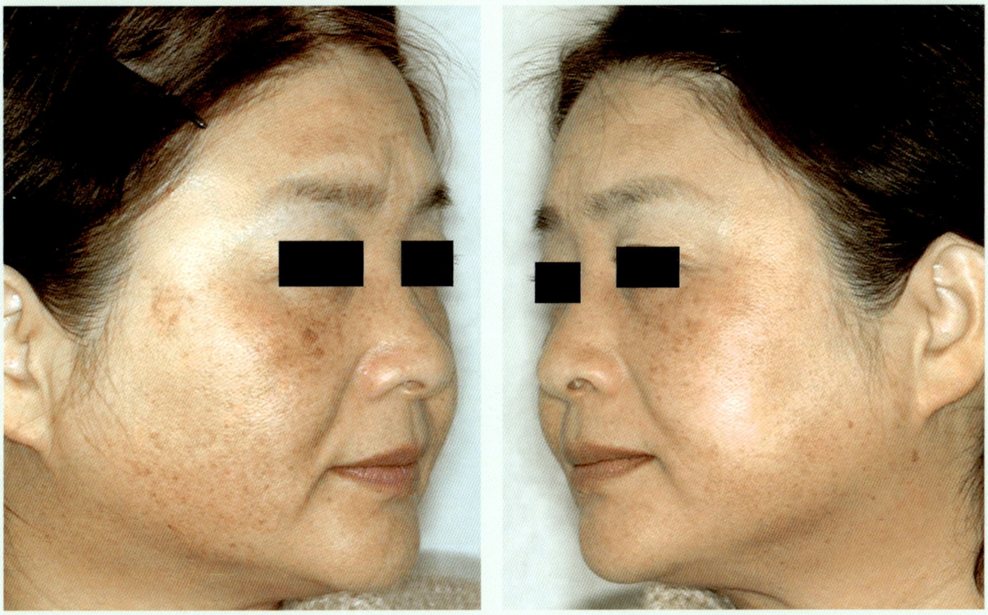

a　　b

图 3.12.1

来院时 鉴别诊断要点

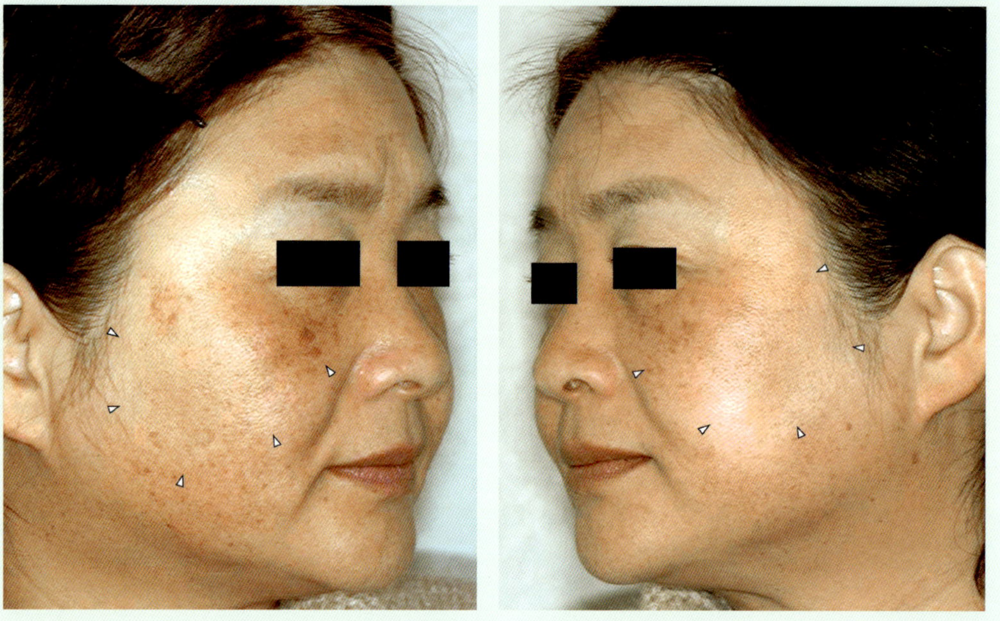

c d

图 3.12.1

解说

很明显，本例患者两颊部散在性的色斑是 SK。但是，不要忽略两颊部弥漫性的、不累及鬓角和发际的黄褐斑（△）。本例患者（图 3.12.1）是黄褐斑合并 SK。对于这种程度的黄褐斑，一般认为只要注意不要使用大功率，就可以马上使用光子进行治疗了，但是，治疗后发生色素沉着等并发症的危险性比较高，需要十分注意。对于这样的患者，笔者一般会首先使用针对黄褐斑的保守治疗，等黄褐斑得到一定程度的改善之后，再使用光子或者激光进行治疗，可以取得非常好的疗效。

治疗经过

首先，针对黄褐斑使用保守治疗。经过 6 个月的治疗后（图 3.12.2），黄褐斑得到了明显的改善，患者的皮肤变得白皙起来，所以散在性的 SK 变得引人注目了，此时使用 IPL Aurora 治疗，间隔为 1 ～ 2 个月，共治疗 3 次（图 3.12.3），从颊部到下颌部的 SK 均得到了改善。眼睛周围因为没有照射，所以没有改善。现在想来，就算要用眼球接触保护器，也应当对眼睑一起进行照射。

6 个月后

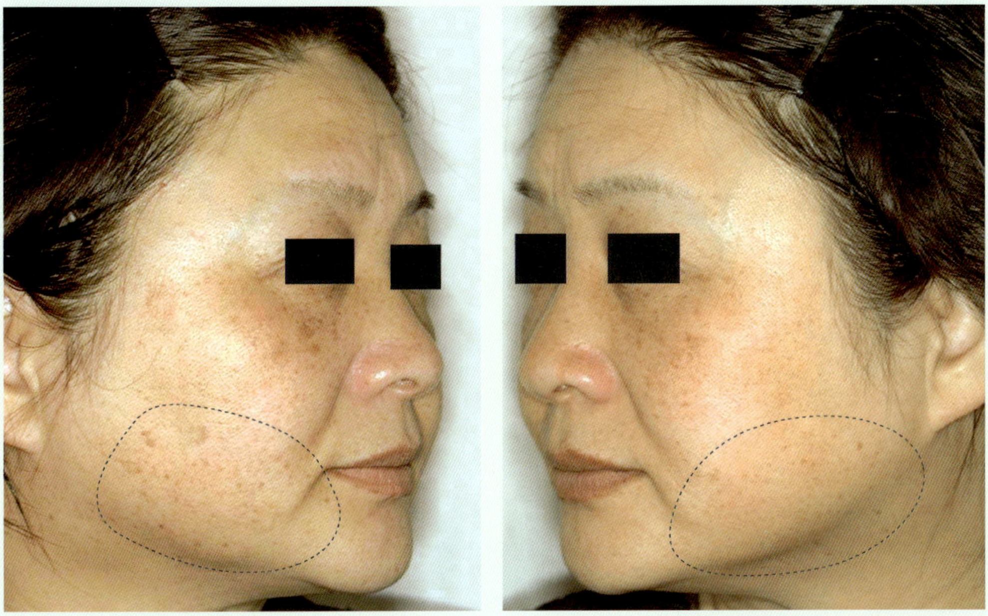

a　　b

图 3.12.2

光子治疗 3 次后

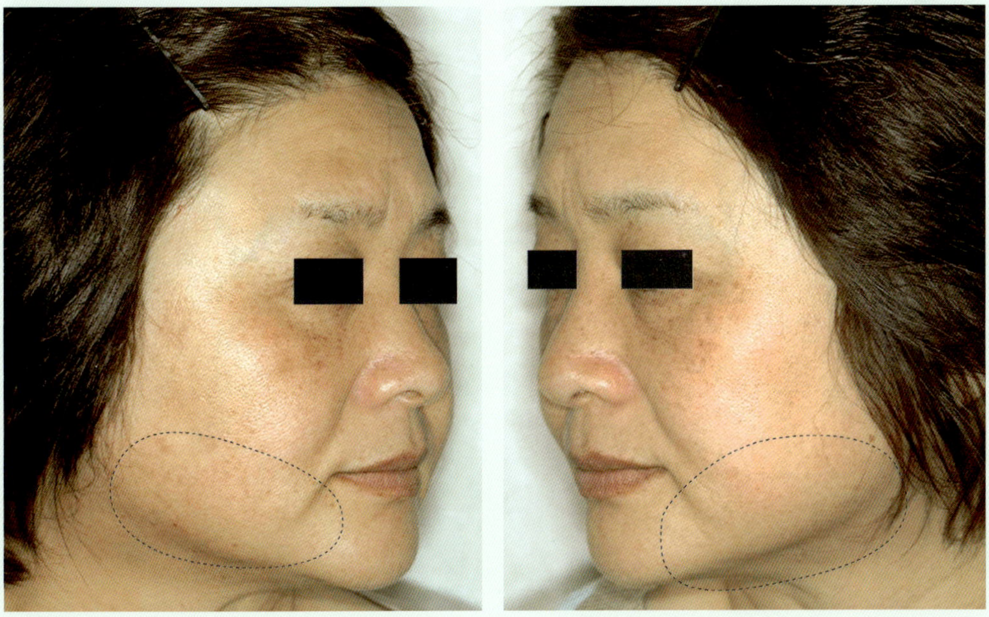

a　　b

图 3.12.3

诊断：SK（合并黄褐斑）
治疗：保守治疗，光子治疗 3 次

来院时

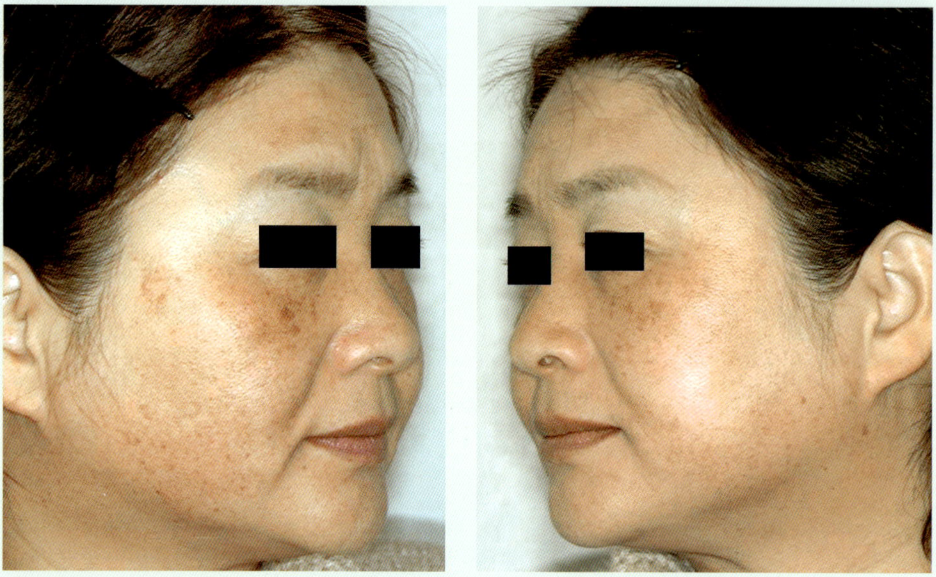

a b

图 3.12.1

光子治疗 3 次后

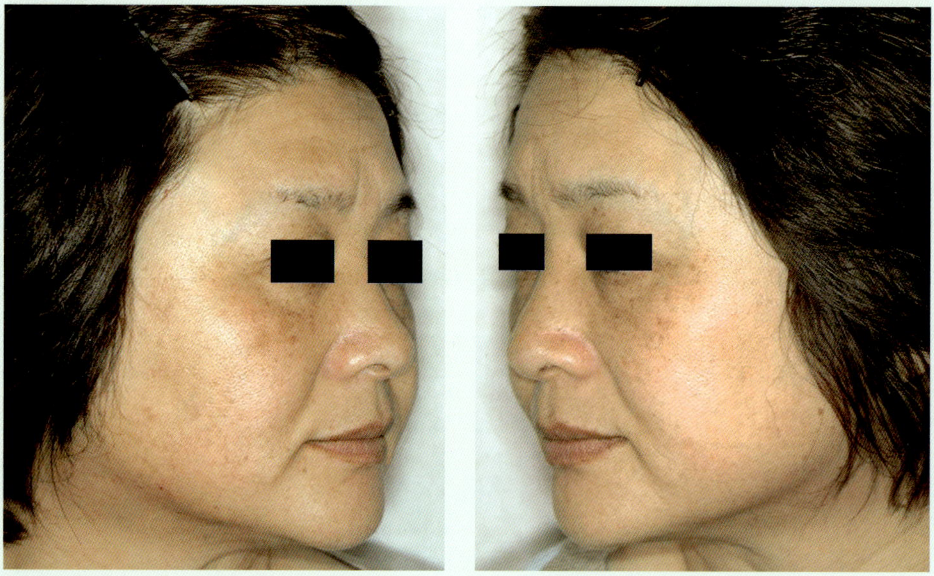

a b

图 3.12.4

病例 13 52 岁女性，希望治疗眼下、鼻子、颊部、颞部、前额、上唇等部位的色斑

来院时

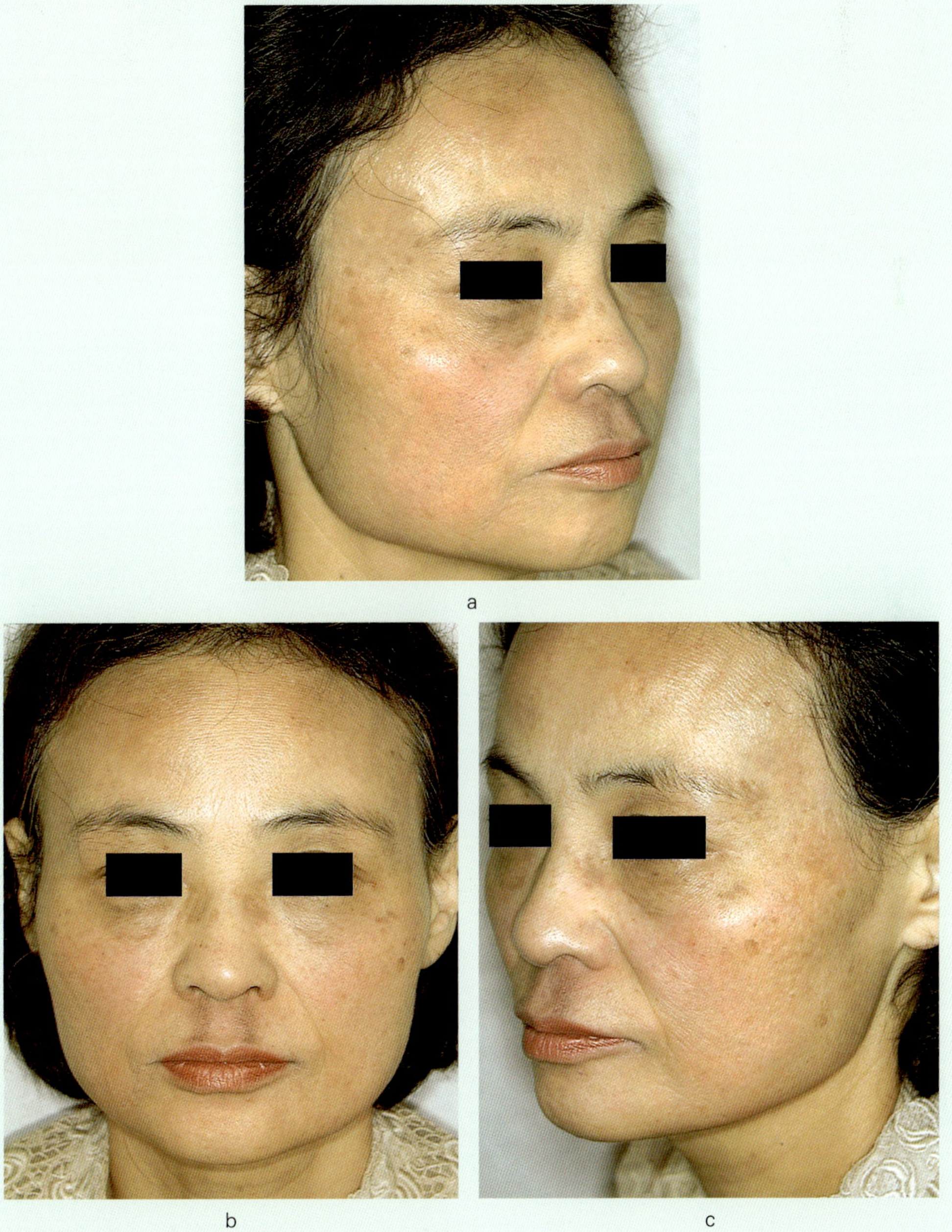

a　b　c

图 3.13.1

来院时 鉴别诊断要点

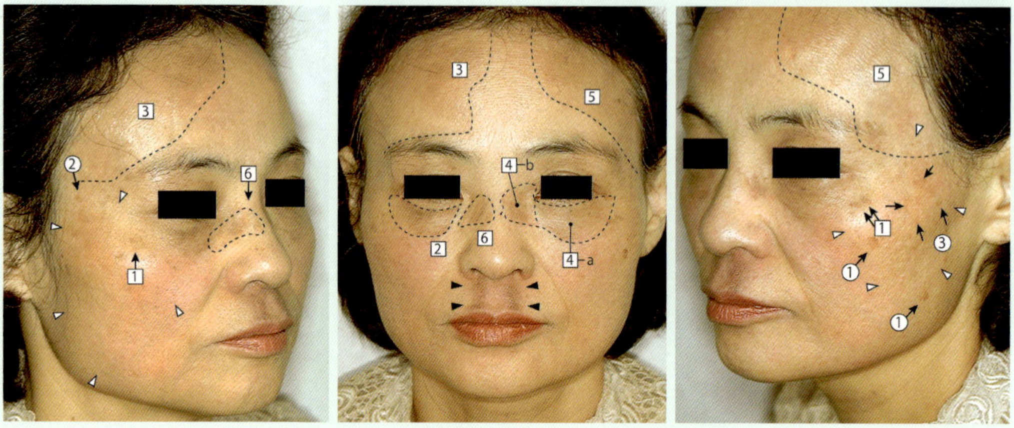

d　　e　　f

图 3.13.1

解说

对于这样复杂的病例，需要对各种病变作出正确的诊断，然后根据正确的诊断制订最佳的治疗方案，以准确地预测治疗效果和转归，取得患者的信任。首先，本例患者在别人介绍来我院就诊之前，曾在附近的医院接受了 1 年的氨甲环酸口服治疗，所以患者黄褐斑的情况已经有所好转（图 3.13.1）。即使如此，以两颊部为中心还是有广泛的弥漫性的色素沉着（△），可以诊断为黄褐斑。其次，面部侧面的中心可见明显的散在性的小斑（稍微带有明亮的褐色，①②③等），是 SK。再次，该患者实际上更多的是 ADM。正如本书中所描述的，ADM 有六个好发部位，常常组合发病，其中一半以上的患者主要表现为颧骨突出部位的小斑片状色斑。本例患者在颧骨突出部位发病较少（只有[1]部位），两侧也仅仅可以看到几个类似的病灶，这种情况是非常少见的。取而代之的是，下眼睑弥漫性的色素沉着非常引人注目（[2]，[4]-a），前额部有非常广泛的弥漫性病变（[3]，[5]），还有在鼻根部也可以看到相同的病灶（[6]，[4]-b）。由于 ADM 是真皮的黑色素细胞增多症，所以和黄褐斑及 SK 比较起来，色调显得比较灰暗（色度低）。如果能够掌握色斑特有的分布范围和色调，就容易作出正确的诊断。此外，本例患者上唇部位还有 2 条竖形的色素沉着（▲），在前文中有记载，笔者称之为“人中嵴色素沉着”，推测它是一种类似于黄褐斑的疾病。结论是：本例患者的诊断是 ADM（下眼睑、前额外侧、颧骨部、鼻根部）＋ SK ＋黄褐斑（由于服用氨甲环酸之后有所改善）＋人中嵴色素沉着。治疗方法如下：① ADM 使用 QSRL 治疗 1～2 次后可以治愈（但是会有几个月时间的色素沉着）；② SK 使用 QSRL 治疗 1 次可以治愈；③黄褐斑继续使用“保守治疗”，可以进一步改善；④人中嵴色素沉着使用保守疗法和弱激素外用治疗，预后无法预测。

治疗经过

根据上述计划开始治疗。首先，对出现效果最快的 2 个 SK（①）使用 QSRL 进行激光治疗；而后对颧骨部位的 ADM（[1]）和 SK（②）共计 4 处进行 QSRL 的治疗；接下去对右眼下部的 ADM（[2]）和右前额的 ADM（[3]）进行 QSRL 治疗；此后，开始对黄褐斑和人中嵴色素沉着使用“保守治疗”；再接下去对左下睑和鼻根部的 ADM（[4]）、左前额的 ADM（[5]）、右鼻根的 ADM（[6]）进行 QSRL 治疗。此时（图 3.13.2），SK 的部分已经完全消失而变白（⑦），而请注意 ADM 的部分还没有变白（[1]）。ADM 一般需要治疗 6 个月才会消退，所以继续保守治疗，初诊后 11 个月的状态如图 3.13.3 所示。在此期间，对于 ADM 颜色特别深的右下睑和左鬓角部位的一部分，再次使用 QSRL 进行治疗。左颊③部位的 SK 也使用了 QSRL 进行治疗。此外，没有再使用其他的激光、光子以及外用药物治疗。经过治疗，患者得到了全面而显著的改善。然而人中嵴色素沉着改善了一定的程度之后就停止变化了，此后又继续保守治疗了 1 年左右，还是没有明显的进步（图 3.13.4）。

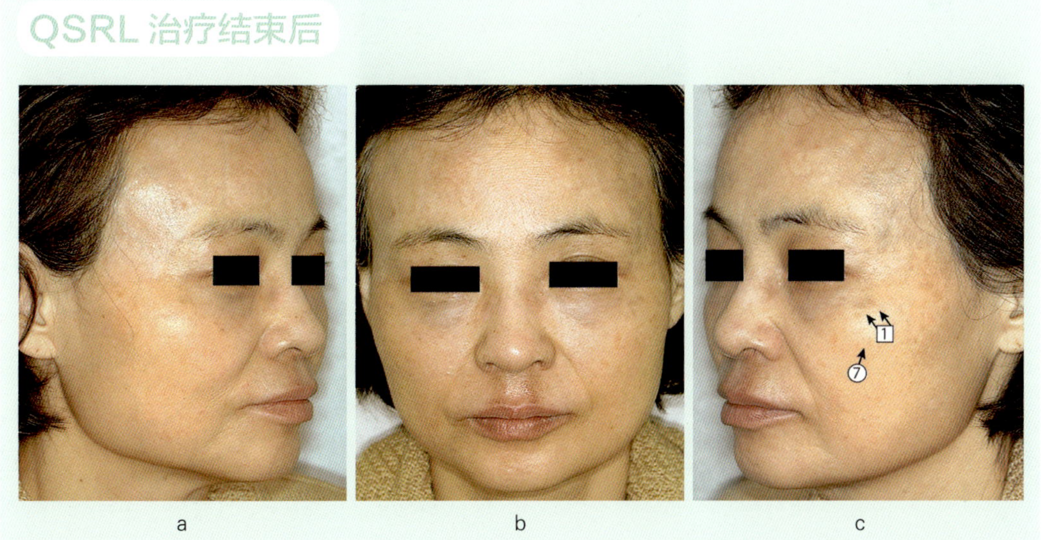

图 3.13.2

11 个月后

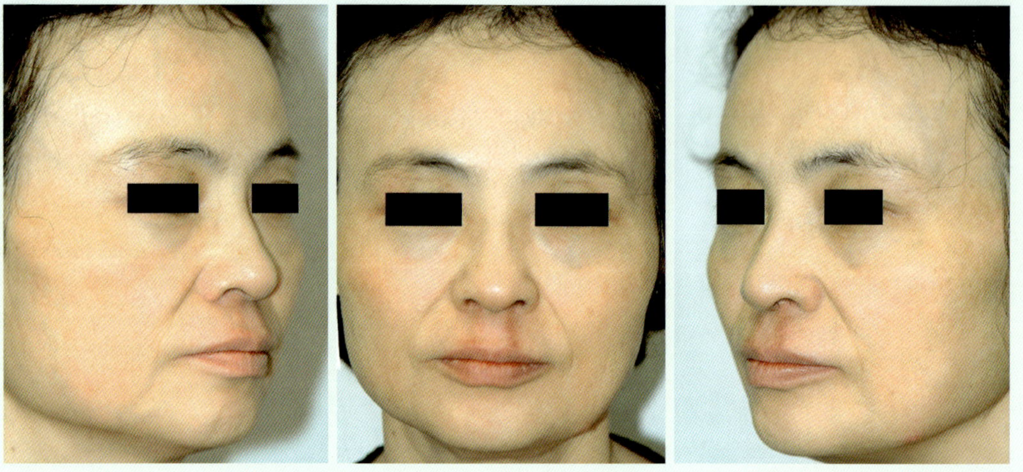

a　　　b　　　c

图 3.13.3

再过 1 年后

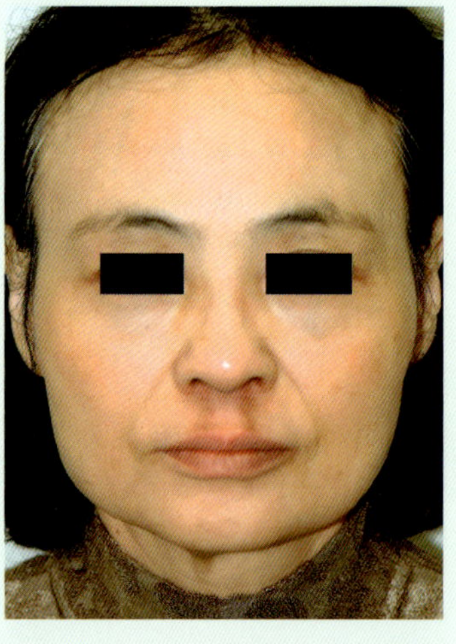

图 3.13.4

诊断：ADM（下眼睑、前额外侧、颧骨部、鼻根部）＋SK＋黄褐斑＋人中嵴色素沉着

治疗：Q 开关红宝石激光治疗各 1 次（仅右下睑和左鬓角部位 2 次），保守治疗，激素外用（仅人中嵴部位）

来院时

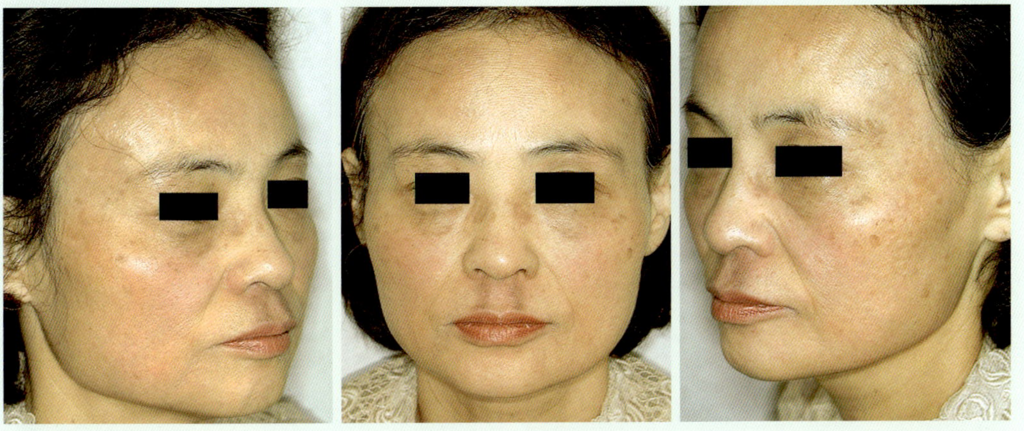

a b c

图 3.13.1

治疗 11 个月后

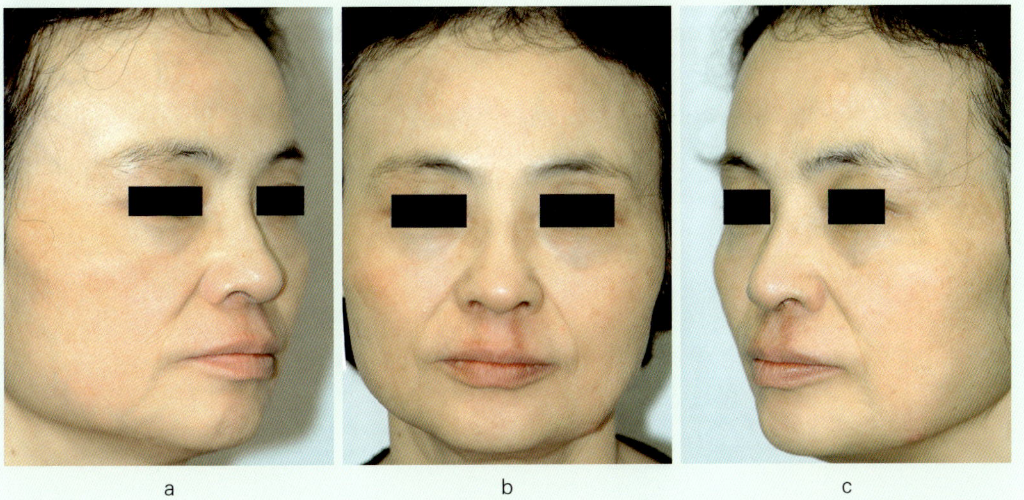

a b c

图 3.13.3

病例 14 36 岁女性，希望治疗色斑和面部发红

来院时

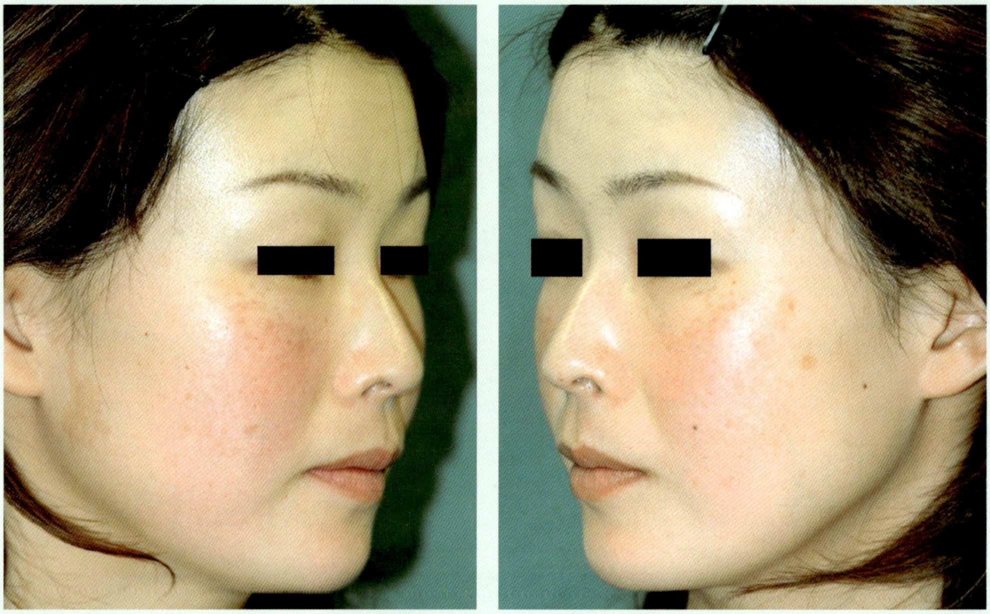

a b

图 3.14.1

来院时　鉴别诊断要点

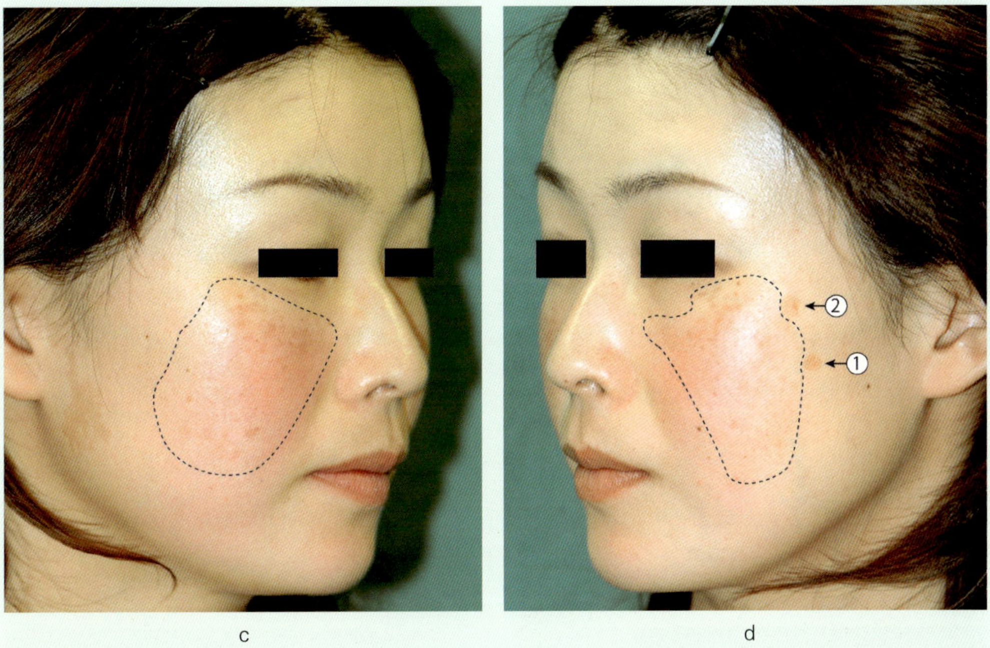

图 3.14.1

解说

本例患者左颊部外侧的色斑是 SK（图 3.14.1 ①②），此外两侧颧骨部位散在性的色斑是典型的 ADM。因为她皮肤白皙，所以非常适合用 Q 开关红宝石激光治疗。一般来说，像本例患者这样皮肤白皙的人不容易出现激光治疗后的色素沉着。这个患者左右面部仅仅各做了一次 QSRL 的治疗，就取得了非常完美的效果。这种治疗有几个关键的地方：首先，在充分的局部麻醉下，使用较大的功率对所有可疑的部位进行全面治疗，从而达到一次治愈的效果。如果治疗中患者因为疼痛而无法制动就无法充分治疗。此外，如果周围淡色的 ADM 残留下来，当中央部位的主要病变消失之后，周围的病变就会变得醒目。对于没有色素沉着担忧的肤色白皙的患者，应该大胆地“进攻”，从而取得胜利。虽然本例患者在治疗后没有出现激光治疗后的色素沉着，但是为了让照射部位的红色尽快退去，使用“保守治疗”来改善激光治疗引起的面部发红。面部发红是本书范围以外的内容，还没有确切的治疗方法。究竟是使用染料激光呢，还是使用光子治疗呢，意见不一。笔者也怀疑这种治疗的效果。对于已经扩张的毛细血管可以使用破坏的方法进行治疗，但是如果是局部炎症导致的"红斑症"，减轻该部位的炎症才是治本所在，相对于使用光来破坏血管的手段，使用抗炎的保守疗法才是正确的手段，请看笔者的治疗效果。还有，其右耳前方的色斑是扁平母斑，这次没有治疗。

治疗经过

首先，对其左颊部的 2 个 SK（图 3.14.1 ①②）使用 QSRL 进行治疗，然后对其右侧 ADM（虚线范围内）使用 QSRL 治疗。1 个月后，再对左侧的 ADM（虚线范围内）使用 QSRL 进行治疗，治疗经过没有异常，也没有出现色素沉着，然后开始保守治疗（图 3.14.2）。此时 SK 已经完全消失，ADM 还没有完全消退，右侧历时 2 个月，左侧历时 1 个月。保守治疗的方法和常规相同，氨甲环酸口服（一天 500mg，分 2 次），同时指导患者不要揉搓皮肤，保守治疗 5 个月（QSRL 治疗后 6～7 个月），ADM 完全消失，面部发红也明显改善（图 3.14.3）。

QSRL 治疗后：右侧 2 个月，左侧 1 个月

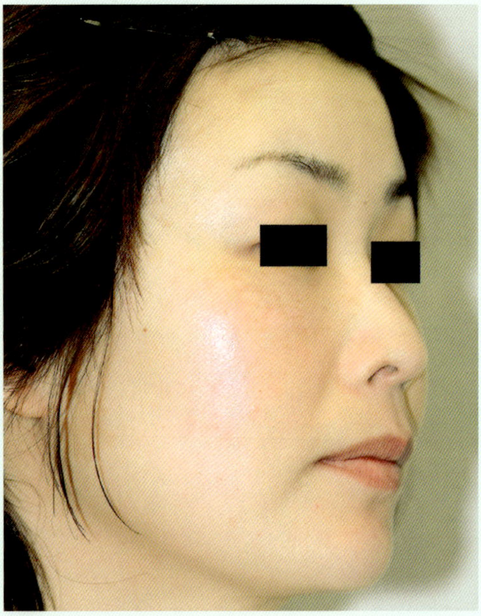

a

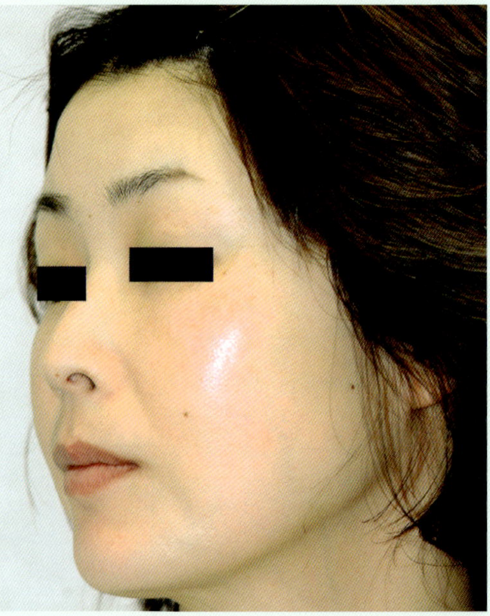

b

图 3.14.2

保守治疗 5 个月后

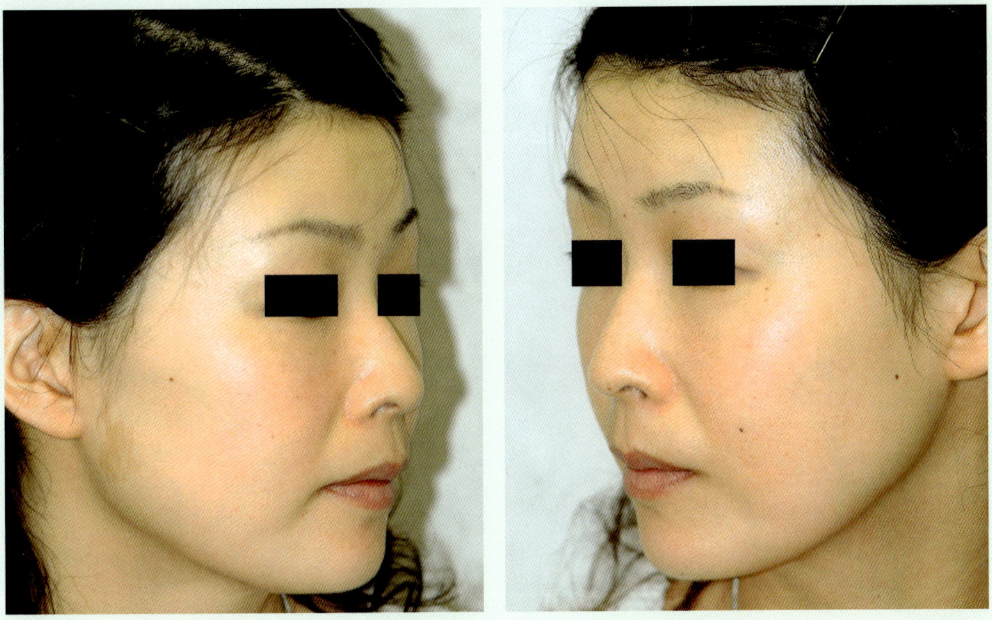

a b

图 3.14.3

诊断: ADM（颧骨型）＋ SK、面部发红＋扁平母斑（本次没有治疗）
治疗: Q 开关红宝石激光治疗（各 1 次），保守治疗 5 个月

来院时

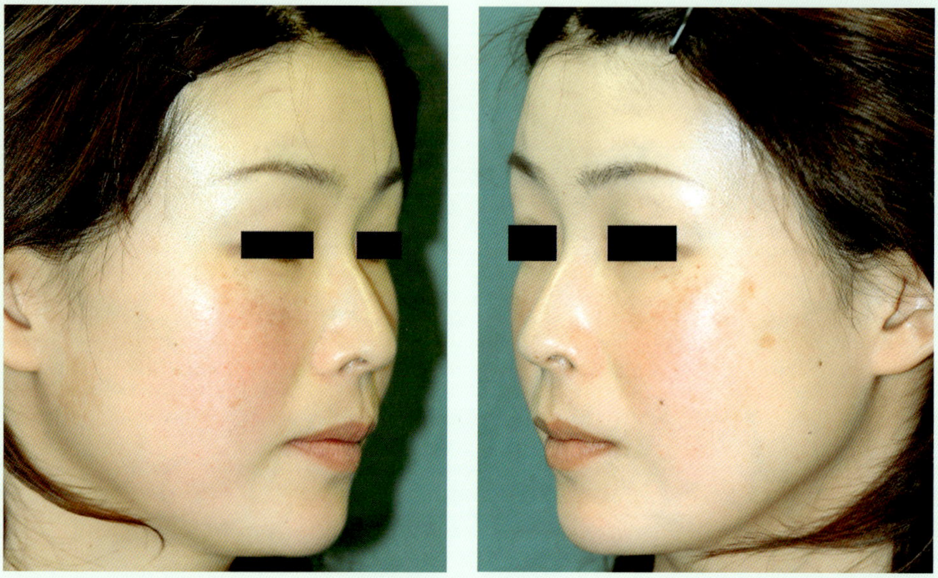

a　　b

图 3.14.1

保守治疗 5 个月后

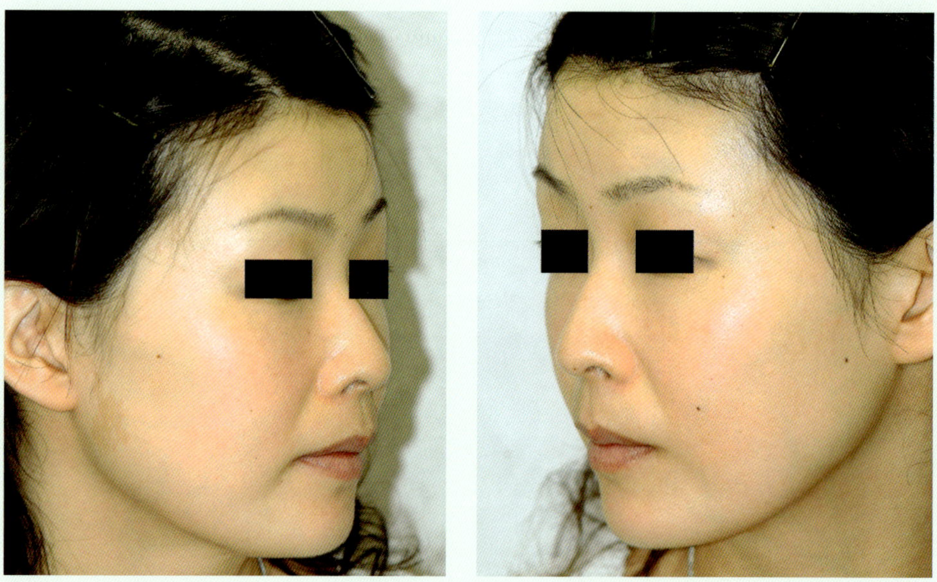

a　　b

图 3.14.3

病例 15 54 岁女性，希望去除太田痣治疗后的色素沉着

来院时

54 岁女性，因为左颊部太田痣（图 3.15.1）而使用 QSRL 治疗 5 次，虽然病灶完全消失（图 3.15.2），但治疗部位还有淡红色和色素沉着存在。不仅如此，患者还很在意没有治疗过的下颌部位的色斑。

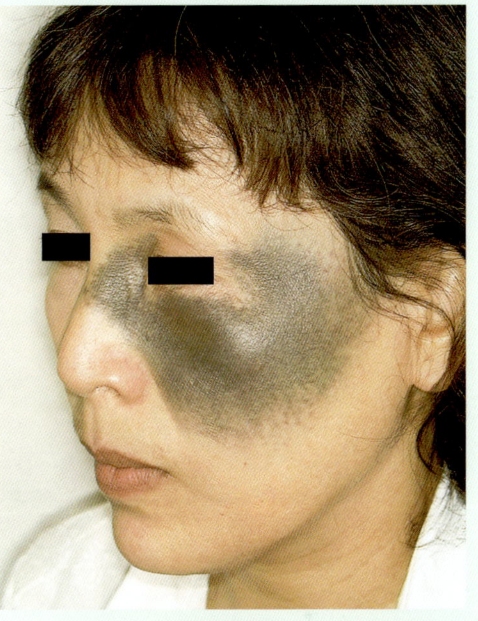

图 3.15.1

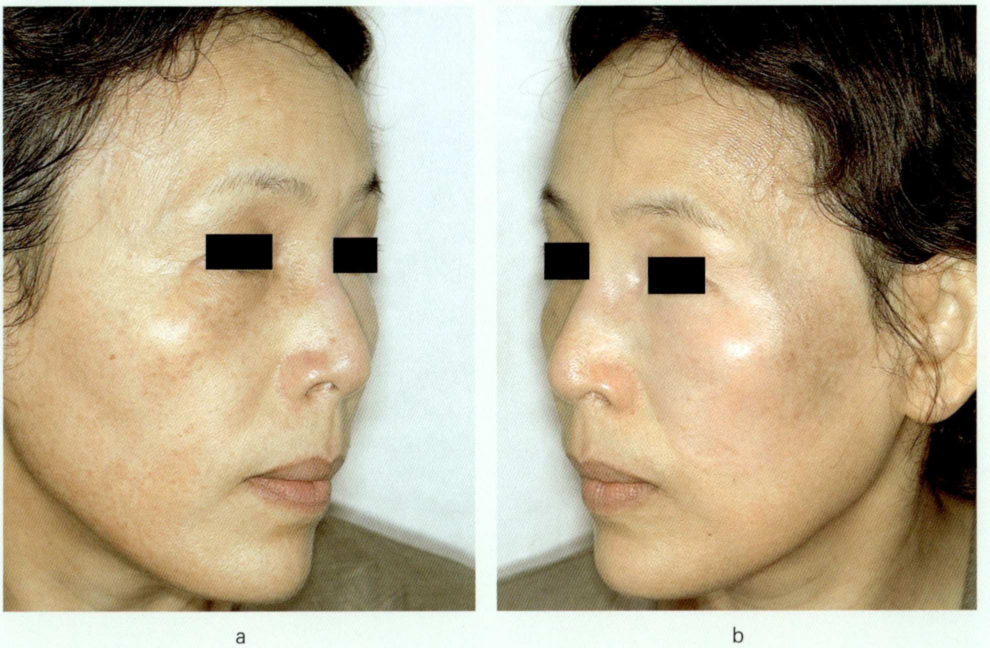

a b

图 3.15.2

来院时 鉴别诊断要点

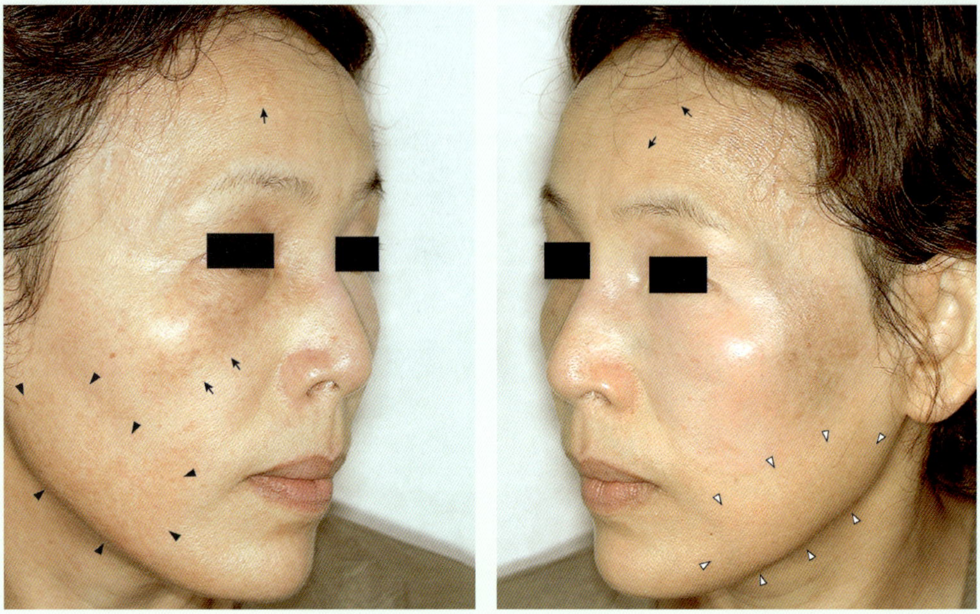

c　　d

图 3.15.2

解说

这是激光治疗太田痣的成功案例，无论是多么严重的太田痣，目前可以说都能使用 QSRL 彻底治愈。本例患者经过 5 次治疗也达到了治愈的效果。但是，新的情况出现了，虽然太田痣完全去除了，但是患者的面部却没有达到完美的程度。特别是患者为了遮盖这个病灶，往往长年累月地使用浓妆，每日都要上妆卸妆地反复操作，尽管病灶治愈了，但是原来的习惯还是不能马上改掉，那种揉搓皮肤的化妆习惯已经成为生活的一部分，并已成瘾。所以，患者的面部皮肤往往处于严重的慢性过刺激状态并伴有各种不适（广义的黄褐斑）。对此，如果不对患者进行正确的教育和指导，就不能恢复到真正意义上的健康美丽的皮肤状态。

太田痣治疗结束时（图 3.15.2），患者主诉沿着下颌部分布的色斑（▽），实际上在右边正常侧也有（▼）。在其右颊部和前额部可以看到一些可疑的色斑（→），激光治疗过的部位也存在一些比正常皮肤更白的区域，中间混有一些色素沉着的部位，不能说是非常“漂亮健康的皮肤”，出现这种情况的原因可能是浓妆习惯导致的慢性过刺激状态（广义的黄褐斑），所以使用教育患者的“保守治疗”可以取得良好的效果。

保守治疗 13 个月后

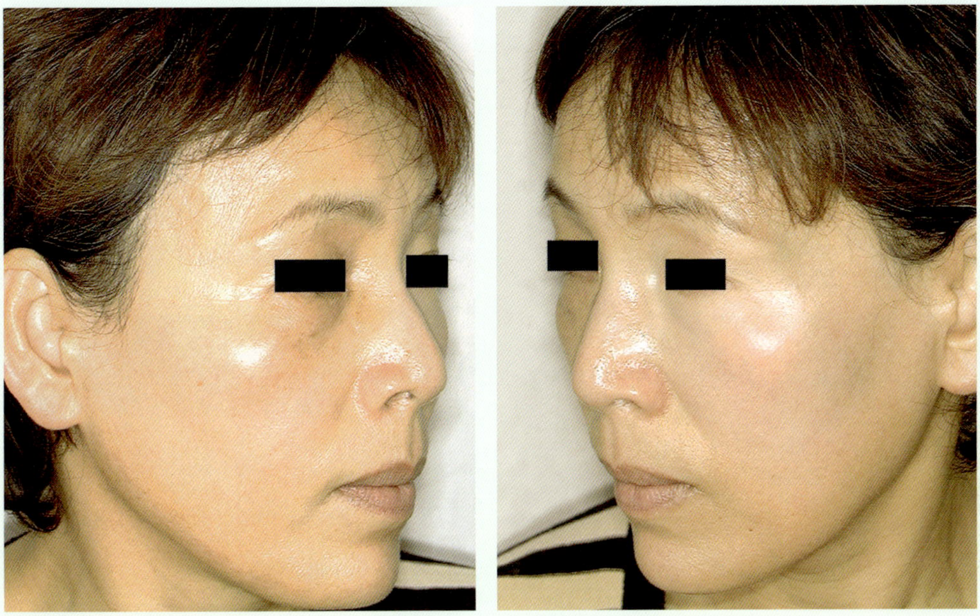

a　　b

图 3.15.3

保守治疗 22 个月后

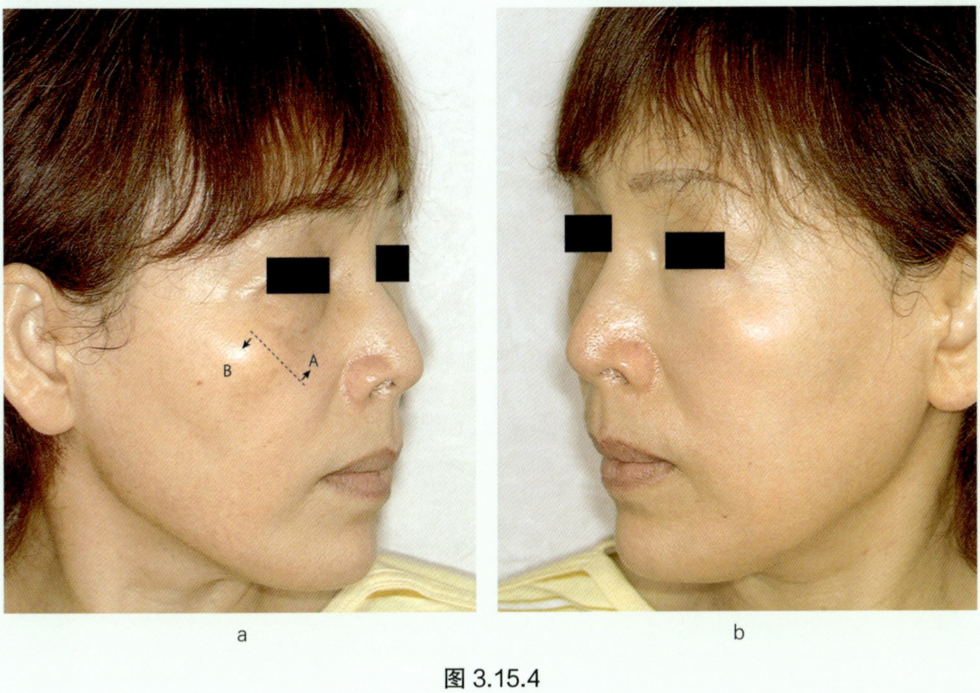

a　　b

图 3.15.4

保守治疗 33 个月后

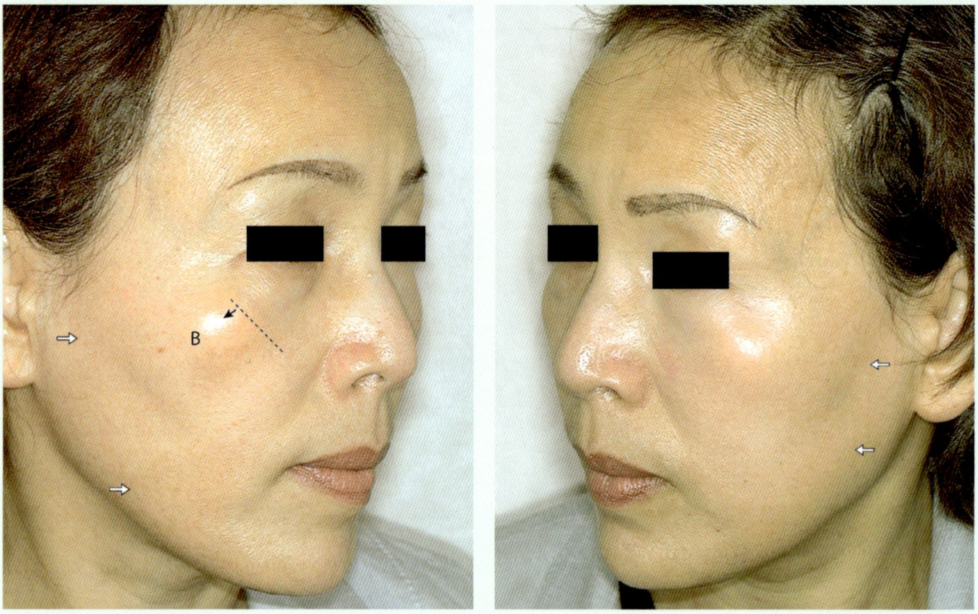

a b

图 3.15.5

治疗经过

首先使用"保守治疗"，在给予患者氨甲环酸口服（一天 500mg，分 2 次）的同时，嘱其每月就诊 1 次，复诊时仔细观察皮肤的状态，手把手地指导患者"不要揉搓皮肤"。本例患者以往为了遮掩太田痣，已经形成了化浓妆和卸妆的习惯，不管怎么劝说她"色斑已经治疗好了，不要再化浓妆了！"，可她总是认为"看上去还有些红"或是"想遮盖色斑"，不会改变化妆的方法，是一个非常顽固的人。还好由于她面部的太田痣完全治愈了，所以对笔者还是非常信任的，每月不漏地来医院就诊，所以笔者可以和她比耐性，每次口干舌燥地开导她"过度揉搓"会导致"皮肤的屏障破坏"，就会造成色素沉着（黄褐斑）等问题，希望她能够理解和接受。用了 1 年时间，渐渐得到了一些改善（图 3.15.3），患者的两侧面部，从下颌到面颊部的色素沉着（黄褐斑）都得到了改善，但还是有一些残留。

保守治疗 22 个月后（图 3.15.4），尽管经历了夏季，全面部肤色都曾经变得较深（不同时期的色斑变化：年内的季节性变化），色斑也曾变得更深，但是两颊部和下颌部的色素沉着部位和正常部位的色差逐渐变小。此时，右颧突出部至下眼睑的色斑，可以明确是 ADM。不能说是右侧单侧性的 ADM，也许左侧也有相似的疾病，但在没有发现和太田痣同时存在的情况下，就做了 5 次 QSRL 治疗，在治疗太田痣的同时把 ADM 也一起消除了。根据患者的要求，仅仅对图 3.15.4 的 A 部分使用 QSRL 治疗了 1 次，在保守治疗的第 33 个月（图 3.15.5）时还残留没有治疗的部分 ADM（B），面部侧面和下颌部的黄褐斑也有一些残存（⇨），但全面部得到了明显的改善，至此，基本上可以说达到了最初患者要求的"健康而又美丽的皮肤"。这是在笔者的坚持和患者的努力下，最终取得了圆满结果的得意之作。

诊断：广义的黄褐斑＋ ADM
治疗：保守治疗，Q 开关红宝石激光治疗（针对右下睑的 ADM）

保守治疗开始前

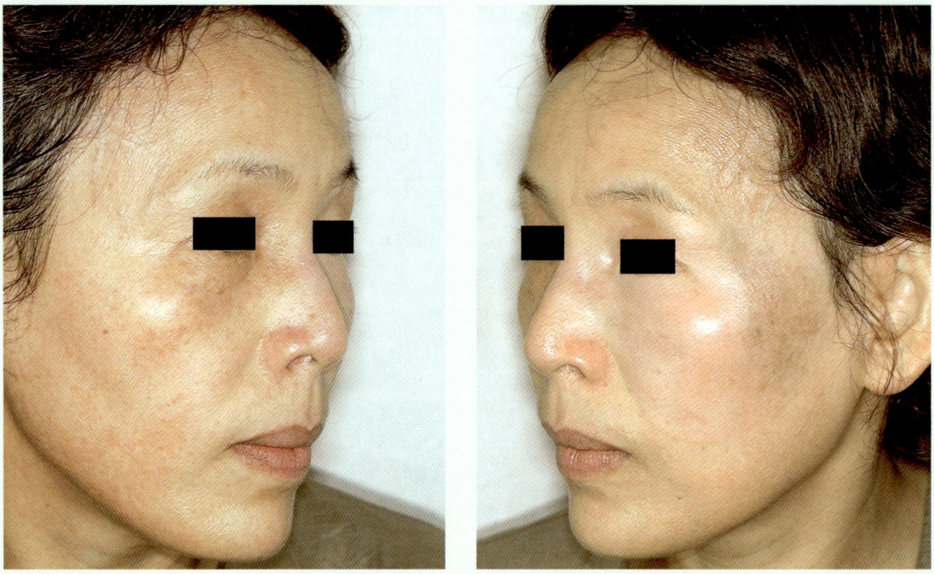

a b

图 3.15.2

保守治疗 33 个月后

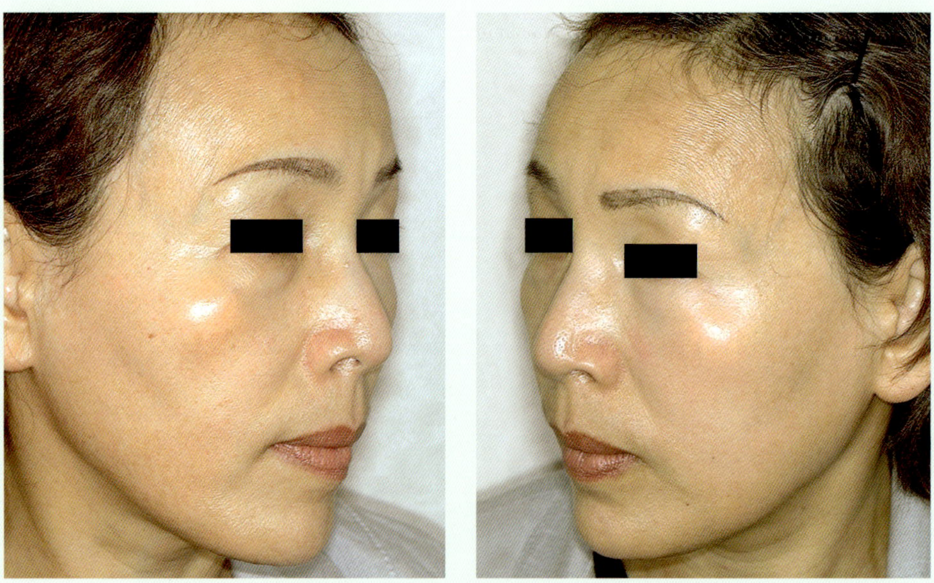

a b

图 3.15.6

第四章　高进阶病例

本书第 1 版出版至今，笔者又积累了很多病例。虽然针对各种色斑的治疗原则基本上没有变化，但是随着治疗经验的不断丰富，笔者觉得在并发症的处理、治疗细节的改良等方面，还是有了长足的进步。此外，在对于一些病例的微妙判断上也有不少体会。笔者还接收了很多其他医生附有照片的会诊电邮。所以，趁着第 2 版修订的机会，添加了 9 个典型病例，其中也有缺少治疗后照片的案例，虽然不是很完整，但是对于需要不断进步的治疗色斑的医生来说，还是很有参考意义的。

病例 1　33 岁俄罗斯女性，前额的色素斑应该如何治疗

此患者是笔者的朋友——一位整形外科医生介绍来的，他问道：“这是不是扁平母斑啊？是不是激光治疗后又复发了？”

来院时

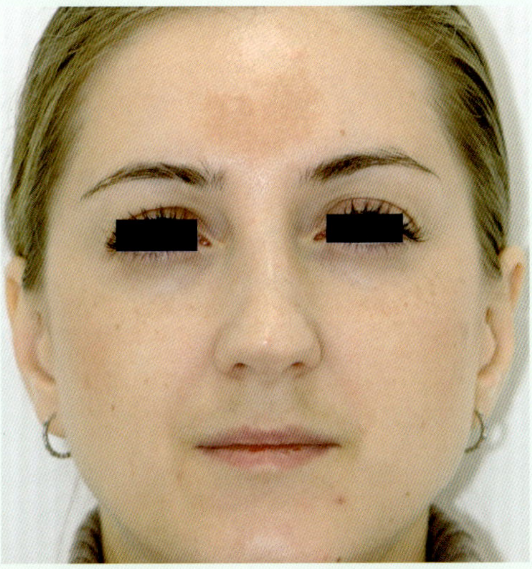

a

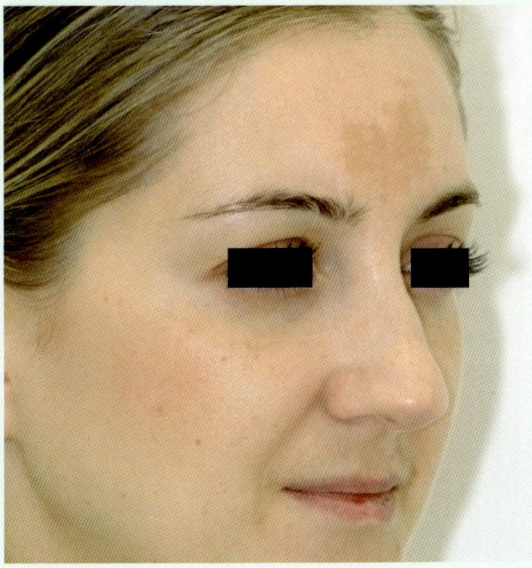

b

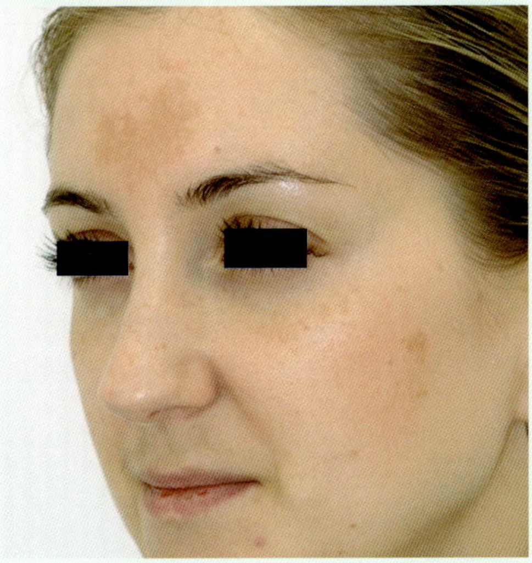

c

图 4.1.1

来院时 鉴别诊断要点

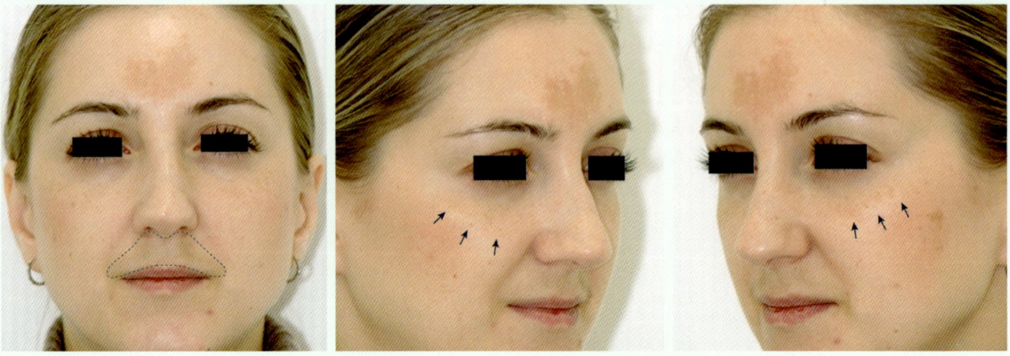

d e f

图 4.1.1

解说

一眼就能诊断出患者脸上有黄褐斑的医生，属于“高级水平”。日本人的黄褐斑，大部分病灶位于两颊部，而白人的黄褐斑并不是仅仅存在于颊部，还经常会出现在前额和上唇部。所以，重要的是在观察长有色斑的前额之前，应该仔细地观察整个颜面部。 可以明确看到本例患者的颧骨部位和上唇部位也有色斑存在（图 4.1.1）。在颧骨部位的色斑和颧骨隆起的形状一致（→），是典型的黄褐斑；上唇部位的黄褐斑（虚线内）虽然比较少见，但带有少许红色的色斑、红白唇交界处没有色斑等，都是黄褐斑特有的表现。再来看看明显有问题的前额，很显然，带有点红色的色斑、位于中央部形状不规则、眉毛和头发部位不累及等，都是黄褐斑的特征性表现。

除了色斑的临床表现之外，色斑的发病时间也是一个鉴别因素。从儿童时期就有的色斑，扁平母斑的可能性大，而 20 岁以上基本不会再发扁平母斑。还有，色斑会随时间变化（时浓时淡）是黄褐斑的特点。

治疗经过

针对黄褐斑先使用保守治疗，给予患者氨甲环酸口服，每天 500mg，并指导患者不要过度揉搓面部皮肤。经过 3 个月的治疗后，使用 QSRL 治疗左侧面部的 SK。然后将患者介绍回原来的诊所。最近遇见那位医生朋友，说患者至今为止一直定期在诊所接受治疗。当然，黄褐斑并没有复发。

病例 2 43 岁女性，两颊部色素斑，使用 QSRL 治疗后反而更严重了

日本中部的一位医生的患者（图 4.2.1），通过电邮进行了会诊。使用激光治疗面部色斑后 1 个月，整个治疗区域发红发黑（图 4.2.2），据说患者怒气冲冲。

治疗前

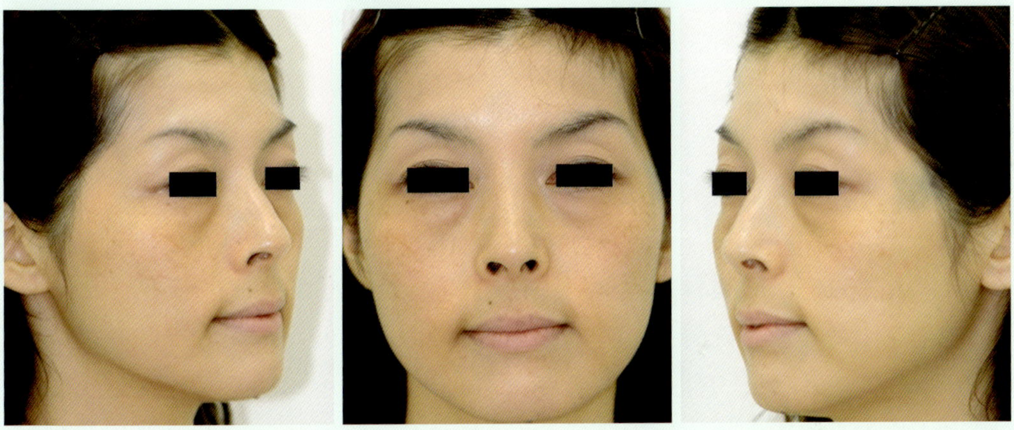

a　　b　　c

图 4.2.1

激光治疗 1 个月后

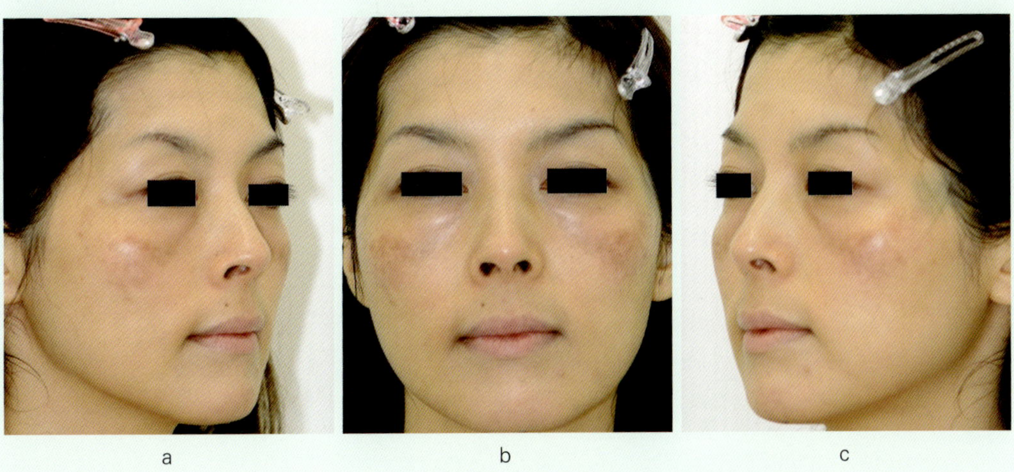

a　　b　　c

图 4.2.2

激光治疗 1 个月后　鉴别诊断要点

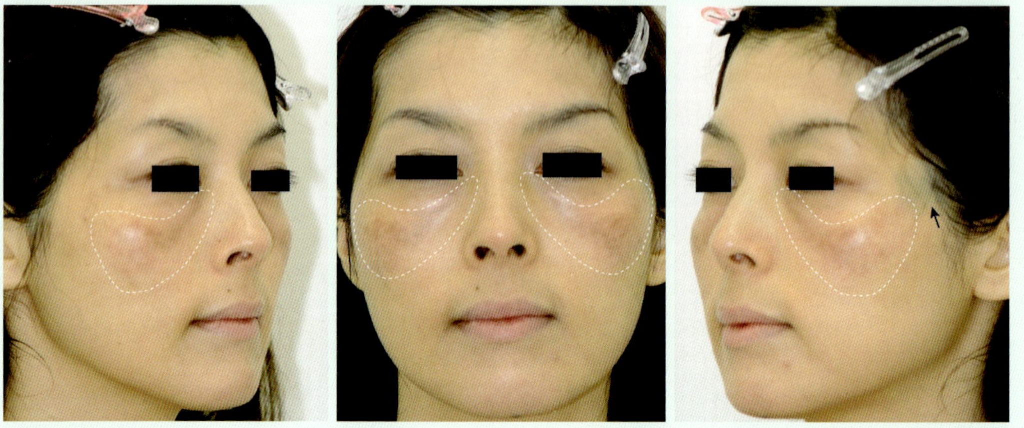

a　b　c

图 4.2.3

解说

日本中部的一位皮肤科医生通过电邮会诊。这位女医生的诊所新近购入了 QSRL 和 Er:YAG 激光，有时和笔者在电邮上交流这方面的知识。随着色斑治疗方面知识的增加，逐渐成为一位治疗高手。针对这位患者两颊部广泛的色斑，该医生认为：考虑是 ADM，觉得就算是 SK 也没关系，使用 QSRL 进行了全面部治疗。但是不是其实合并黄褐斑呢？该医生接受了笔者的观点“QSRL 全面部治疗效果很好”“使用较强的能量密度效果较好”等，并严格照此实施临床治疗，却得到了这样的结果。患者左侧太阳穴部位褐青色的斑可能是太田痣（↑），虽然 QSRL 可以治疗，但这并不是患者希望治疗的部分。

笔者给该医生的回答如下：“该患者的治疗妥当，完全没有问题。激光治疗范围和形状（图 4.2.3 虚线内）良好，激光的治疗强度看上去也不错。ADM 可以完美治愈，大约半年后皮肤就可以完全恢复白皙，不用担心。基本上什么问题都没有，然而我注意到，该患者有少许的黄褐斑。如果她是喜欢擦拭面部的人，在这种情况下，很可能会上厚妆，并且在卸妆时加重揉搓皮肤，陷入黄褐斑加重的‘恶性循环’。一定要注意避免这类情况的发生，应该让患者服用氨甲环酸，并指导她不要揉搓皮肤。”

治疗经过

此后通过随访得知，和预想的一致，过了半年左右色斑基本上都消退了，皆大欢喜。在下睑部的颧骨边缘有少许黄褐斑残留，似乎无法完全消退。这和 ADM 的治疗没有关系，属于黄褐斑的治疗范畴。

病例 3 20 岁女性，面颊部色素沉着

这是九州的医生通过电邮会诊的病例：患者 3 岁的时候，树枝挂在脸上导致了面部受伤，此后就一直遗留了色斑。考虑诊断是什么，如何治疗？

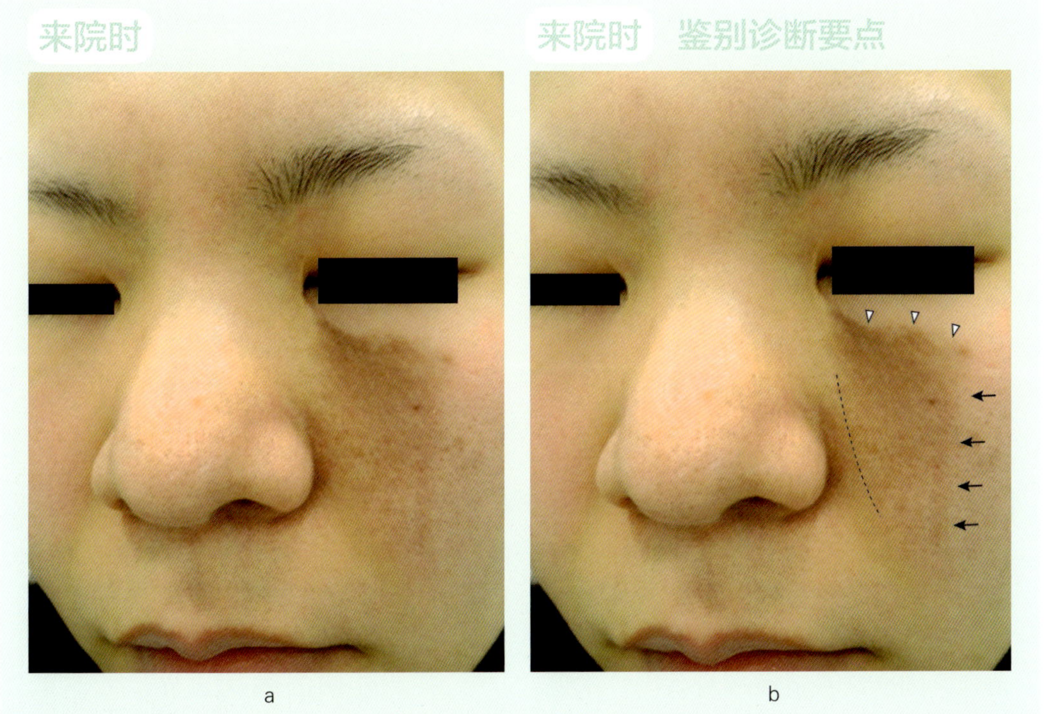

图 4.3.1

解说

外伤性色素沉着、外伤性文身、太田痣、扁平母斑等，是需要鉴别诊断的。由于是单侧的色斑，不像是 ADM 和黄褐斑。

一眼望去（图 4.3.1），本例患者病变的外侧有疑似线条状的轮廓（←），给人以和外伤有关的感觉，但是并不仅仅是这一点。

擦伤、烫伤等愈合之后的色素沉着，临床上称之为“外伤性色素沉着”，广义上讲，也属于炎症性色素沉着（PIH）的一种。如本书在 PIH 章节中叙述的，位于面部的这种程度的 PIH，通常半年之后就淡化了。如果 1 年以上都不消退，就考虑不是 PIH。而本例患者色素沉着持续 10 年以上，应该不是外伤性色素沉着。

擦伤时如果有沙粒或灰尘等留置在创面深部，等伤口愈合后，就会留下文身状的外形，称为“外伤性文身”，如果不治疗，则会终身遗留在身体内。本例患者也不像是外伤性文身，因为外伤性文身的颜色通常是青灰色至黑色，这种茶色的外伤性文身还没有见到过。

扁平母斑是一种先天性疾病，从幼儿期就出现淡淡的色斑，有时甚至淡到不引人注意的程度。随着年龄的增长，色泽逐渐变深，开始引起家长的注意。所以有时候家长会说“是中间某个年龄段发现的色斑”。但是，扁平母斑是表皮层的黑色素增多，色斑的颜色应该是比这位患者更明亮的茶色。此外，本例患者的病灶内侧到下方的边界（虚线），色斑逐渐淡化最后消失，这种情形也不像是扁平母斑。

正解是太田痣。太田痣一般在出生后 1 ～ 10 年内发病，并逐渐增大，3 岁发病的情况并不少见。虽然有文章报道外伤后可引起太田痣，笔者认为本例患者应该不是这种情况。太田痣的特征性分布范围中，有一些比较明显的特点，通过这些特点，大部分患者一看便知是太田痣。本例患者下眼睑位置的色斑线（▽）明显属于太田痣特征性的表现；其他部分逐渐淡化的边界，也属于太田痣的特征。在治疗上应首选 QSRL，在笔者写的另一本关于太田痣的专业书[1]内有详细讲解。对于太田痣患者来说，这个程度的色斑不算是浓的，可能只需要 3 次治疗就能够完全去除了。

病灶外侧的线状边界，考虑是外伤后导致的凹陷性瘢痕。如果等太田痣治愈后瘢痕还是比较明显，可以使用 Er:YAG 激光磨削治疗[2]，可以在很大程度上消除瘢痕。

治疗经过

此后就没有再联系了，治疗经过也没有随访到。

病例 4　40 岁女性，使用 QSRL 治疗 SK 后半年

中部地区皮肤科医生的电邮询问：“普通平坦的 SK，使用 QSRL 治疗，治疗后 10 天的时候确定色素完全消失了，现在是治疗后半年，情况就像是照片上的样子，如何处理？”

QSRL 治疗后半年

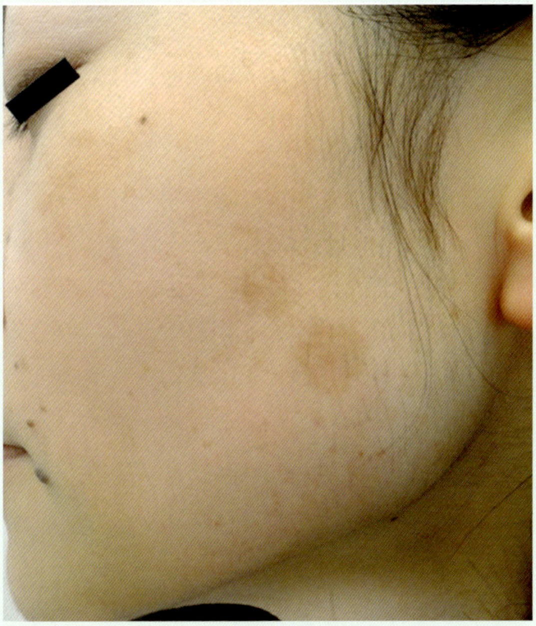

图 4.4.1

QSRL 治疗后半年　鉴别诊断要点

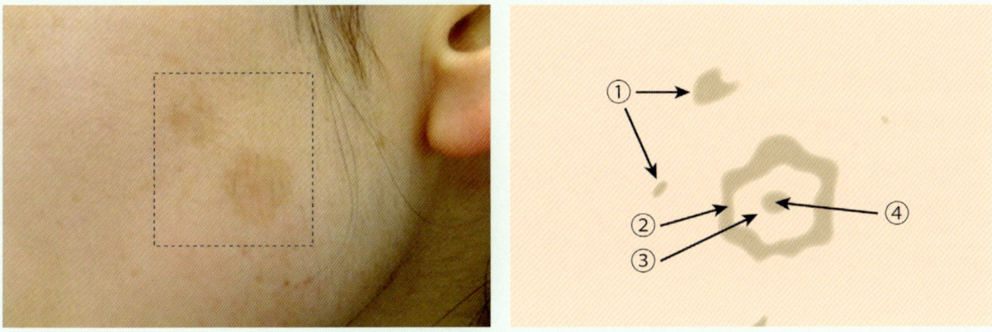

a　　b

图 4.4.2

解说

这是使用QSRL治疗SK的结果，单从一张照片（图4.4.1），就可以得到非常丰富的信息。现在患者的皮肤状态，可以从图4.4.2中的①②③④的4个部分展开讨论。

1）QSRL没有治疗的正常皮肤。

虽然这部分是没有做激光治疗的正常皮肤，但是仔细观察，还是可以看到淡淡的散在性的色斑，这个应该是早期的SK病变。在一个明显的SK病灶周围，通常都会存在早期的SK病灶。早期的SK病灶，很像是日晒斑，逐渐从不引人注目的状态转变为明显的色斑。

2）激光治疗部位周围的色素沉着。

激光治疗后，周围部分会出现炎症性色素沉着（PIH）。一般来说，在面部的PIH，通常半年左右就会自然消退。半年后还残留的部分，就是现在看到的，应该不是PIH。这个应该是比较淡的SK病灶，使用了比较弱的激光治疗后色素增加了，也就是“新出现的SK”。然而并没有专门针对这个部分用较弱能量来照射，为什么会出现这样的情况呢？因为用QSRL治疗颜色浓淡中等程度的SK是能够完全消除的（相当于③的部分），但对于颜色比较淡的SK，用常用的能量照射没有反应却没有提高参数的话，就等于是“使用了比较弱的激光治疗”。也就是说，我们看到的这一部分，是由于对较薄的SK使用了不充分的QSRL能量密度照射导致的SK的色素增加。

3）色斑内部的白皙部分。

在这个部分，使用了强度恰到好处的激光，SK得到了非常好的治疗，治疗很成功。

4）病变中央部色素沉着的部分。

治疗后半年多了，这个色素应该不是PIH，如果要说它是什么的话，应该是残留的SK。SK的病灶，通常中央部分比较厚，在激光治疗的时候，中央部分的上层去除了，而下层却有残留部分没有得到充分的治疗。

总结一下，本例以QSRL治疗的SK，可以说激光的能量密度偏低，如果使用更高的治疗能量，可以预见，②和④两处的病灶应该是可以完全去除的。有人认为，激光的能量密度过高，会导致治疗后严重的色素沉着，这只是传说而已。面部的PIH，基本上半年内都会自然消退，根本没有必要担心。相反，使用不足量的激光参数治疗，导致“病灶残留”或“色素增加”，倒是真正的副作用，切记切记。

本例患者目前这种情况该怎么办呢？当然应该使用高能量的QSRL，针对所有病灶进行再次治疗。对于已经变薄了的SK，再使用同样能量的话是没有意义的。

治疗经过

此后就没有再联系了，治疗经过也没有随访到。

病例 5　55 岁女性，复杂的色斑

九州的一位医生朋友，通过电邮咨询如下："希望将面颊部色斑去除的一位患者，面部的色斑浓淡不一，有些还带有一点淡淡的红色。患者自己说以往没有治疗过，从 10 年前开始就是这种状态了。"

治疗前

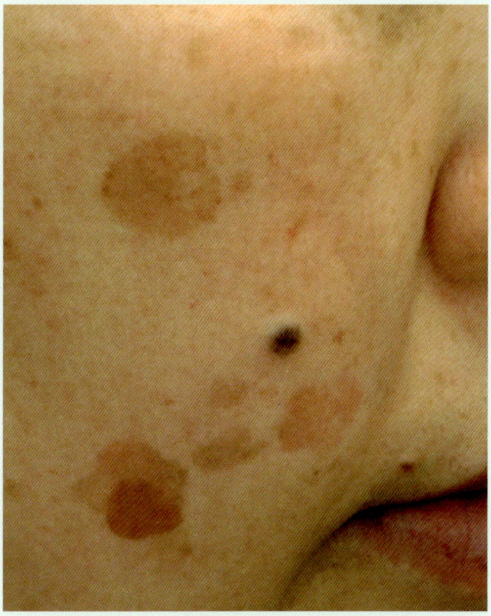

图 4.5.1

解说

这是面颊部多发性的色斑（图 4.5.1），有一部分淡红色的是炎症引起的。这种状态持续 10 年是不太可能的，其实患者的色斑色泽可能是持续在变化的，只是没有注意到（或是不在意）。如果淡红色持续 10 年存在的话，要考虑日光角化病，边缘不规则的地方要考虑恶性黑色素瘤之类的恶性肿瘤了，但是整个面部的光老化并不严重，不太可能是这些问题。总体来看，百分之九十九是 SK，其中一部分有点炎症而已。治疗应选用 QSRL，对于色泽淡的部分使用更高的激光参数进行治疗即可。

虽然结论就如上述这样，但笔者想说的并不是这些。临床医学这门学科，是需要认真听取患者的倾诉，将发生的现象提炼并凝结成为能够进行科学解释的理论，同时还必须具备最坏情况发生时的应对能力，以将对患者的损害降到最小、收益达到最大为目标来安排治疗。

对于红色的病变，可以先外用激素类制剂使炎症消退，这是关键。在此期间只要感觉病灶有问题，就必须坚决实施活检。此外，皮肤镜的检查也非常重要。如果考虑是日光角化病，可以外用咪喹莫特（BESELNA® 软膏）一个疗程试试。如果是 SK 的话，应该是没有任何变化的；如果是日光角化病，就会出现明显的反应，如此可以达到治疗和诊断两者兼顾的效果。

最不可取的是，认为自己仅仅是一个治疗色斑的医生，无须掌握皮肤科的专业知识，这是非常不负责任的态度。恶性肿瘤、咪喹莫特、激素治疗、皮肤镜、皮炎等，都要认真地学习，否则是没有资格给患者治疗色斑的。

治疗经过

可能是回了一封如上所述的“稍微有点严厉的”电邮，所以就没有收到回信，自然，后续的情况也就不得而知了。

病例 6 84 岁女性，QSRL 治疗后第 18 天，出现严重红斑

这是笔者诊所内的“纠纷患者”。左侧面颊部 SK，大面积的 QSRL 治疗后，出现了严重的炎症、肿胀、渗出、水疱，18 天后来到医院就诊，原因不明。

来院时 QSRL 治疗后 18 天

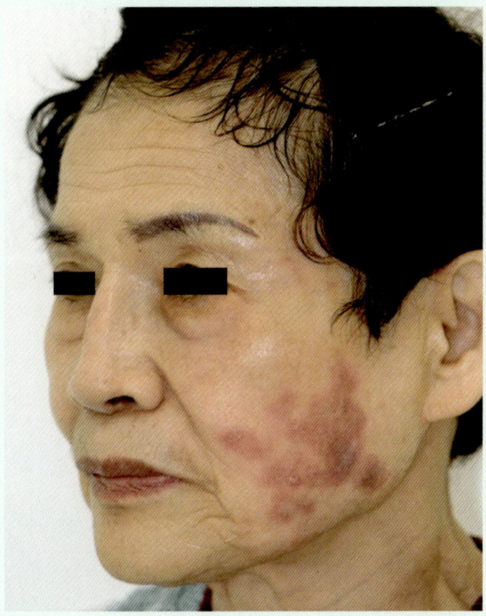

图 4.6.1

解说

激光治疗后出现超过预期的并发症，形成不可消退的瘢痕的情况很少见，持续时间较长的炎症以及此后的色素沉着较为常见。当然，从根本原因上遏制这种情况，减少并发症出现的概率，想方设法尽快让患者恢复都是必要的，但更重要的是对预后的预测，以及坦诚直面患者的“坚定的信念”。

像本例患者（图 4.6.1）这样严重的炎症情况，毫无疑问需要几个月的时间才能慢慢消退，幸运的是还没有达到遗留瘢痕的程度。首先要向患者传达的信息是：会给你认真治疗，到时候一定会完全没有痕迹的。然后告知患者，医生会坚持到完全治愈为止，负起责任好好治疗；要坦然承认已经出现这种状况的事实。并不是和患者争斗，而是和患者

10 个月后

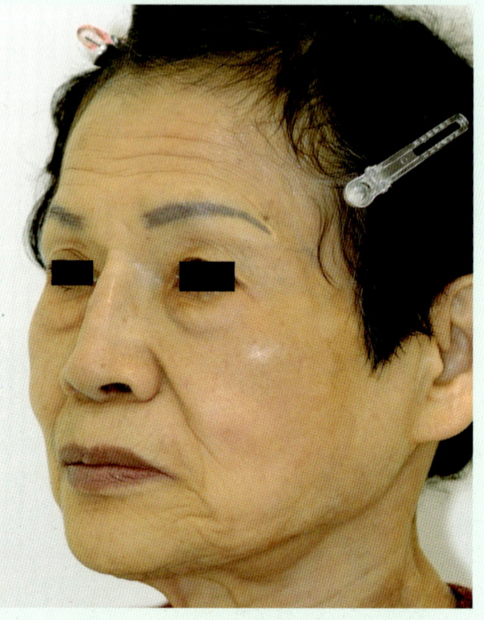

图 4.6.2

友好相处，并肩与疾病这个恶魔做斗争。

治疗经过

治疗方针很简单，就是要“尽快消除炎症”。虽然已经是治疗后 18 天了，基本上已经上皮化了，但要继续使用敷料覆盖 2 周。此时不能够听任患者想要化妆的要求，要劝说患者如果炎症不控制好，就没办法治好，所以必须继续使用药品和敷料，并且化妆也没法遮盖红斑，最后患者答应听从建议。使用较弱的激素，在这种严重的炎症阶段，是绝对不可以使用全反式维 A 酸或对苯二酚的。这个患者从此使用敷料换药整整 1 个月，虽然每次面诊患者都是一件痛苦的事情，但是笔者还是坚持每周见她 1 次，每次都要传达相同的信息：“绝对可以完全治愈的”“我一直会负责到你痊愈为止”。只要医生表现出的信念足够坚定，患者也会相信的，因为患者本人才是最希望痊愈的人。1 个月之后，停用激素，允许她开始化妆。当然，绝对不可以揉搓皮肤。在这之后，帮患者去除了脖子上的疣，还帮她治疗了麦粒肿，给患者赠送了一点“小礼物”，让她此后每月 1 次来院复诊。经过 6 个月的治疗，情况大为改善，10 个月之后（图 4.6.2）完全治愈。

患者没有提出任何赔偿要求，我们仅仅给她提供了一些敷料、胶布，还有 1 支软膏，当然还有一点笔者的时间和精力而已。

病例 7　69 岁女性，QSRL + CO_2 激光治疗后第 4 天，创面异常

这是笔者诊所内的“纠纷患者”。以前曾经在笔者处治疗 SK，没有任何问题。这次使用 QSRL 治疗右侧太阳穴的 SK、使用 CO_2 治疗左下睑的黑子。由于治疗后在治疗部位及四周出现发红和发痒而来院复诊（图 4.7.1）。小腿的皮肤也有散在性发痒的皮疹（图 4.7.2）。

来院时　激光治疗后 4 天

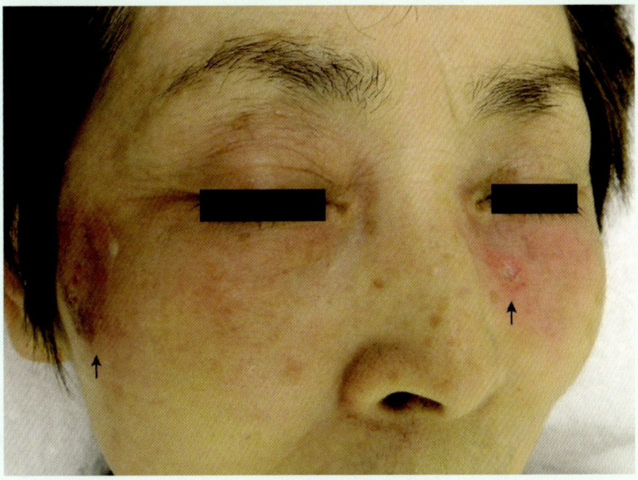

图 4.7.1

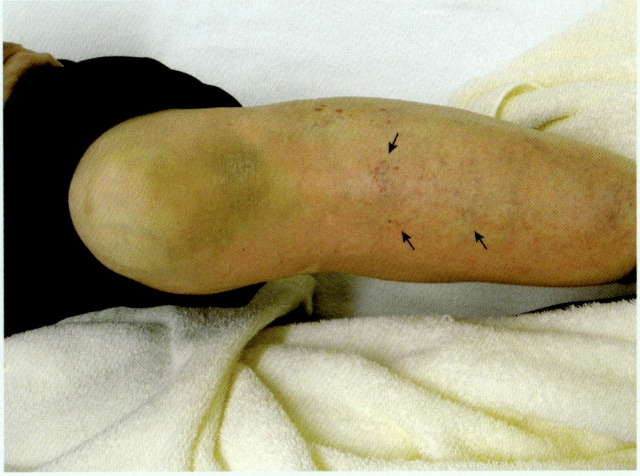

图 4.7.2

来院时 激光治疗后 4 天

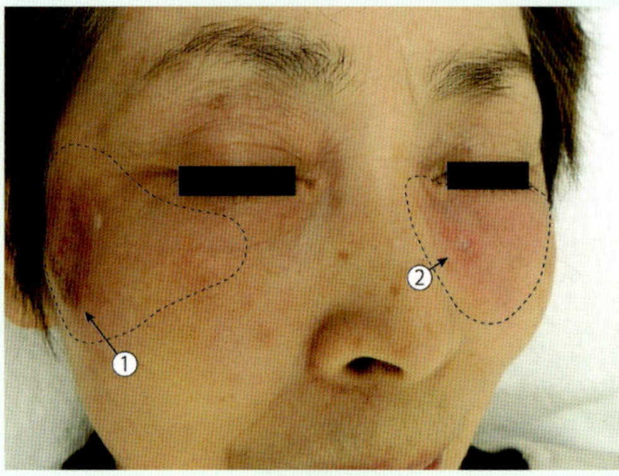

图 4.7.3

口服药＋外用药治疗 3 天（激光治疗后 7 天）

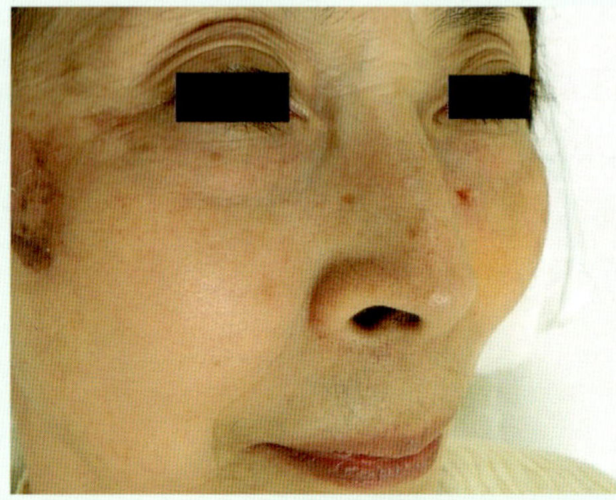

图 4.7.4

解说

在激光治疗色斑后的并发症当中，这一类情况是比较常见的，常常被误认为是胶布过敏。笔者推测本例患者是钱币状湿疹，或者是类似于自身敏感性皮炎的情况。也就是说，是由于激光治疗后破坏的蛋白，引起了过敏的情况，特征是强烈的瘙痒。此外，还有伴发皮肤发红，病变会超越敷料覆盖的部位，因此可以排除胶布过敏的情况。病灶还可能有渗出、湿润，全身的其他部位也可以出现类似的情况。如果出现这种情况，基本上可以推定为“自身敏感性皮炎”。

和典型病例 6 相似，该患者炎症比较重，皮肤的红斑可能需要几个月时间才能消退。早期诊断、早期治疗非常重要。激光治疗后的患者，如果回访电话中主诉“治疗部位周围发红”“治疗部位发痒”，必须请患者来院复诊，这非常重要。笔者如果碰到这种情况，虽然很麻烦，也必定是亲自出面处理并检查患者。

从治疗上看，如果是广泛而较轻的病例，就外用激素加口服抗过敏药；广泛而大片的有疹子的病例，就果断给予内服激素（每天 3 ～ 6 片），尽早实施压制，如果早期开始治疗，几天后就会明显好转。

治疗经过

本例患者在激光治疗后第 4 天复诊，QSRL 治疗的 SK 部位（图 4.7.3 ①）有不寻常的肿胀和渗出，黑子的治疗部位（图 4.7.3 ②）的皮肤溃疡似乎比治疗区域还扩大了。可以说和外用的胶布没有关系，红斑的面积非常广泛（图 4.7.3 中的虚线范围），小腿上也可见散在的皮疹（图 4.7.2）。

嘱咐患者在所有红斑的部位，使用丁酸氢化可的松软膏涂抹，口服地塞米松（每天 3 片），此后在正常激光治疗的恢复时间内顺利愈合（图 4.7.4）。

病例 8　40 岁女性，3 年前 ADM 治愈后，再次出现色斑

笔者诊所的病例，ADM ＋黄褐斑（图 4.8.1）患者，经过 4 个月的保守治疗后，黄褐斑基本消退（图 4.8.2），再使用 QSRL 消除了 ADM。经过 3 年之后，色斑又出现了，来院复诊（图 4.8.3），对此怎么考虑?

来院时

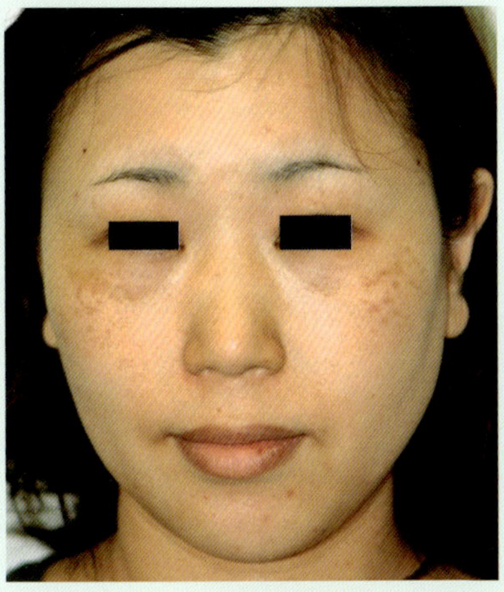

图 4.8.1　初诊时

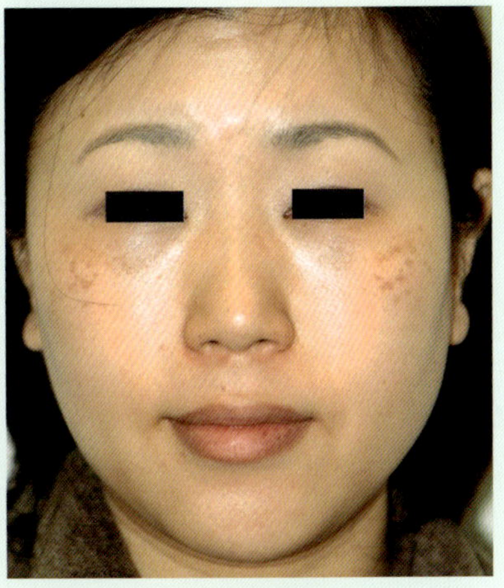

图 4.8.2　保守治疗 4 个月后

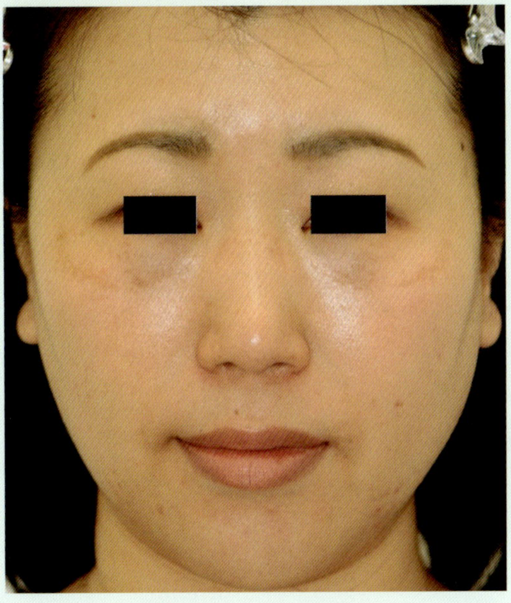

图 4.8.3　3 年后再来

来院时 鉴别诊断要点

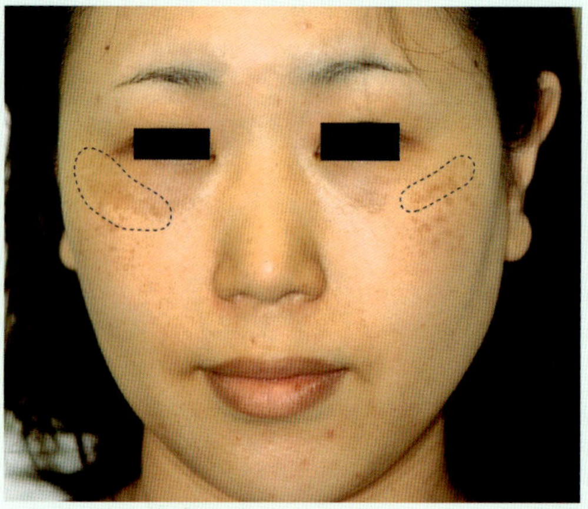

图 4.8.4 初诊时

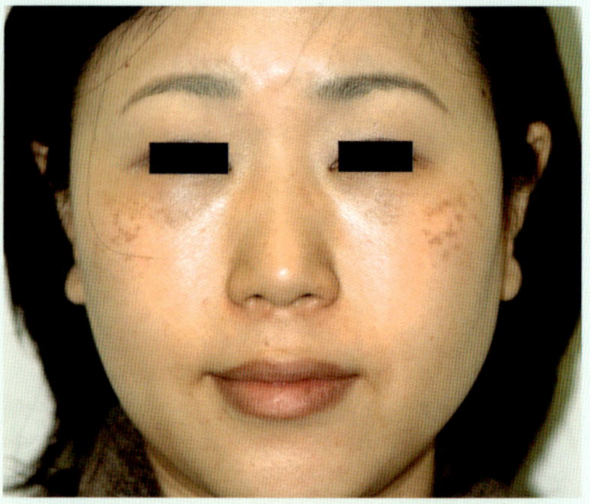

图 4.8.2 保守治疗 4 个月后

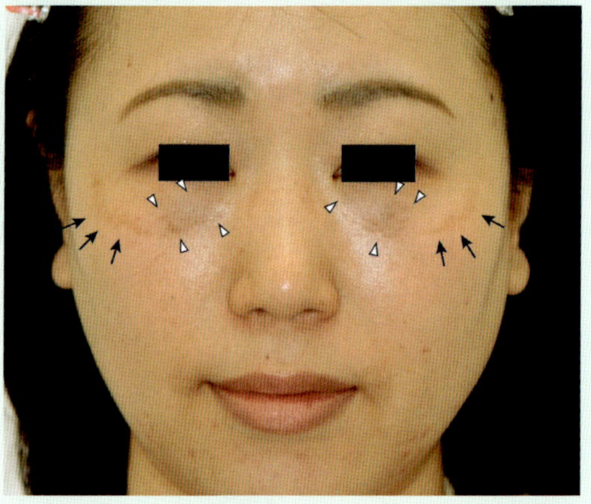

图 4.8.5 3 年后再来

解说

这是 ADM 和黄褐斑合并的病例（图 4.8.4），ADM 的色斑是分散分布的，而黄褐斑一定是连成一片的（图 4.8.4 中的虚线部分），两者是容易鉴别的。此时，嘱咐患者使用保守疗法（氨甲环酸每天 500mg，分 2 次服用），4 个月之后，再次来院接受激光治疗（图 4.8.2），此时只有黄褐斑消失了，ADM 清楚地留在原处。这时使用 QSRL 治疗 ADM，一切顺利。

但是患者 3 年后来复诊，可见颧骨突出部分及外侧有曲线状的色斑（图 4.8.5 →），这是复发的黄褐斑，范围正好是图 4.8.4 的色斑减去图 4.8.2 的色斑。女性的生活习惯（癖好）通常是很难改变的。也就是说，黄褐斑复发了，正好是和以前同样的情况，而 QSRL 治疗的 ADM（图 4.8.2）却完全没有复发。那么下睑的色斑（图 4.8.5 ）是什么呢？由于是图 4.8.4 和图 4.8.2 照片上没有的，可能是新近长出来的下睑型的 ADM。也就是说，QSRL 治疗部位的 ADM 不会复发，但 ADM 可能在其他部位复发。

治疗经过

下眼睑的 ADM 使用 QSRL 治疗，颧部的黄褐斑继续使用保守治疗，此后没有随访到该患者。

病例 9　66 岁女性，11 年前使用 QSRL 治愈 ADM，现复发

笔者诊所内的患者，前额、太阳穴、颊部、鼻翼的 ADM（图 4.9.1），使用 QSRL 治疗 1 个疗程（只有前额治疗 2 个疗程）。治疗后 11 年，颊部又出现了色斑（图 4.9.2），来院复诊。

来院时

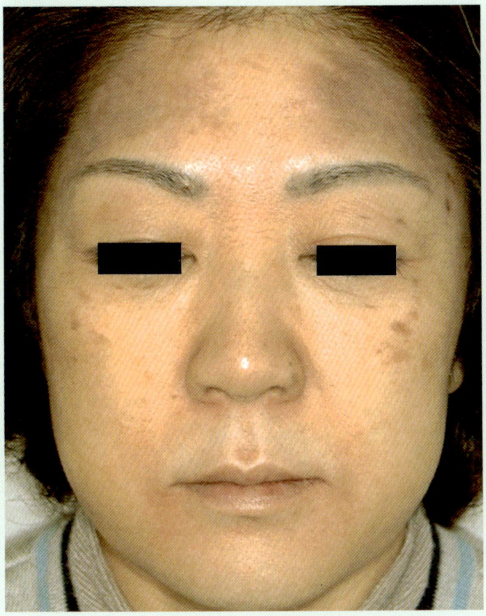

图 4.9.1　初诊时

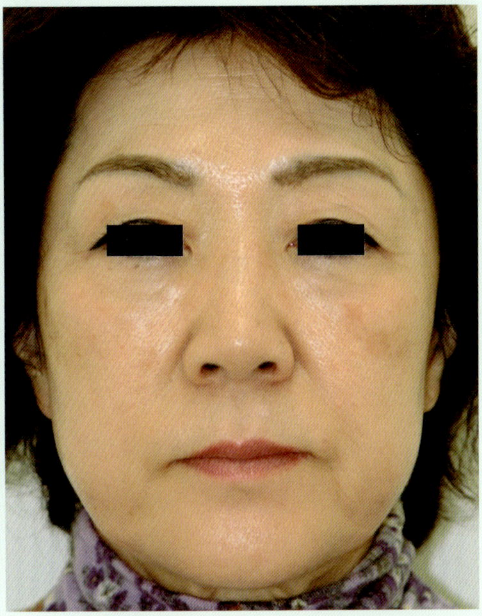

图 4.9.2　11 年后再来时

QSRL 治疗 11 年的经历

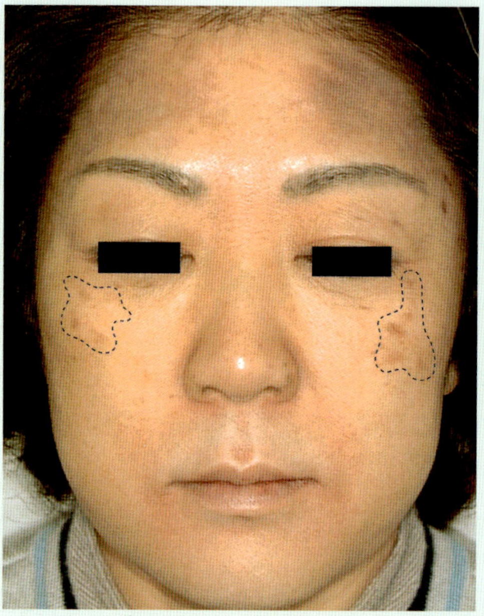

图 4.9.3 初诊时

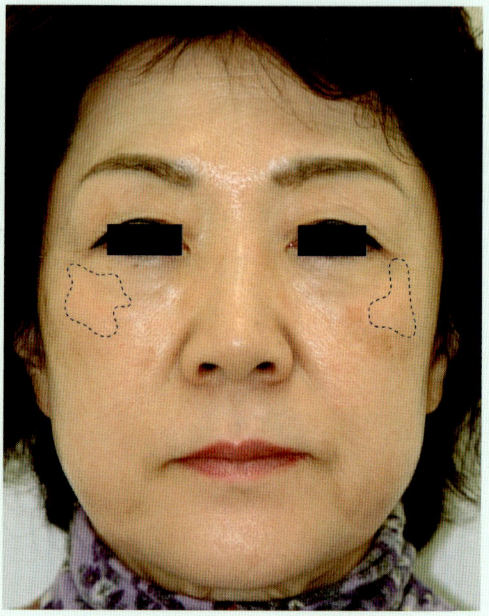

图 4.9.4 11 年后再来时

解说

这是一个用 QSRL 成功治疗 ADM 的案例，前额、太阳穴、颊部、鼻翼的 ADM，使用 QSRL 一次照射，只有前额在治疗后 9 个月再次照射，就完全去除了 ADM。11 年后来院复诊，主诉是颊部发现色斑。就算尚未判明是 ADM 还是 SK，不过看到这样的色斑，自然是使用 QSRL 去治疗。然而仔细对比两张照片，可以发现很多有意思的问题。

由于前额的 ADM 是弥漫状的，所以在 QSRL 治疗时进行了整个额部的清扫，因此前额的皮肤都被治疗了，在复诊时没有看到前额有复发。而颊部的 ADM 是小片状的，在治疗时是沿着色斑的形状进行治疗的（图 4.9.3）。所以我们可以看到，现在复发的部位刚好是 11 年前治疗区域的外围，11 年前治疗的部分现在皮肤是白皙的，白皙的皮肤形状和 11 年前 ADM 的形状是完全相同的（图 4.9.4）。11 年前治疗时激光没有照射的部位，现在又长出了色斑。也就是说，那个时候 QSRL 并不仅仅起到了治疗 ADM 的作用，还起到了预防 11 年后形成色斑的效果。

因此，笔者在治疗 ADM 的时候，不管色斑是如何分布的，都会推荐患者进行全面部的 QSRL 照射治疗。大家应该都能够明白笔者这么做的理由了吧。

治疗经过

使用 QSRL，很顺利地去除了色斑。

专栏

诊所的"信用存款"

诊所进行了某种操作治疗，然后根据这种治疗的收费向患者收取治疗费，这就是诊所的收入。如果诊所的收入多于开销，那么就产生了财政的"黑字"；反之，就产生了"赤字"。然而，不要忘了还有一笔看不到的诊所的"信用存款"。

比如某一个患者接受了一次价格为1万日元的治疗，诊所账面上增加了1万日元的收入，如果成本是5000日元，那么就产生了5000日元的"黑字"。如果患者认为这个治疗值3万日元而只付了1万日元，他会觉得自己赚了2万日元，"啊，幸好来这家诊所治疗"，就会想"以后如果还有什么需要治疗的就去这家诊所"。这个2万日元的差额在诊所的收入中并没有体现出来，可是在诊所的"信用存款"的余额上则增加了2万日元。

当然，反过来说，同样一个患者接受了其他项目的治疗，付了1万日元，其成本是5000日元，诊所得到了5000日元相同的利润。可是如果患者认为这个治疗只值3000日元却付了1万日元，觉得亏了7000日元，那么，虽然诊所的营业额有1万日元，但"信用存款"的余额上则减少了7000日元。

患者可能因为"之前赚了2万日元"而能够忍受"这次亏了7000日元"，但是如果诊所的"信用存款"变成负数的话，这个患者就不会再到这个诊所来了。

医疗活动是充满变化的，可以出现和预想一致的好结果，也可以出现预想不到的意外结果。但是，其限度是诊所的"信用存款"不能出现负数，重要的是不能忘记让患者再次光顾诊所。

对于诊所来说，年收支黑字是很重要的。然而，笔者认为，保持诊所"信用存款"的余额增加更加重要。

为什么这么说呢？因为这才是诊所最大的财富。

参考文献

第一章　总　论

1）松永佳世子．シミの種類と治療法の選択［J］．J Visual Dermatol, 2004, 3(10): 1058-1064.

2）BRAUER J A, REDDY K K, ANOLIK R, et al. Successful and rapid treatment of blue and green tattoo pigment with a novel picosecond laser［J］. Arch Dermatol, 2012, 148(7): 820-823.

第二章　各　论　一、ADM

（一）ADM的概述

1）HORI Y, KAWASHIMA M, OOHARA K, et al. Acquired, bilateral nevus of Ota-like macules［J］. J Am Acad Dermatol, 1984, 10(6): 961-964.

2）肥田野 信．太田母斑．現代皮膚科学大系 11. メラノサイト系腫瘍 母斑・母斑症［M］．東京：中山書店，1982: 191-200.

3）原田昭太郎，新妻 忠．対称性太田母斑［J］．皮膚病診療，1982, 4: 727-730.

4）村上富美子．後天性真皮メラノサイトーシス［J］．皮膚科の臨床，2002, 44: 1279-1283.

5）金子佳世子．顔面対称性後天性真皮メラノサイトーシス（仮称）いわゆる対称性太田母斑の臨床的研究［J］．皮膚科の臨床，1988, 30: 1649-1659.

6）山村有美．ADM（後天性真皮メラノサイトーシス）ーシミの多くは実はADM−．皮膚科診療プラクテイス 17 巻 Rejuvenation の実際［M］．東京：文光堂，2004: 45-54.

7）村上富美子．後天性真皮メラノサイトーシス．最新皮膚科学大系 11. 神經堤起源細胞母斑［M］．東京：中山書店，2002: 71-73.

8）MOMOSAWA A, YOSHIMURA K, UCHIDA G, et al. Combined therapy using Q-switched ruby laser and bleaching treatment with tretinoin and hydroquinone for acquired dermal melanocytosis［J］. Dermatol Surg, 2003, 29(10): 1001-1007.

9）溝口昌子，村上富美子．対称性真皮メラノサイトーシス［J］．J Visual Dermatol, 2013, 12: 748-761.

10）溝口昌子．対称性真皮メラノサイトーシス［J］．日皮会誌，2006, 116: 1993-1997.

11）WATANABE S, TAKAHASHI H. Treatment of nevus of Ota with Q-switched ruby laser［J］. N Engl J Med, 1994, 331(26): 1745-1750.

12）渡辺晋一．肝斑と後天性両側性太田母斑様色素斑との臨床的鑑別［J］．臨床皮膚科，2005, 59(増): 23-27.

13）渡辺晋一，岩崎泰政，葛西健一郎．皮膚レーザー治療プロフエッショナル［M］．東京：南江堂，2013: 92-103.

14）MURAKAMI F, SOMA Y, MIZOGUCHI M. Acquired symmetrical dermal melanocytosis (naevus of Hori) developing after aggravated atopic dermatitis [J] . Br J Dermatol, 2005, 152: 903-908.

（二）ADM 的治疗

1）葛西健一郎 . 皮膚科診療プラクティス 17. Rejuvenation の実際 [M] . 東京 : 文光堂 , 2004: 51.

2）MAIMAN T H. Stimulated optical radiation in ruby [J] . Nature, 1960, 187 (4736): 493-494.

3）KUNACHAK S, LEELAUDOMLIPI P, Sirikulchayanonta V. Q-switched ruby laser therapy of acquired bilateral nevus Ota-like macules [J]. Dermatol Surg, 1999, 25(12): 938-941.

4）LAM A Y, WONG D S, LAM L, et al. A retrospective study on the efficacy and complications of Q-switched alexandrite laser in the treatment of acquired bilateral nevus of Ota-like macules [J] . Dermatol Surg, 2001, 27: 937-942.

5）POLNIKORN N, TANRATTANKORN S, GOLDBERG D J. Treatment of Hori's nevus with the Q-switched Nd: YAG Laser [J] . Dermatol Surg, 2000, 26: 477-480.

6）SUH D H, HAN K H, CUNG J H. Clinical use of the Q-switched Nd: YAG laser for the treatment of acquired bilateral nevus Ota-like macules(ABNOMs) in Koreans [J] . J Dermatol Treat, 2001, 12: 163-166.

7）MOMOSAWA A, YOSHIMURA K, UCHIDA G, et al. Combined therapy using Q-switched ruby laser and bleaching treatment with tretinoin and hydroquinone for acquired dermal melanocytosis [J] . Dermatol Surg, 2003, 29(10): 1001-1007.

8）大浦武彦 . 皮膚表面外科 [M] . 東京 : 克誠堂 , 1990: 181-188.

9）平山 峻 . 裏面 dry ice 療法 . QOL のためのあざの診断と治療[M]. 東京 : 文光堂 , 1994: 130-133.

10）松永佳世子 . 皮膚科診療プラクティス 11. ケミカルピーリングとコラーゲン注スのすべて [M] . 東京 : 文光堂 , 2001: 112-121.

11）YOSHIMURA K, HARII K, AOYAMA T, et al. Experience with a strong bleaching treatment for skin hyperpigmentation in orientals [J] . Plast Reconstr Surg, 2000, 105: 1097-1108.

12）百澤 明 , 吉村浩太郎 , 波利井清紀 . レチノイン酸 , によるしみ治療—対象疾患別の治療法— [J] . 形成外科 , 2003, 46(3): 261-270.

第二章 各 论 二、SK

（一）SK 的概述

1）阿部俊文 , 安齋眞一 , 木村鉄宣 . 脂漏性角化症における角質嚢腫の形成機序に関する病理組織学的検討 [J] . 日皮会誌 , 2005, 115: 1611-1613.

（二）SK 的治疗

1）富士森良輔 . 整容的植皮術の適応 . 荻野洋一 (監), 図解 · 遊離植皮術テキスト [M] . 東京 : 克誠堂 , 1984: 179-191.

2）葛西健一郎 . 皮膚科診療プラクティス 17. Rejuvenation の実際 [M] . 東京 : 文光堂 , 2004: 178-180.

3）葛西健一郎 . 皮膚科診療プラクティス 17. Rejuvenation の実際 [M] . 東京 : 文光堂 , 2004: 181-183.

4）NEGISHI K, TEZUKA Y, KUSHIKATA

N, et al. Photorejuvenation for Asian skin by intense pulsed light［J］. Dermatol Surg, 2001, 27(7): 627-632.

5）KAWADA A, SHIRAISHI H, ASAI M, et al. Clinical improvement of solar lentigines and ephelides with an intense pulsed light source［J］. Dermatol Surg, 2002, 28(6): 504-508.

6）WEISS R A, WEISS M A, BEASLEY K L. Rejuvenation of photoaged skin: 5 years results with intense pulsed light of the face, neck, and chest［J］. Dermatol Surg, 2002, 28(12): 1115-1119.

7）NEGISHI K, KUSHIKATA N, TEZUKA Y, et al. Study of the incidence and nature of "very subtle epidermal melasma" in relation to intense pulsed light treatment［J］. Dermatol Surg, 2004, 30: 881-886.

8）SADICK N S, MAKINO Y. Selective electro-thermolysis in aesthetic medicine: a review［J］. Lasers Surg Med, 2004, 34(2): 91-97.

9）葛西健一郎 . 皮膚科診療プラクティス 17. Rejuvenation の実際［M］. 東京 : 文光堂 , 2004: 191-195.

10）BJERRING P, CHRISTIANSEN K, TROILUS A. Facial photo rejuvenation using two different intense pulsed light (IPL) wavelength bands［J］. Lasers Surg Med, 2004, 34: 120-126.

11）YOSHIMURA K, HARII K, AOYAMA T, et al. Experience with a strong bleaching treatment for skin hyperpigmentation in Orientals［J］. Plast Reconstr Surg, 2000, 105(3): 1097-1108.

12）YOSHIMURA K, HARII K, SHIBUYA F, et al. A new bleaching protocol for hyperpigmented skin lesions with a high concentration of all-trans retinoic acid aqueous gel［J］. Aesthetic Plast Surg, 1999, 23: 285-291.

13）吉村浩太郎 , 波利井清紀 , 青山隆夫 , 他 . レチノール酸を用いた炎症後色素沈着の治療［J］. 形成外科 , 1999, 42: 297-301.

14）吉村浩太郎 . レチノイン酸を用いた facial rejuvenation［J］. 形成外科 , 1999, 42: 801-806.

15）KLIGMAN A M, WILLIS I. A new formula for depigmenting human skin［J］. Arch Dermatol, 1975, 111: 40-48.

第二章 各 论 三、雀斑

（一）雀斑的概述

1）河野通浩 . 遺伝性対側性色素異常症 . 最新皮膚科学大系 8. 色素異常症［M］. 東京 : 中山書店 , 2002: 33-39.

2）鈴木教之 , 鈴木民夫 , 河野通浩 , 他 . 遺伝性対側性色素異常症の病因遺伝子の発見とその病態について［J］. 臨床皮膚科 , 2005, 59(増): 54-59.

3）酒井めぐみ , 葛西健一郎 , 山村有美 , 他 . Q スイッチルビーレーザー治療後に雀卵斑様色素斑をきたした太田母斑症例［J］. 日形会誌 , 2006, 26: 258-262.

4）BREATHNACH A S. Melanocyte distribution in forearm epidermis of freckled human subjects［J］. J Invest Dermatol, 1957, 29: 253-261.

5）BREATHNACH A S, WYLLIE L M. Electron microscopy of melanocytes and melanosomes in freckled human epidermis［J］. J Invest Dermatol, 1964, 42: 389-394.

（一）黄褐斑的概述

1）溝口昌子．雀卵斑や肝斑と間違われやすい対称性真皮メラノサイトーシス（symmetrical dermal melanocytosis, SDM）[J]. Visual Dermatology, 2013, 12: 748-761.

2）松永佳世子．肝斑．最新皮膚科学大系 18 [M]．東京：中山書店, 2002: 71-77.

（二）黄褐斑的治疗

1）松永佳世子．肝斑の治療 [J]．皮膚臨床, 2002, 44: 1269-1272.

2）松永佳世子．肝斑．最新皮膚科学大系 18 [M]．東京：中山書店, 2002: 71-77.

3）前田憲授寿．トラネキサム酸 [J]. MB Derma, 2005, 98: 35-42.

4）WU S, SHI H, WU H, et al. Treatment of melasma with oral administration of tranexamic acid [J]. Aesthetic Plast Surg, 2012, 36(4): 964-970.

5）BALL AREFIEV K L, HANTASH B M. Advances in the treatment of melasma: a review of the recent literature [J]. Dermatol Surg, 2012, 38: 971-984.

6）渡辺晋一．肝斑にハイドロキノン，トラネキサム酸は有効か？皮膚疾患の治療 2008-2009 [M]．東京：中外医学社, 2008: 191-195.

7）丸山成一，上田晃一，三倉文子，他．Intense pulsed light (IPL) による facial rejuvenation [J]．日形会誌, 2003, 23: 232-239.

8）NEGISHI K, KUSHIKATA N, TEZUKA Y, et al. Study of the incidence and nature of "very subtle epidermal melasma" in relation to intense pulsed light treatment [J]. Dermatol Surg, 2004, 30(6): 881-886.

9）宮地良樹．EBM 皮膚疾患の治療 up-to-date [M]．東京：中外医学社, 2015: 174-177.

10）NANDA S, GROVER C, REDDY B S N. Efficacy of hydroquinone (2%) versus tretinoin (0.025%) as adjunct topical agents for chemical peeling in patients of melasma [J]. Dermatol Surg, 2004, 30(3): 385-389.

11）KIMBROUGH-GREEN CK, GOLDFARB M T, ELLIS C N, et al. Topical retinoic acid (tretinoin) for melasma in black patients: a vehicle-controlled clinical trial [J]. Arch Dermatol, 1994, 130(6): 727-733.

12）KLIGMAN A M, WILLIS I. A new formula for depigmenting human skin [J]. Arch Dermatol, 1975, 111: 40-48.

13）GANO S E, GARCIA R L. Topical tretinoin, hydroquinone, and betamethasone valerate in the therapy of melasma [J]. Cutis, 1979, 23: 239-241.

14）KANG W H, CHUN S C, LEE S. Intermittent therapy for melasma in Asian patients with combined topical agents(retinoic acid, hydroquinone and hydrocortisone): clinical and histological studies [J]. J Dermatol, 1998, 25(9): 587-596.

15）TAYLOR S C, TOROK H, JONES T, et al. Efficacy and safety of a new triple-combination agent for the treatment of facial melasma [J]. Cutis, 2003, 72: 67-72.

16）TOROK H M, JONES T, RICH P, et al. Hydroquinone 4%, tretinoin 0.05%, fluocinolone acetonide 0.01%: a safe and efficacious 12-month treatment for melasma [J]. Cutis, 2005, 75: 57-62.

17）BERARDESCA E, MAIBACH H. Ethnic skin: Overview of structure and function［J］. J Am Acad Dermatol, 2003, 48(suppl 6): S139-S142.

18）PEREZ M I. The stepwise approach to the treatment of melasma［J］. Cutis, 2005, 75(4): 217-222.

19）MOY L S, MURAD H, MOY R L. Glycolic acid peels for the treatment of wrinkles and photoaging［J］. J Dermatol Surg Oncol, 1993, 19(3): 243-246.

20）LIM J T E, THAM S N. Glycolic acid peels in the treatment of melasma among Asian woman［J］. Dermatol Surg, 1997, 23(3): 177-179.

21）GRIMES P E. The safety and efficacy of salicylic acid chemical peels in darker racial-ethnic groups［J］. Dermatol Surg, 1999, 25(1): 18-22.

22）CHUN E Y, LEE J B, LEE K H. Focal trichloroacetic acid peel method for benign pigmented lesions in dark-skinned patients［J］. Dermatol Surg, 2004, 30(4): 512-516.

23）古川福実，松永佳世子，秋田浩孝，他．日本皮膚科学会ケミカルピーリングガイドライン（改訂第3版）［J］．日皮会誌，2008, 118: 347-355.

24）ビタミンE, C配合剤臨床研究班．顔面色素沈着症に対するビタミンEとビタミンCの配合剤および単味剤の治療効果［J］．西日皮膚，1980, 42: 1024-1034.

25）山本幸代，須貝哲郎，麻生五月，他．肝斑，炎症性色素沈着に対するユベラC顆粒の治療効果［J］．皮膚，1982, 24: 405-412.

26）林 健，清水信之，佐野 豊．肝斑に対する桂枝茯苓丸の効果―プラスミン活性値への影響―［J］．和漢医薬药学会誌，1990, 7: 418-419.

27）宮本雅人，吉田貞夫，中嶋 弘．補中益気湯による肝斑の治療経験［J］．新薬と臨床，1995, 44: 213-218.

28）山本享子，海老原全，中山秀夫，他．コウジ酸配合製剤の長期使用試験成績［J］．西日皮膚，1998, 60: 849-852.

29）MAEDA K, FUKUDA M. Arbutin: mechanism of its depigmenting action in human melanocyte culture［J］. J Pharmacol Exp Ther, 1996, 276: 765-769.

30）芋川玄爾．美白剤の種類と皮膚への効果のメカニズム［J］．MB Derma, 2000, 40: 11-24.

31）原本泉，溝口昌子．油溶性甘草エキス配合クリームの肝斑に対する臨床評価［J］．西日皮膚，1995, 57: 601-608.

第二章 各 论 五、PIH

（一）PIH的概述

1）GREEN D, FRIEDMAN K J. Treatment of minocycline-induced cutaneous pigmentation with the Q-switched alexandrite laser and a review of the literature［J］. J Am Acad Dermatol, 2001, 44: 342-347.

（二）PIH的治疗

1）渡辺晋一，岩崎泰政，葛西健一郎．皮膚レーザー治療プロフエッショナル［M］．東京：南江堂，2013: 229-239.

1）葛西健一郎．太田母斑．Q スイッチルビーレーザー治療入門［M］. 東京：文光堂，2008: 106-123.

2）渡辺晋一，岩崎泰政，葛西健一郎．皮膚レーザー治療プロフエッシヨナル［M］. 東京：南江堂，2013: 229-239.

著者简介

葛西健一郎

1961年生于日本东京。在京都大学医学部就学期间，立志于学习治疗体表异常的皮肤外科。1986年大学毕业后，即入职京都大学整形外科，师从一色信彦教授，学习各种先天畸形的整形手术。1987年，小川丰教授在关西医科大学开设了整形外科，葛西医生便转投小川门下学习。在此期间，他奔走于新科室的建设、学生教育和临床治疗之间；反复磨炼皮肤外科手术的技能，同时学习小川教授最擅长的眼睑整形手术和毛发移植手术。随着关西医科大学在日本第一个引进脉冲染料激光器，葛西医生便开始负责激光门诊工作，研究斑痣的激光治疗。在此之前一直无法治疗的鲜红斑痣患者，大部分都接受了葛西医生的激光治疗。

1992年，葛西医生创立的“葛西整形外科”在大阪开业，这是关西第一家正规的激光治疗专科医院。以Q开关激光为首，葛西整形外科引进了很多新型激光器，为斑痣的激光治疗技术的进步做出了贡献。此外，葛西医生还积极钻研色斑、黑痣、文身的治疗和皮肤年轻化治疗，并很自豪地成为日本激光整形领域的“意见领袖”之一。

葛西医生的许多著作被翻译成中文、韩文版在两国发行，受到两国许多医生的支持。

主要著作：

1. 色斑的治疗（葛西健一郎 著，文光堂，第一版2006，第二版2015）
2. 二氧化碳激光治疗技术（葛西健一郎、酒井めぐみ、山村有美，文光堂，2008）
3. Q开关红宝石激光治疗技术（葛西健一郎、酒井めぐみ、山村有美，文光堂，2008）
4. 皮秒激光治疗技术（葛西健一郎 著，文光堂，2017）
5. 医疗激光脱毛技术基础入门（葛西健一郎 著，文光堂，2021）

参编著作：

1. 皮肤科诊疗练习17卷 Rejuvenation的真相/皮肤的年轻化（葛西健一郎、宫地良树、泷川雅浩 编，文光堂，2004）
2. 专业皮肤激光治疗 向专家学习正确的知识与技术（渡边晋一、岩崎泰政、葛西健一郎 编著，南江堂，2013）
3. 循证的美容皮肤科治疗（宫地良树、葛西健一郎 编著，中山书店，2019）